Maternité et parcours de vie

Population, Family, and Society
Population, Famille et Société

Volume 4

Edited by / Edité par
Michel Oris

PETER LANG
Bern • Berlin • Bruxelles • Frankfurt am Main • New York • Oxford • Wien

Jean-Marie Le Goff, Claudine Sauvain-Dugerdil,
Clémentine Rossier et Josette Coenen-Huther

Maternité et parcours de vie

L'enfant a-t-il toujours une place dans les projets des femmes en Suisse?

PETER LANG
Bern • Berlin • Bruxelles • Frankfurt am Main • New York • Oxford • Wien

Information bibliographique publiée par «Die Deutsche Bibliothek»
«Die Deutsche Bibliothek» répertorie cette publication dans la «Deutsche Nationalbibliografie»; les données bibliographiques détaillées sont disponibles sur Internet sous ‹http://dnb.ddb.de›.

Réalisé et publié avec le soutien du Laboratoire de démographie et d'études familiales de l'Université de Genève, un subside de recherche du Fonds national suisse de la recherche scientifique (requête n°1214-43130.95) et un subside de publication de la Société académique de Genève (2005/46).

Illustration de couverture: Altreu (Soleure), étape suisse pour les cigognes (photo Cl. Sauvain-Dugerdil)
Cartes dans le chapitre 7: Office fédéral de la statistique, Neuchâtel.

ISSN 1660-6043
ISBN 3-03910-666-X

Hochfeldstrasse 32, Postfach 746, CH-3000 Berne 9
info@peterlang.com, www.peterlang.com, www.peterlang.net

Table des matières

Avant-propos IX

Section I.
Cadre et problématique de l'étude

Chapitre 1.
Maternité et parcours de vie en Suisse:
une problématique ancrée dans un cadre théorique et spatial
(Claudine Sauvain-Dugerdil) 3

1. Le cadre théorique. De l'explication de la baisse de la fécondité aux motivations du projet d'enfant 4
2. Le cadre spatial: «modèle» suisse ou normes occidentales 12
3. Hypothèses de travail 22
4. Desseins et contexte de l'étude 28

Section II.
La place de l'enfant dans les parcours et les projets de vie

Chapitre 2.
Le calendrier des maternités. Retard et diversification
de la réalisation du projet familial
(Clémentine Rossier et Jean-Marie Le Goff) 45

1. *Quantum* et *tempo* de la fécondité en Suisse 46
2. La réalisation du projet familial 58
3. Conclusion 81

Chapitre 3.
Le souhait d'enfant: un idéal situé (Josette Coenen-Huther) 85

1. Les souhaits d'enfants 85
2. Les motivations du désir d'enfant 100
3. Pourquoi ne pas ou ne plus vouloir d'enfant? 117
4. Les raisons de ne pas/ne plus vouloir d'enfant: brève synthèse 129
5. Conclusion 131

Section III.
Maîtrise de la fécondité et ambivalence du projet d'enfant à travers les comportements préventifs et de réajustement

Chapitre 4.
Contraception et souhait d'enfant (Jean-Marie Le Goff) 137
1. La contraception et la prévention des naissances 138
2. Le contexte de la contraception en Suisse au milieu des années nonante 145
3. Pratiques contraceptives des femmes vivant en couple et qui souhaitent un enfant 158
4. Pratiques contraceptives des couples qui ne souhaitent pas ou plus d'enfant... 168
5. Conclusion 176

Chapitre 5.
Les comportements et attitudes en matière d'interruptions de grossesse. Valeurs, contraintes et enchaînement de situations floues (Clémentine Rossier) 179
1. Législation, pratique, et le débat public sur la question 180
2. Recours différentiel à l'avortement selon la position dans le parcours de vie, l'appartenance sociale et le lieu de vie....... 186
3. Les attitudes face à l'avortement 220

Section IV.
Vie professionnelle et fécondité

Chapitre 6.
Articulation entre la vie familiale et la vie professionnelle (Jean-Marie Le Goff) 239
1. Modalités de participation des femmes à la vie professionnelle en Europe et en Suisse 240
2. Biographies professionnelles des femmes en Suisse 247
3. Analyse des bifurcations dans l'articulation entre vie familiale et vie professionnelle 262
4. Conclusion: les points de bifurcation de l'articulation entre vie familiale et vie professionnelle............... 275

Section V.
Discussion

Chapitre 7.
La place de l'enfant dans les projets de vie:
temporalité et ambivalence (Claudine Sauvain-Dugerdil) 281
1. Les tendances de la parentalité en Suisse
dans les années 1960-1995: points marquants
des résultats de l'analyse de l'enquête suisse sur la famille 281
2. Quatre grands types de comportements féconds 285
3. Discussion: La place de l'enfant
dans les projets de vie des femmes en Suisse 302

Annexe.
Méthodes d'analyse des biographies (Jean-Marie Le Goff).................. 319

Bibliographie 331

Avant-propos

Le présent ouvrage est le fruit d'un travail que certains d'entre nous avons commencé il y a plus de dix ans. En effet, la recherche présentée dans cet ouvrage repose sur l'exploitation de l'enquête suisse sur la famille, dont le questionnaire a été élaboré par l'Office fédéral de la statistique en collaboration avec des chercheurs de notre Laboratoire, ainsi que des membres de l'institut de sociologie de l'Université de Zürich.

Cette enquête constitue le volet suisse du programme international des «Family and Fertility Surveys» (FFS), coordonné par l'unité de population de la Commission Economique pour l'Europe de l'ONU à Genève. Ce projet visait à analyser les facteurs de la diminution de la fécondité et les changements intervenus dans les modalités de la vie familiale depuis le milieu des années soixante. Il poursuivait ainsi trois objectifs qui étaient d'offrir une base de données pour la communauté scientifique, de permettre la réalisation de comparaisons internationales fondées sur des données harmonisées entre les pays et de servir de référence pour la constitution de politiques sociales. 24 pays ont été concernés par le projet FFS. Il s'agit de pays de l'Europe de l'Ouest et de l'Est auxquels sont venus s'ajouter le Canada, les Etats-Unis et la Nouvelle-Zélande. L'enquête suisse, réalisée en 1994/95, a interrogé 6000 personnes sur leur parcours de vie, sur leurs intentions, souhaits et projets concernant leur vie familiale, ainsi que sur les valeurs familiales auxquels elles adhèrent.

Notre exploitation des résultats de l'enquête a commencé en 1996, grâce à un financement FNRS (requête numéro 1214-43130.95), et a conduit à la production d'un volumineux rapport de recherche (Sauvain-Dugerdil *et al.* 1998). A l'issue de cette étape, nous avions l'intention de poursuivre le travail dans deux directions quelque peu contradictoires. D'une part, nous souhaitions que nos résultats soient synthétisés dans un ouvrage à plus large audience qui serait publié en Suisse. D'autre part, nous voulions procéder à certains approfondissements, voire aborder certains sujets que nous n'avions pas encore pris en compte, à l'exemple de l'analyse de la contraception. La conciliation de ces deux objectifs s'est traduite par une longue gestation qui a conduit au présent ouvrage, celle-ci reflétant aussi nos disponibilités, réduites notamment par des périodes de travail à l'étranger de plusieurs d'entre nous.

Néanmoins, encore aujourd'hui, cette enquête reste unique en son genre et la publication de notre ouvrage arrive à point nommé. Ce livre offre, en effet, des informations pertinentes sur la transformation des comportements familiaux au cours des dernières décennies du XXe siècle. L'étude est basée sur les seules données représentatives au niveau national concernant la fécondité, ses déterminants, les raisons qui poussent des personnes à repousser le moment de la naissance de leurs enfants ou à envisager de ne pas ou ne plus souhaiter d'enfant. Ce thème vient faire écho à plusieurs ouvrages sur la famille en Suisse, publiés dans les derniers mois, ainsi qu'au récent rapport sur la famille du Département fédéral de l'Intérieur. La publication de notre ouvrage intervient aussi à un moment ou l'unité de population des Nations Unies souhaite lancer un nouveau programme de recherche dans ce domaine, le «Gender-and-Generations Program», dont nous étudions la possibilité de réalisation en Suisse avec nos partenaires de l'Office fédéral de la statistique.

Un travail d'aussi longue haleine a bien sûr bénéficié du soutien toujours efficace, durable et patient, tant matériel que moral, de nombreuses personnes et institutions. Ainsi, nous souhaitons remercier tout particulièrement nos interlocuteurs de l'Office fédéral de la statistique, Messieurs Werner Haug, Stéphane Cotter, ainsi que leurs collaborateurs, en particulier Yvan Csonka et Jürg Noth. Nous sommes reconnaissants de l'appui reçu de la part du professeur Hermann-Michel Hagmann, secrétraire-général du laboratoire de démographie jusqu'en 2001, et des membres, actuels et anciens, du comité scientifique du laboratoire de démographie, messieurs les professeurs Charles Hussy, Jean Kellerhals, Michel Oris, Alfred Perrenoud et Gilbert Ritschard. Nous sommes gré au fonds National de la Recherche Scientifique de nous avoir octroyé le subside qui nous a permis de concrétiser ce projet de recherche. Notre projet a aussi reçu des aides plus ponctuelles, mais toujours efficaces et bienvenues. Nous avons ainsi fortement bénéficié d'un appui méthodologique de Eva Lelièvre; qu'elle en soit ici remerciée. Nous remercions aussi Laurent Toulemon pour sa lecture pointilleuse du manuscrit de ce qui allait devenir le deuxième chapitre, pour les conseils et critiques de Beat Fux et Doris Baumgartner, ainsi que le professeur Kurt Lüscher pour les discussions relatives au chapitre de conclusion. Notre reconnaissance s'adresse tout particulièrement à Monsieur Yannic Forney, à qui a échu la difficile tâche de mettre en forme nos textes, tableaux, graphiques et bibliographie, ainsi qu'à Madame Katherine Tschopp pour son aide dans la mise en page finale.

Section I

Cadre et problématique de l’étude

Chapitre 1

Maternité et parcours de vie en Suisse: une problématique ancrée dans un cadre théorique et spatial

Claudine SAUVAIN-DUGERDIL

L'objectif du présent travail est de contribuer à la compréhension de la transformation des comportements féconds en s'interrogeant sur la place de l'enfant dans la vie des femmes en Suisse durant les dernières décennies du XXe siècle. Au-delà de sa dimension quantitative – la taille de la descendance –, c'est la place de l'enfant dans le parcours et les projets de vie que nous considérons ici. Il s'agit de dépasser l'analyse des causes de la baisse de la fécondité pour s'interroger, dans la ligne proposée par Schoen *et al.* (1997), pourquoi l'on souhaite encore des enfants.

Comme le souligne Van de Kaa (1996) en se basant sur une compilation minutieuse de la littérature, il n'existe pas une «bonne histoire» acceptée par tous les scientifiques reconnus pour expliquer les racines et les conditions nécessaires et suffisantes pour engendrer la mutation des comportements féconds. On peut cependant se demander si, d'une part, il n'est pas illusoire de croire qu'il puisse exister UNE «bonne histoire» et si, d'autre part, avant de chercher des réponses, il ne convient pas de s'interroger sur la façon de poser la question. Une des faiblesses majeures de l'approche démographique classique est de s'être concentrée sur la notion de déclin de la fécondité et de ses causes, à savoir les aspects négatifs de la parentalité, les obstacles à la venue de l'enfant. Cette approche qui a fourni des clés pertinentes de compréhension de la transition de la fécondité, n'est certainement pas suffisante pour expliquer la poursuite de la diminution de la taille de la descendance et les comportements familiaux dans les sociétés à faible fécondité.

Nous examinons ici les comportements féconds en Suisse, tels qu'ils se reflètent dans les informations récoltées dans l'enquête suisse sur la famille. Notre étude n'a donc pas de prétention d'universalité, mais, en partant du cas étudié, elle développe un questionnement qui, dans les perspectives ouvertes par le nouveau «paradigme» de l'approche biographique (Courgeau et Lelièvre 1996[1]), propose un modèle explicatif qui puisse prendre en compte la diversité croissante des modes de vie familiale.

1. Le cadre théorique – De l'explication de la baisse de la fécondité aux motivations du projet d'enfant

Les bouleversements qu'ont connus les sociétés occidentales au cours des XIXe et XXe siècles ont été accompagnés par une mutation des comportements familiaux qui s'exprime notamment par une réduction sans précédent de la taille de la descendance. On distingue généralement deux grands moments, celui de la «transition de la modernité» durant laquelle le nombre d'enfant passe de 4-6 à 2-2,5 et celui de passage à une ère dite «post-moderne» caractérisée par un individualisme croissant et une descendance inférieure à deux enfants.

1.1. *La transition de la modernité: le modèle bourgeois de la petite famille*

A la fin du XVIIIe siècle, aboutissement de profonds changements préparés par les avancées intellectuelles et artistiques de la Renaissance, les grandes explorations autour du monde, l'essor de l'agriculture, le développement des transports et du commerce, la révolution industrielle marque une certaine «rationalisation de la vie» (Landry 1934) et une étape dans la maîtrise que l'être humain a sur son environnement et sur son destin: «la mortalité et la fécondité entrent dans son champ d'intervention» (Vallin 1995). Les comportements de limitation des naissances ne sont toutefois pas nouveaux, de tous temps divers types de contrôle ont été mis en œuvre et l'opposition simplificatrice entre une fécondité dite «naturelle» et une fécondité contrôlée a été nuancée (Leridon et Menken

1 Voir aussi annexe méthodologique, en fin de volume.

1979). En Suisse, longtemps avant sa diffusion à l'ensemble de la population, la limitation des naissances était pratiquée par certains. Les travaux de A. Perrenoud montrent en particulier que parmi les Genevois aisés, la limitation des naissances est pratiquée dès le milieu du XVIIe siècle et qu'elle se généralise à Genève à la fin de ce siècle (Perrenoud 1991). Se conjuguant alors avec un retard de l'âge au mariage (19,7 ans parmi les cohortes mariées entre 1625 et 1644 / 25,1 ans parmi celles de 1650-74), la fécondité passe de 6,9 enfants vers 1660 à 2,9 en 1800. Dans la plupart des régions protestantes, la fécondité a diminué dès la seconde moitié du XVIIIe siècle, comportements qui se sont étendus à l'ensemble du pays durant le siècle suivant (Head-König 1998). La Suisse se situe ainsi parmi les pays où le phénomène de baisse généralisée de la fécondité a été précoce, vers 1875-80 comme en Suède (Chesnais 1986)[2]; les premiers chiffres disponibles pour l'ensemble du pays, en 1861, situent l'indicateur conjoncturel de fécondité à 3,7. Au-delà d'une importante diversité locale, la baisse se poursuit avec quelques fluctuations, le nombre d'enfants passe en dessous de 2,5 en 1916 et de 2 en 1931. En un siècle et demi, la Suisse a vécu, comme dans la plupart des pays occidentaux, ce qui a été appelé la transition démographique, passant de niveaux élevés de mortalité et de fécondité à un régime de fécondité et de mortalité bas, processus que connaissent les pays du Sud depuis le milieu du XXe siècle à un rythme accéléré et dans des circonstances très différentes[3].

Depuis les premiers travaux sur la transition démographique (Landry 1934; Notestein 1945) et l'introduction du cadre analytique des déterminants de la fécondité (Davis et Blake 1956; développé par Bongaarts et Potter 1983), des centaines d'articles ont été consacrés au calendrier, à la répartition spatiale, aux mécanismes et aux causes de la baisse de la fécondité. Le constat de 1980, selon lequel il n'existe pas de théorie générale des déterminants de la fécondité capable d'expliquer de façon globale les changements et la diversité des comportements reproductifs (Leridon in Höhn and Mackensen [éds] 1982), est certainement toujours valable. On a bien à disposition une liste très complète de variables pertinentes:

2 Seules la Finlande (1750) et la France (1760) se démarquant par une baisse plus précoce.

3 Dans les pays du Sud, la transition démographique se situe dans un contexte fort différent caractérisé par la mise en oeuvre de systèmes de santé et de diffusion des méthodes contraceptives modernes, impliquant le plus généralement des interventions extérieures. Comme le souligne Caldwell (1976), on a à faire à un double processus de modernisation et d'occidentalisation.

contraintes et choix économiques, normes et préférences, religion, structure de pouvoir, système familial, éducation et variables intermédiaires au sens strict donné par les démographes[4]. Toutefois, se situant sur différents plans, c'est par sous-groupes qu'elles sont considérées dans les modèles théoriques et ceux-ci, par conséquent restent partiels.

Dans la ligne proposée par Rossier (2002), adaptée de Bulatao et Casterline (eds 2001), on peut cependant distinguer un certain nombre de grands axes explicatifs auxquels se réfèrent les différentes théories de la transition de la fécondité dans les pays occidentaux.

1.1.1 *La thèse homéostatique: adaptation aux évolutions démographiques*

Avec la baisse de la mortalité pré-adulte et l'accroissement consécutif du nombre d'enfants survivants, le projet d'enfant se modifie. De façon plus générale, il s'adapterait aux fluctuations démographiques associées à la survie accrue des enfants, mais aussi à l'accroissement de la fécondité résultant de la réduction des intervalles entre les naissances (liée en particulier aux habitudes en matière d'allaitement et aux périodes de séparation entre époux ou d'abstinence sexuelle périodique) et aux changements dans la nuptialité (âge au mariage, ruptures d'union). C'est notamment ce qui permettrait d'expliquer la baisse de la fécondité en Suisse dans différentes couches de la population bien avant les grands bouleversements économiques de la révolution industrielle (Perrenoud 1991; Sauvain-Dugerdil 1996). De nombreuses évidences montrent toutefois que la baisse de la mortalité n'a pas toujours précédé la transition de la fécondité et que, par conséquent, elle ne peut pas être considérée comme un préalable obligatoire. D'autre part, s'il existe certes de nombreux exemples d'homéostasie apparente, ou ré-équilibrage entre la fécondité, la mortalité et la nuptialité qui s'exprime par une stabilité du nombre d'enfants survivants sur de longues périodes (Netting 1981), on observe aussi de nombreux contre-exemples, telle la diminution précoce de la fécondité des bourgeois genevois (Perrenoud 1991).

4 A savoir, les différents facteurs qui peuvent affecter la fréquence des rapports sexuels, la probabilité de concevoir et celle de mettre au monde un enfant vivant (Blake et Davis 1956; Bongaarts et Potter 1983).

1.1.2 *Le rôle économique de l'enfant: de l'enfant qui rapporte à l'enfant qui coûte*

L'industrialisation est à l'origine d'une transformation radicale des modes de production et, par là même, de la signification économique de l'enfant. Dans les systèmes agraires nécessitant l'implication d'une main-d'œuvre familiale nombreuse, l'enfant contribue au revenu du ménage. Dans les systèmes industriels, en revanche, le revenu est le plus souvent acquis en dehors des activités familiales et nécessite de plus en plus de qualifications. Ce n'est alors plus dans le nombre d'enfants que l'on investit, mais dans leur potentiel.

Dans ces modèles économiques, les choix en matière de maternité/paternité sont envisagés selon un principe de «maximisation» d'utilité, développé pour expliquer les comportements en matière de consommation. Ainsi, la formulation classique de l'école économique de Chicago se fonde sur la notion de demande (d'enfant) en termes de coût/bénéfice. Ce modèle se réfère à un acteur rationnel dans sa forme la plus restrictive (Becker 1960; Schultz ed. 1974), les variations de la fécondité reflétant des différences dans les coûts d'opportunités; ceux-ci sont appréciés en termes d'équilibrage des ressources du ménage, en temps et en revenu, et parfois étendus aux coûts de type psychique. Des modèles moins restrictifs prennent en compte la possibilité de changements dans les préférences. Ainsi, les théories d'Easterlin (Easterlin 1980; Easterlin *et al.* 1993) postulent une influence de la différence de revenu, et donc de niveau de vie, entre la famille d'origine et la famille créée par le nouveau couple: un niveau de vie inférieur à celui de son enfance inciterait un jeune adulte à restreindre sa descendance.

1.1.3 *L'inversion des flux inter-générationnels*

Dans les sociétés pré-transitionelles, la responsabilité de la prise en charge des parents âgés repose essentiellement sur les enfants. Avec la croissance économique, le développement de l'épargne et la mise en place de systèmes d'assurances sociales, les enfants ne jouent plus guère ce rôle d'assurance-vieillesse (Caldwell 1976, 1982). Le flux inter-générationnel s'est même souvent inversé, les parents âgés étant généralement plus à l'aise économiquement que les jeunes adultes, ils continuent très longtemps à aider leurs enfants (Pin *et al.* 2001).

1.1.4 *Le projet d'enfant, reflet d'une norme sociale*

L'ambitieux projet de Princeton, analysant en détail le processus de transition démographique dans les pays européens, étaie les observations d'antériorité de la baisse de la fécondité à tout bouleversement économique pour arriver à une conclusion plus générale selon laquelle aucun indicateur économique ne peut expliquer véritablement les changements. Les auteurs postulent l'importance de mécanismes de diffusion des comportements innovateurs à l'intérieur des régions culturelles et linguistiques (Lesthaeghe 1977; Coale and Watkins 1986; Bongaarts and Watkins 1996). On est alors amené à ne plus opposer les préférences et les opportunités, mais à considérer leurs interactions dans un contexte culturel (Watkins 1991; Pollack et Watkins 1993). De nombreux travaux mettent l'accent sur la nature sociale des préférences (Bourdieu 1974; Lesthaeghe 1983; Lesthaeghe *et al.* 1994; Preston 1986). Le projet individuel d'enfant est considéré comme la transposition d'une norme (le nombre idéal d'enfants) que chaque individu aura internalisé, et qui correspondra plus ou moins au nombre réel d'enfants, selon l'efficacité de la contraception et/ou les obstacles qui empêchent la réalisation du projet familial (Whelpton 1949; Blayo 1985). La famille réduite et sa diffusion de la ville à la campagne et des classes aisées de la société aux classes populaires apparaît alors comme la généralisation de la norme bourgeoise de la famille (Perrenoud 1991).

1.2 *Une seconde transition démographique? La place de l'enfant dans la société post-moderne*

Le modèle classique de la transition démographique se réfère à une vision homéostatique de retour à une situation stationnaire après un déséquilibre temporaire[5]. Il ne concevait pas les évolutions ultérieures caractérisées par le baby boom, puis la poursuite de la baisse de la fécondité en dessous du seuil de renouvellement de la population. En Suisse, la fécondité a dimi-

5 Théorie de l'équilibre de la population qui ne correspond pas aux écrits fondateurs de Landry et de Notestein qui, au contraire, caractérisaient le régime démographique contemporain respectivement en terme de «principe de changement» et de situation de déséquilibre (p. 366 et p. 373, in Véron 2004).

nué jusqu'en 1937 et atteint un minimum de 1,76, puis le niveau a grimpé rapidement pour atteindre deux pics de 2,62 et 2,68 enfants par femme en 1946 et en 1964 (Calot 1998). Dix ans plus tard, cette parenthèse de fécondité accrue s'achevait avec le retour, en 1974, au niveau des années 1930. La taille de la famille a encore diminué quelque peu et, depuis 1975, l'indicateur conjoncturel de fécondité se situe autour de 1,5.

Bien qu'ancrées dans une longue histoire d'évolution démographique, les transformations récentes sont de nature différente, associées à des conditions nouvelles. Se concentrant sur l'évolution des taux de fécondité, les diverses théories explicatives de la transition démographique négligent les transformations fondamentales de la signification de la famille qui s'expriment en particulier dans les modifications du calendrier de la constitution de la famille et de la signification du couple.

Par leur accès accru aux ressources en matière d'éducation et d'activités économiques, ainsi que la diffusion des méthodes contraceptives modernes, les femmes conquièrent leur autonomie qu'elles négocient à l'intérieur du couple. Même si le modèle asymétrique de la répartition des tâches entre femmes et hommes reste dominant (Losh-Hesselbart 1987; Sen *et al.* 1994; Coenen-Huther *et al.* 1994), les sphères domestique et professionnelle sont, pour les deux conjoints, de plus en plus en interaction. Les relations de couple ont également été fondamentalement changées par l'acceptabilité sociale d'une sexualité dissociée de la procréation. La nouveauté et l'irréversibilité de ces changements, leur cohérence, ont conduit Lesthaeghe et d'autres à parler d'une seconde transition démographique (Lesthaeghe et van de Kaa 1986; van de Kaa 1987; Lesthaeghe 1995a). Les changements démographiques récents sont l'expression d'une transformation de la société et se distinguent donc du contexte de la première transition. La transition de la modernité caractérisée par une maîtrise croissante de son destin, au niveau individuel, et de l'environnement, au niveau collectif aurait cédé la place à l'ère postindustrielle (Inglehart 1990). La sécularisation, la désinstitutionalisation conduisent à une prééminence de l'épanouissement individuel sur les préoccupations de reproduction de la famille (théorie du changement idéationnel, Lesthaeghe et Meekers 1986).

Les théories explicatives de la transition démographique – faisant appel à l'histoire, à l'économie, à l'idéologie – proposent certes un certain nombre de pistes explicatives pertinentes. La meilleure éducation des femmes et leur indépendance économique accrue rendent le mariage moins nécessaire et accroissent le coût d'opportunité des tâches domestiques et de la maternité (théorie du gain d'autonomie, Becker 1981). Les jeunes adultes constituent leur famille dans des conditions économiques moins favorables que leurs parents et c'est peut-être en limitant la taille de leur famille qu'ils peuvent maintenir le niveau de vie qu'ils ont connu (théorie de la déprivation économique relative, Easterlin 1976). Ces théories ne sont pas fausses, mais, isolément, elles ne suffisent pas et, surtout, elles n'expliquent pas pourquoi peu d'adultes restent sans enfants malgré leurs coûts (directs et indirects) élevés. Comme le soulignent Schoen *et al.* (1997), la littérature démographique offre aussi quelques pistes en matière de motivations de réduction de l'incertitude (Friedman *et al.* 1994), de valeur intrinsèque de l'enfant (Hoffman *et al.* 1979), de l'enfant comme source de plaisir (Caldwell 1982). Maïs ces auteurs (Schoen *et al.* 1997) ne sont pas convaincus par la notion implicite selon laquelle, dans les sociétés post-transitionnelles, l'enfant deviendrait totalement non-utilitaire. Une telle question implique donc de considérer les motivations liées à la parentalité, celles-ci étant indissociables de la place qu'a l'enfant dans la société et dans les projets de vie.

L'évolution de la signification socioculturelle de la parentalité reflète des changements profonds associés à l'évolution historique de la composition et du fonctionnement des familles et du rôle de chacun de ses membres (Coenen-Huther 1994; Gérard *et al.* 1984; Kellerhals 1985; Kellerhals *et al.* 1993; Morel 1991; Roussel 1989 et 1993; de Singly 1996a). Les processus de transition démographique sont associés à une transformation fondamentale de la place de l'enfant dans les projets d'existence et de la fonction des parents. On planifie par rapport à un projet qui n'est rien d'autre que la perception que les couples ont du rôle de l'enfant pour leur vie (Bassand et Kellerhals 1975). A la suite d'Ariès (1960, 1977), on peut ainsi distinguer une succession de trois grandes logiques:

- Enfant du destin dans la famille traditionnelle étendue, dominée par le problème de survie économique. L'individu n'est qu'un maillon dans la vaste chaîne des humains et se réalise par la famille. Bien que depuis le XVIe siècle, et peut-être même avant, l'enfant commence, en Occident, à acquérir sa spécificité par rapport au monde des adultes, c'est avant tout le nombre des enfants qui importe, comme source de main d'œuvre et dans le but d'assurer la continuation de la famille.
- Enfant porteur d'avenir dans la famille moderne nucléaire, dans laquelle apparaît de nouveaux types de relations. Les enfants ne sont

plus une source de revenu, mais sont pourvoyeurs de statut (fonction instrumentale de l'enfant) et un moyen indirect pour acquérir du pouvoir. Leur rôle est fortement contingent de la classe sociale et du type de fonctionnement familial. Il implique un investissement important en matière d'éducation.

– L'enfant, une option parmi d'autres dans les familles dites postmodernes. De tout temps, différents types de familles se sont côtoyées, mais aujourd'hui, on observe une multiplication des formes de vie familiale. La famille se privatise (Bassand et Kellerhals 1975), elle se désinstitutionnalise et devient «incertaine» (Roussel 1989). C'est son épanouissement personnel que recherche l'individu et celui-ci ne passe pas forcément par la parentalité qui peut même entrer en conflit avec d'autres aspirations. Le nombre des opportunités s'est accru et c'est peut-être justement cet élargissement de l'éventail des choix qui entraîne une diminution de la fécondité (Goldscheider 1982). Plus que les clivages entre les strates socio-économiques, les appartenances religieuses, le milieu urbain et rural, c'est à des facteurs individuels qu'il convient de se référer pour analyser les changements actuels (Lesthaeghe 1995b; Van de Kaa 1987; Cliquet 1991; Wanner *et al.* 1997). La procréation devient une possibilité parmi d'autres, basée sur une évaluation subjective (Cogswell and Sussman 1979). On l'étudie à partir de «value catalogues» (raisons pour avoir ou ne pas avoir de nouvel enfant) pour situer le projet d'enfant dans la perspective de ses conflits avec d'autres objectifs et de ses variations selon les cultures (Fawcett ed. 1973; Bulatao 1982).

Dans ce contexte de privatisation de la famille, c'est sur l'individu, dans sa relation de couple, que repose la décision de procréation. Les intentions individuelles deviennent la clé pour comprendre les comportements féconds. On observe alors que le projet d'enfant peut prendre des formes diverses, que différents modèles familiaux cohabitent. L'enfant est un être autonome dont on cherche à comprendre les besoins, il ne représente plus un capital, mais il coûte. Il continue à remplir une fonction importante pour la mère, le père, le couple, la parentèle, mais plus affective qu'économique. L'enfant apparaît comme une ressource importante en matière de lien social (Schoen *et al.* 1997).

2. Le cadre spatial: «modèle» suisse ou normes occidentales

Par sa faible fécondité, un calendrier de la constitution de la famille particulièrement tardif, la montée des divorces et des unions consensuelles, la population de la Suisse est partie prenante des mutations des modes de vie occidentaux sous-jacents à la seconde transition démographique. Néanmoins, la Suisse présente un certain nombre de particularités qui la rendent atypique. C'est ainsi que, dans l'analyse de Lesthaeghe (1995b), elle fait partie, avec la Finlande, le Portugal et la Grèce, des pays dans lesquels l'évolution démographique récente est plus lente que ne le laisse supposer les conditions telles que décrites par des facteurs de type économique, idéologique et institutionnel considérés dans le modèle développé. Toutefois ce modèle, comme le soulignent bien leurs auteurs, se situe au niveau macro et ne prend pas en compte des dimensions telles que la diversité culturelle, les politiques sociales et l'histoire démographique des populations, trois axes certainement fondamentaux pour comprendre les comportements en Suisse et que nous développons ci-après sous la forme de trois postulats.

Postulat no 1. Le poids de l'histoire: survivance de modèles anciens, inertie des comportements

Par ses caractéristiques en matière de constitution de la famille – en particulier la maternité tardive et le taux élevé d'infécondité – la situation en Suisse au moment de l'enquête sur la famille, est proche de celle qui prévaut aux Pays-Bas et en Allemagne. Lorsque l'on considère les comportements en matière de conjugalité et de parentalité, ces trois pays se différencient d'un groupe plus large de nations du centre et du nord de l'Europe, ensemble qui lui-même se distingue des pays du Sud (figure 1.1). Toutefois, en introduisant une dimension temporelle (mêmes caractéristiques 10 ans auparavant, figure 1.2), on constate que la Suisse se singularise. Alors que, pour l'ensemble des nations considérées, l'axe temporel apparaît comme la première distinction (avant les différences spatiales), la Suisse se distingue par sa stabilité: sa situation en 1985 est plus proche de celle qu'elle a dix ans plus tard dans le groupe formé avec les Pays-Bas et l'Allemagne, que de la situation de ces deux pays et de tous les autres en 1985. Des facteurs historiques sont donc à prendre en compte dans l'apparente lenteur de la progression de la deuxième transition démographique en Suisse (Lesthaeghe 1995b). Plus qu'un simple retard par rapport à une évolution type, la situation en Suisse témoigne que certains comportements caractéristiques de la seconde transition démographique ne sont pas véritablement nouveaux dans notre pays. C'est en particulier le cas de l'entrée tardive dans la maternité et du nombre élevé de femmes sans enfant:

- La distribution continentale du calendrier de l'entrée dans la parentalité ne correspond ni aux niveaux de fécondité, ni à un axe géographique[6], on peut donc penser qu'elle exprime des spécificités locales ou régionales. Avec un recul de plus de trois ans de l'âge à la première maternité durant les trois dernières décennies du XXe siècle[7], la Suisse participe certes à la tendance générale, mais elle se caractérise depuis longtemps par un modèle de constitution tardive de la famille. En 1994, seules les femmes néerlandaises ont leur premier enfant plus tardivement que les Suissesses; vingt ans auparavant, la Suisse était le pays européen où l'âge à la première maternité était le plus élevé (Tableau A1 et A2, en annexe à ce chapitre).
- Dans l'ensemble des pays d'Europe occidentale, l'infécondité définitive des femmes a diminué jusque dans les générations nées dans les années quarante et depuis lors n'a cessé de croître. L'infécondité en Suisse se distingue par la précocité de son nouvel accroissement et surtout par un niveau particulièrement élevé. Elle ne descend pas au dessous de 14% (minimum, dans la génération née en 1940) et est déjà à 17%, dans la génération 1946, alors que la plupart des autres pays atteignent un minimum qui se situe entre 8% et 13%, à l'exception de l'Autriche (14,4%) et de la Finlande (15,5%). Dans les générations nées à la fin des années 1950s, à l'exception de la France où à peine 10% des femmes sont sans enfant, l'infécondité dépasse généralement 15%. En Suisse, dès les cohortes nées au début des années 1950, ce

6 En 1994, des pays tels que Pays-Bas, Suisse, Allemagne, France, Italie, Danemark, Espagne et Suède se caractérisent par un calendrier tardif.

7 25,7 ans en 1975 et estimé à 28,1 ans pour 1995 (âge moyen au sein d'un couple mariés, Calot 1998); 28,7 en 2000 et 28,9 en 2002 (Wanner, communication personnelle). Au sujet du retard de la maternité, voir aussi Engstler et Lüscher 1991.

sont toutefois près de 20% des femmes qui sont sans enfant, alors que c'est le cas de 17% des Finlandaises et autour de 15% des Autrichiennes, des Belges, des Allemandes et des Néerlandaises. Parmi les femmes nées cinq ans plus tard, la Suisse se singularise toujours par un niveau nettement plus élevé (24%); entre ces deux cohortes, la progression est apparemment un peu plus marquée en Allemagne et en Autriche, pays avec lesquels l'écart s'amenuise quelque peu (20,3%, 19,7%).

Dans la ligne des thèses de la conformité (Dasgupta 2000) et de la continuité spatiale (Lesthaeghe and Neels 2002), nous posons donc comme premier postulat que, en dépit de la parenthèse du baby boom, un certain nombre de comportements correspondent à une survivance de traditions très anciennes. Nos travaux sur la population de la vallée de Bagnes au XIXe siècle témoignaient, dans le même sens que d'autres études, d'un âge au mariage et d'un taux de célibat particulièrement élevé, ainsi qu'une proportion non négligeable de conceptions prénuptiales (Sauvain-Dugerdil 1995 et 1996).

Figure 1.1. Conjugalité et parentalité: les ressemblances entre pays vers 1995 (données, voir tableaux A1 et A2 en annexe à ce chapitre)

Variables considérées: fécondité, âge première maternité, infécondité, nuptialité, naissances hors mariage, âge au mariage.

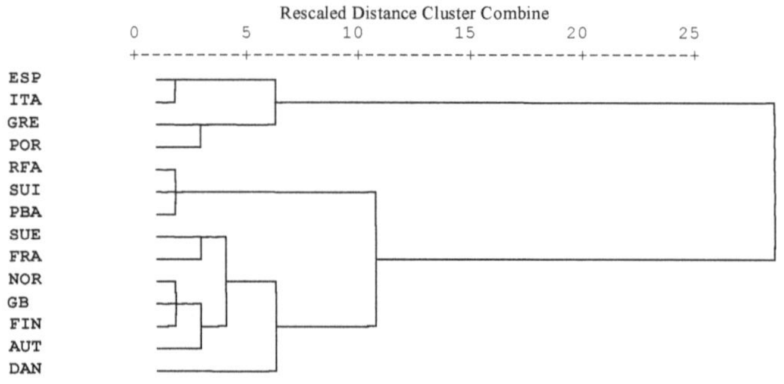

Figure 1.2. Conjugalité et parentalité: les ressemblances entre pays 1985 et 1995 (données, voir tableaux A1 et A2 en annexe à ce chapitre)

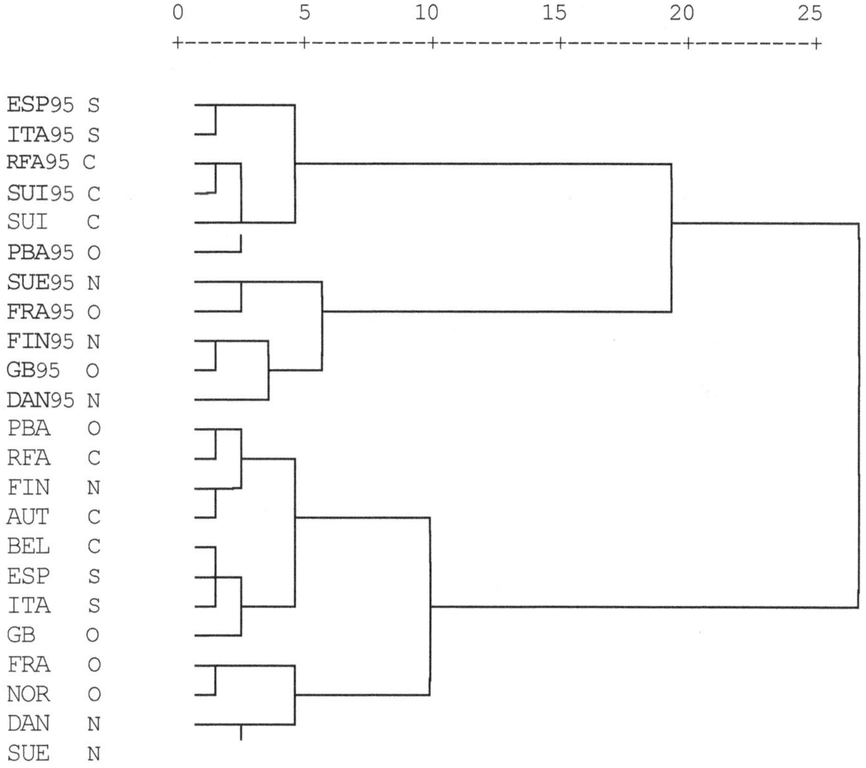

Variables considérées: fécondité, âge première maternité, infécondité, nuptialité, naissances hors mariage, âge au mariage.
Typologie Roussel (1993):
N Groupe Nord, **O** Groupe Ouest, **C** Groupe Centre, **S** Groupe Sud.

Postulat no 2. La mosaïque suisse: multiplicité des références culturelles

Les comportements familiaux de la population de la Suisse, se rapprochent, nous l'avons vu, de ceux des Pays-Bas et de l'Allemagne, petit groupe intermédiaire entre les cultures du nord et celles du sud. En matière de parentalité, la Suisse s'insère dans un ensemble plus large centro méridional, alors que pour la conjugalité, elle se rattache à la majorité des pays européens, groupement qui se distingue de comportements à caractère septentrional (Danemark, Suède) et méridional (Italie, Grèce). Si l'on se réfère aux comportements considérés comme les plus représentatifs de la seconde transition démographique – cohabitation extramaritale et naissances hors mariage (Lesthaeghe 1995b) – la Suisse se rapproche des pays nordiques par un taux relativement important de cohabitation, mais des pays du sud, en particulier de l'Italie, pour sa fréquence spécialement basse de naissances hors mariage. Le phénomène de récupération du déclin de la fécondité aux jeunes âges par un regain au-delà de 30 ans, autre caractéristique des changements actuels, situe la Suisse (et les Pays-Bas) dans la mouvance nordique pionnière, mais la Suisse se distingue aussi par un taux de divorce particulièrement élevé. La Suisse semble donc être à un carrefour, les comportements étant imprégnés de références multiples, filiation culturelle complexe qui se retrouve dans la diversité à l'intérieur du pays (Wanner *et al.* 1997).

La distinction classique entre les cantons protestants à tradition malthusienne et les cantons catholiques à culture plus nataliste (Head-König 1998) subsiste toujours. Toutefois, la Suisse se singularise par son double axe d'appartenance religieuse et linguistique qui la situe ainsi à cheval sur des traditions familiales nordiques et méditerranéennes (Todd 1990; Lesthaeghe and Neels 2002). Une troisième dichotomie majeure est l'axe centre-périphérie, grossièrement reflété par les différences entre régions urbaines et rurales.

Néanmoins, les explications des différences en termes religieux, linguistiques et urbains ne suffisent pas. La comparaison de la région bâloise et du bassin lémanique met en évidence le rôle de l'axe villes/campagnes mais aussi que, même dans un contexte d'appartenance religieuse similaire, des écarts existent entre les deux régions. Bien que similaire à Genève en de nombreux aspects, Bâle-Ville se distingue quelque peu de la ville du bout du lac, particularités démographiques qui font que c'est le seul (demi-) canton dont la population a déjà commencé à décroître dans les années 1980s (Schuler et Joye 1995). Au-delà des traits communs de villes frontières et d'appartenance religieuse mixte, elles se distinguent certes par leur appartenance linguistique, mais aussi par leur composition exacte en matière de religion et de population étrangère: la fécondité plus élevée des genevoises peut être mise en relation avec la proportion plus marquée de catholiques, mais, surtout, Bâle se distingue par un taux particulièrement important de personnes ne déclarant pas de religion. Bâle et Genève sont deux cantons suisses avec une forte population étrangère, mais la proportion est beaucoup plus importante à Genève.

Dans la ligne de l'approche de Viazzo (1989), et ce n'est qu'en termes de système local que l'on peut par exemple concevoir le cas du Tessin ou celui d'Appenzell Rhodes Intérieures. Le système local prend son sens dans la spécificité de son contexte propre, par exemple, pour le Tessin sa tradition de migrations et une proportion élevée d'étrangers ou, pour les Rhodes Intérieures un ensemble de caractéristiques qui s'exprime notamment dans le fait que l'espérance de vie à la naissance y est particulièrement basse (minimum en Suisse pour les hommes) et la proportion d'étrangers particulièrement faible.

On retrouve ici, de façon exacerbée, l'amplification des particularismes locaux évoquée par Lesthaegue et Neels (2002), mais on peut aussi se demander, à la suite de Priester (1997), si les disparités sont aujourd'hui plus de nature socio-économique que culturelle. A cet égard, les quelques données existant quant à la répartition des comportements familiaux selon la typologie des communes développée par Spuhler *et al.* (OFS 1994) sont fort instructives. En effet, cette typologie est construite autour d'une notion centre-périphérie, plus complexe que la seule concentration spatiale, puisqu'elle prend en compte les particularités suisses de différents types de pôles (urbains, économiques, administratifs). On constate alors que si, effectivement, la répartition des grandes familles peut être interprétée en termes simple d'opposition entre centres et périphéries, en revanche l'âge aux maternités et les naissances hors mariage suivent d'autres patrons de répartition. Le fait que les âges à la maternité les plus élevés se trouvent dans les communes riches constitue certainement une indication très pertinente pour explorer les particularismes suisses.

Postulat no 3. Contraintes au quotidien: la réalisation du projet familial

Dans l'ensemble des pays occidentaux, la famille réelle est plus petite que la famille que l'on déclare souhaiter. La Suisse se situe parmi les pays où cet écart est relativement important[8]. On peut alors se demander si la baisse de la fécondité en Suisse pourrait être le reflet de difficultés croissantes à réaliser le projet familial plutôt que d'une transformation de la norme familiale.

Les données genevoises des années 1960 (Bassand et Kellerhals 1975) fournissent un point de repère qui semble montrer que l'image de la famille idéale est relativement stable, alors que le projet individuel se transforme (tableau 1.1). L'image que se font les habitants de notre pays de la famille idéale pour la Suisse n'a apparemment pas changé depuis 25 ans, se situant entre deux et trois enfants. Au milieu des années 1990, comme c'était le cas à la fin des années 1960 dans l'échantillon genevois, seuls quelques pour cent conçoivent une famille idéale de moins de deux enfants. En revanche, dans les deux enquêtes, la petite famille est citée dix fois plus souvent lorsqu'il s'agit du projet familial personnel, proportion qui, d'autre part, double entre les deux enquêtes, au détriment du projet de deux enfants[9].

8 L'écart entre l'indicateur conjoncturel de fécondité dans les années 1995 et le nombre d'enfants souhaités dans les cohortes âgées entre 30 et 39 ans au moment de l'enquête FFS est de -0,7 en Suisse, comme en Suède, en France et au Portugal, valeur dépassée qu'en Italie et en Espagne. Chez les Suissesses, cet écart est légèrement plus important (-0,8) que pour l'ensemble de la population vivant en Suisse: la descendance moyenne est plus basse (1,3 enfants, chiffre pour 1996 in Wanner *et al.* 1997), mais le nombre d'enfants souhaités est aussi un peu plus bas (2,07 enfants).

9 La tendance réelle étant probablement plus marquée puisque la petite famille est plus développée à Genève que dans l'ensemble du pays.

Tableau 1.1. Famille idéale et projet individuel:
deux enquêtes à trente ans d'écart

		1966/68 Genève*		1994/95 Suisse**	
Famille idéale***	<2 enfants	1,40%		2,90%	
	2 enfants	52%		52%	
	3 enfants (3 ou plus)	42%	-46%	42%	-46%
Projet familial****	<2 enfants	11%		25%	
	2 enfants	65%		50%	
	3 enfants ou plus	24%		25%	

* Bassand et Kellerhals 1975.
** Nos calculs sur les données de l'enquête suisse sur la famille. Dans ce cas, la catégorie deux enfants inclut aussi les femmes déclarant en vouloir entre deux et trois.
*** Réponse à la question: «Quel est le nombre d'enfants que vous estimez comme idéal pour une famille dans notre pays?» (enquête suisse sur la famille) et «D'après vous, quel est le nombre idéal d'enfants dans une famille?» (Bassand et Kellerhals 1975).
**** Idéal situé de Bassand et Kellerhals (nombre d'enfant que les femmes déclarent souhaiter au moment de l'enquête). Pour l'enquête famille, somme du nombre d'enfants déjà nés ou à naître (femmes enceintes) et de celui que les femmes déclarent souhaiter en plus.

Bien que restant prégnante, la norme d'un projet familial de deux enfants semble donc avoir perdu quelque peu de son importance, recul qui se poursuit comme en témoigne l'examen par cohorte des données des enquêtes européennes (figure 1.3). Dans les cohortes les plus jeunes (30 à 34 ans au moment de l'enquête), la polarité sur le projet de deux enfants est en Suisse parmi les plus basses de l'éventail européen décrit par les enquêtes sur la famille. En revanche, en Suisse, comme en Italie et en Espagne, la proportion de femmes souhaitant trois enfants est un peu plus élevée parmi les femmes de la cohorte plus jeune. Notons aussi que, avec en moyenne 2,2 enfants, la taille de la famille souhaitée en Suisse se situe dans la limite supérieure de cette série de données; elle n'est dépassée qu'en Suède et en France et est similaire aux projets des femmes des autres pays scandinaves et de l'Espagne (figure 1.4). La Suisse se situerait donc parmi les pays dans lesquels, globalement, on valorise encore les familles un peu plus grandes que la norme de deux enfants.

Figure 1.3. Proportion de femmes souhaitant deux ou trois enfants selon la cohorte
(Enquête FFS, voir tabl. B.1 en annexe à ce chapitre)

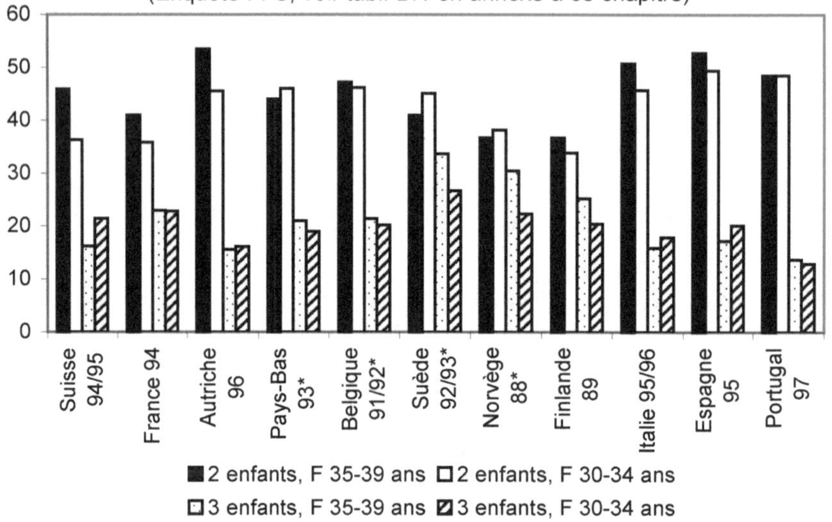

Figure 1.4. Nombre moyen d'enfants souhaités
(Enquête FFS, chiffres dans tabl. B.2, en annexe à ce chapitre)

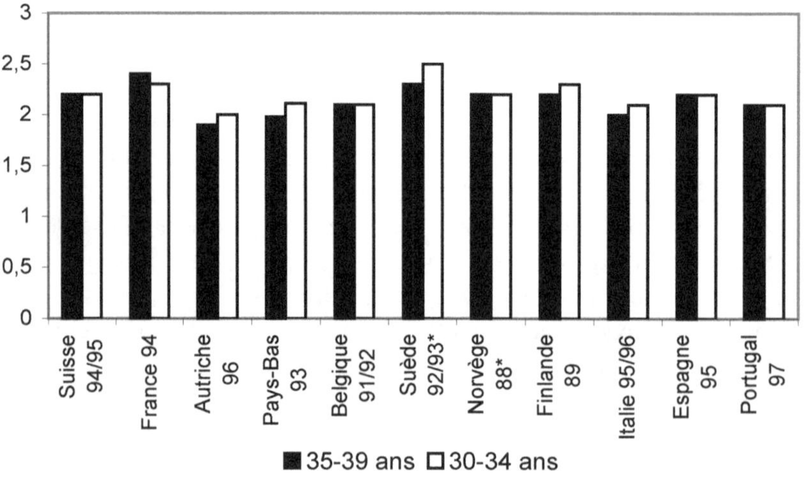

Nous avons vu que les femmes en Suisse se caractérisent aussi par une maternité particulièrement tardive et un taux très élevé d'infécondité. On peut alors émettre l'hypothèse que la réalisation du projet d'enfant y est entravée par un certain nombre de contraintes qui amènent les femmes à retarder la venue du premier enfant, à limiter la taille de la famille et même à renoncer à avoir des enfants. Au vu de la situation économique en Suisse, en comparaison des autres pays européens, on peut difficilement concevoir que les contraintes soient de type purement matériel. En revanche, la situation en matière de politiques sociales pose certainement un certain nombre d'obstacles à la réalisation du projet d'enfant. C'est ainsi que, malgré des changements importants – en particulier l'introduction du nouveau droit matrimonial et du nouveau droit du divorce, la mise en œuvre de la loi sur l'égalité entre hommes et femmes – la politique familiale et les législations – et encore plus leurs applications, restent fragmentées et le reflet d'une norme qui s'apparente au modèle familial bourgeois qui a marqué la première transition démographique (Bauer *et al.* 2004; DFI 2004; Lüscher 2004). La parentalité est conçue à l'intérieur du mariage, les devoirs et charges afférentes relèvent de la responsabilité privée de la famille et la répartition des tâches au sein du couple reflète la division entre fonctions de reproduction et de production. Bien que des secteurs de plus en plus importants de la société soient en avance sur l'appareil législatif, celui-ci constitue certainement une dimension non négligeable de la résistance à certains comportements devenant courants en Europe, comme les naissances hors mariage. Les controverses vives qui subsistent autour des questions de l'accès à l'avortement ou du congé maternité généralisé témoignent aussi de la persistance de valeurs traditionnelles. La législation dans le domaine de la famille et du travail, mais aussi la politique sociale, l'offre de services en matière de planification familiale, de prise en charge de la petite enfance et autre aide aux mères, les horaires scolaires, les comportements en matière de partage des tâches entre hommes et femmes, apparaissent par conséquent comme le reflet d'une société dans laquelle la réalisation du projet d'enfant tel que conçu aujourd'hui se heurte à des contraintes importantes.

Le troisième postulat que nous explorons dans cette étude est donc celui des contraintes structurelles à la réalisation du projet d'enfant, qui, d'une part, placent des obstacles à la réalisation du projet d'enfant en dehors du mariage et, d'autre part, conduisent à des incompatibilités entre le projet familial des femmes et d'autres aspirations, notamment en matière d'activités professionnelles. Elles constituent certainement un facteur non négligeable de l'apparente lenteur de la seconde transition en Suisse, non pris en compte dans le modèle de Lesthaeghe.

3. Hypothèses de travail

3.1. *Les motivations du comportement reproductif: un nouveau paradigme entre structure et action*

Comme le postule Lesthaeghe (1998), les facteurs explicatifs de type économique, idéologique et politique proposés dans les multiples théories s'articulent de façon variable selon le contexte spécifique. Au-delà de méthodes narratives, c'est une théorie multicausale avec fort ancrage contextuel qu'il convient de développer ou, selon la perspective de Véron (2004), concevoir une approche systémique. En particulier, le paradigme «coût-bénéfice» n'est pas suffisant. C'est ainsi que dans le modèle RWA de Coale (1973), l'individu est prêt (Readiness) à l'innovation si elle implique un avantage économique comparatif, mais que tout changement de comportement suppose deux autres conditions: «vouloir» changer car cela est acceptable moralement (Willingness) et «pouvoir» grâce à l'accès à des moyens adéquats (Ability). D'autre part, la notion de diffusion manque de précision (Kirk 1996), un problème conceptuel que l'on retrouve dans le constat principal du séminaire UIESP *Dynamics of values in fertility change* (Leete 1999), à savoir la difficulté de définir les notions de préférences, de valeurs, de normes et de préciser les relations chronologiques et causales entre les changements de valeurs et les changements de comportements.

Les multiples théories de la baisse de la fécondité permettent de décrire rétrospectivement les grandes lignes des évolutions. Toutefois, comme le soulignait P. Allen (Allen et Balaro 1994), cette vision de la science classique qui se concentre sur les tendances moyennes ne peut expliquer les mécanismes du changement dans les systèmes complexes. C'est la complexité et la diversité des comportements qui rendent les évolutions possibles. En particulier, les modèles micro-économiques sont loin de refléter la réalité de la diversité des situations individuelles (Perrenoud 1993). Les comportements féconds ne résultent pas d'un mécanisme simple de conformité (DasGupta 2000) ou d'adhésion massive à de nouvelles normes (théories diffusionnistes). Les modèles anciens ne se perpétuent pas tels quels. La mosaïque suisse, série de systèmes locaux, est le reflet d'un mélange complexe de survivances et de ré-interprétations de modèles anciens qui fondent les comportements exploratoires. C'est en fait tout le jeu complexe des influences réciproques entre les changements de comportements, les évolutions des représentations sociales – les normes – et leurs conséquences sur les cadres de référence, notamment législatifs qui, à leur tour, vont contribuer à transformer les échelles de valeurs individuelles et infléchir les comportements. La baisse de la fécondité ne peut être assimilée à un phénomène exogène qui s'apparente à la progression d'une épidémie que les individus ne font que subir.

La poursuite de la baisse de la fécondité au-dessous du seuil de reproduction n'était pas prévue dans le modèle de la transition démographique. La seconde transition est de nature différente, dans un contexte nouveau caractérisé par la montée de l'autonomie individuelle. C'est donc sur un nouveau paradigme que doivent se fonder les modèles explicatifs. Nous partons du principe que les explications imprégnées d'une vision macro de déclin de l'Occident, de perte des valeurs familiales, ne permettent pas de comprendre les comportements actuels. La clé de compréhension des évolutions de la fécondité est à chercher au niveau micro de la diversité des comportements individuels et des motivations sous-jacentes. Les explications des transformations du projet familial ne peuvent reposer que sur des approches qui mettent l'accent sur la perception propre aux individus concernés, opposition classique entre l'approche *etic*, de recherche de mesure objective, et l'approche *emic*, d'analyse de la signification interne. L'individu est acteur de son projet de vie, ou plutôt, comme le soulignait A. Jacquard (1986), comme auteur de la pièce qu'il joue. Aux théories normatives se substituent des théories de l'action. Néanmoins, l'acteur n'agit pas dans le vide et ses décisions en matière de projet familial ne relèvent pas de la rationalité mécanique implicite dans les modèles de consommation qui sous-tendent les théories micro-économiques de maximisation de l'utilité. L'individu est un acteur, mais «conditionné» par ses références culturelles et les contingences du moment.

3.2. L'individu un acteur conditionné: temporalité et ambivalence du projet familial

La mosaïque suisse témoigne bien de la multiplicité des références culturelles, du mélange entre les courants nouveaux et les survivances réinterprétées. La place de l'enfant a évolué, il est devenu une option parmi d'autres; le projet familial prend des formes diverses. La famille réalisée est la résultante de choix complexes fondés sur des inter-relations entre des valeurs-repères diverses et les contraintes et opportunités spécifiques du moment. La question des tendances de la fécondité au tournant du XXe siècle ne se pose donc plus en termes de déclin, de cause de la baisse, mais de signification de l'enfant. Pourquoi a-t-on encore des enfants?

Les intentions représentent alors une clé pertinente de compréhension des comportements féconds bien que, comme l'ont montré de nombreux travaux, le nombre souhaité d'enfants n'est pas à considérer comme un indicateur fiable de la descendance réelle. Parce qu'elle se situe à l'interface entre la famille idéale, norme abstraite qui reflète le contexte socioculturel, et la famille réelle que chacun construira, la famille souhaitée est l'expression de l'ambivalence du projet familial dans sa polarité entre ses dimensions publique (institutionnelle, normative) et privée (projet de vie). Mais comme le soulignent Bassand et Kellerhals (1975), le souhait est aussi situé temporellement, il dépend de l'histoire individuelle et des conditions du moment. Le recours aux méthodes biographiques d'analyse des événements de l'existence permet de développer une conception ni déterministe, ni linéaire du parcours de vie. Celui-ci est conçu comme un fleuve dont les berges ne sont pas bétonnées et qui creuse son lit dans un delta aux ramifications multiples. Ce réseau complexe d'affluents et de confluents est certes marqué par la topographie et les flux amonts, mais ses formes fluctuent et chaque goutte d'eau a l'option entre de multiples cheminements. L'individu, comme la goutte d'eau, est à la fois libre de choisir son parcours et conditionné par son milieu, qu'il contribue, en retour, à façonner.

Les comportements féconds sont alors considérés comme relevant de choix qui ne sont pas objectifs, mais qui relèvent d'une rationalité conditionnelle à un certain modèle de la réalité que l'individu construit à partir de l'information que lui fournit l'ancrage dans son contexte et son expérience vécue (De Bruijn 1999, se référant notamment à Simon 1987). Comme le souligne Leridon (1995), l'individu prend des décisions, mais qui sont marquées d'une marge d'incertitude et qui sont soumises aux aléas de l'existence. A son tour, la voie prise va influencer la perception individuelle du monde.

C'est donc une double dimension de temporalité et d'ambivalence qui oriente notre analyse.

3.2.1 Temporalité. Le projet d'enfant comme construction séquentielle

Les modèles micro-économiques classiques se fondent sur la prémisse d'un projet d'enfant, rationnel et objectif, défini dès le début de la vie adulte. C'est dans cette optique de projet préétabli que s'ancrent implicitement les notions de nombre idéal et de nombre souhaité d'enfants. Depuis longtemps, pourtant, de nombreux travaux ont mis l'accent sur le fait que, certes, chacun(e) a une certaine image de ce que pourrait ou devrait être sa vie de famille, mais que, quel que soit le contexte, l'histoire des maternités s'écrit au fur et à mesure de sa réalisation[10]. Cet idéal situé, nombre d'enfant que les femmes déclarent souhaiter au moment de l'enquête, est donc à différencier de l'idéal abstrait, et de l'idéal initial, au moment du mariage (Bassand et Kellerhals 1975).

Le projet d'enfant évolue avec les circonstances du moment et avec la transformation des rôles avec l'âge. Avoir un enfant à 20 ans, à 30 ans ou à 40 ans n'a pas la même signification. Le coût de l'enfant, dans ses diverses dimensions, s'accroît avec l'âge et l'accumulation d'expériences (Westhoff 1991). Il est toutefois évident que ces contraintes, qui compliquent ou empêchent la réalisation du projet d'enfant, sont fonction du niveau des attentes et des ressources. Elles dépendent des moyens économiques dont dispose la femme, mais aussi des valeurs auxquelles elle se réfère, valeurs forgées par son parcours de vie et son ancrage social. La différence croissante avec l'âge entre la famille idéale et le souhait personnel témoigne bien que, même si les ressources augmentent généralement au cours de l'existence, les attentes et les contraintes s'accroissent vraisemblablement encore plus.

10 L'observation de stratégies de planification de la famille, dans des populations à fécondité élevée, basées sur des considérations de potentiel reproductif selon l'avancement en âge (Bledsoe *et al.* 1994) remet ainsi en question la distinction faite entre les régimes de fécondité dits naturels et une fécondité planifiée dans laquelle le projet d'enfants dépend du nombre d'enfants déjà nés (Henry 1961).

L'âge – dans sa double dimension d'avancement dans l'existence et d'étalon des relations sociales (Sauvain-Dugerdil *et al.* à paraître) – devient donc une variable clé. Aux différentes étapes de l'existence s'offre à l'individu un éventail de possibilités. Selon les conditions du moment et l'histoire passée, cet espace de choix est plus ou moins large; chaque option est plus ou moins probable selon les caractéristiques de l'individu. Au confort intellectuel des causalités mécaniques, des coûts/bénéfices comptables, des modèles rationnels prévisibles, on substitue une approche dynamique et probabiliste qui est à la base de l'analyse démographique des biographies (Courgeau et Lelièvre 1989 et 1993; Blossfeld *et al.* 1995; Hoem 1993[11]). Une large place est faite aux transformations qualitatives propres aux systèmes complexes et qui expliquent les apparentes accélérations de l'histoire de l'humanité[12]. C'est ainsi que des événements ou des moments de l'existence prennent un relief particulier. Des événements dits fondateurs vont influencer de manière marquante la suite du parcours de vie et des bifurcations vont entraîner des changements irréversibles. L'apparente simplicité de l'image de la bifurcation est toutefois trompeuse. Comme dans un carrefour routier, la bifurcation est un changement de direction, mais dans le parcours de vie, on ne peut pas faire demi tour et la décision du virage n'est que rarement rationnelle. La notion de bifurcation telle que développée dans la théorie mathématique des catastrophes (Thom 1984) et appliquée dans les modèles d'évolution des systèmes complexes, démontre que le saut est préparé par une accumulation de petits changements. De même les grandes décisions de l'existence sont le plus souvent la résultante d'une série d'événements et de choix antérieurs.

3.2.2 *Ambivalence entre autonomie et modèle culturel*

Compromis entre un modèle sociétal et des références propres, la décision individuelle est le résultat d'une ambivalence fondamentale entre l'autonomie individuelle et la prégnance des valeurs du groupe. Comme le postulent les théories qui mettent au centre l'activité du sujet *(agency*[13]*)*, l'ambivalence peut alors être considérée comme une pré-condition pour

11 Voir aussi annexe méthodologique, en fin de volume.

12 Théorie des équilibres ponctués développée par S. J. Gould.

13 Notion centrale dans les travaux de A. Sen (p. ex. 1999), développée en termes d'activité pratique (Giddens 1976, Marshall be published in 2006), mais aussi de création culturelle (cultural agency, Wulff 1995, remontant à Mead 1978).

l'action (Lüscher 2000), approche qui offre une alternative à la notion de choix rationnel (Smelser 1998).

Le comportement individuel ne peut se concevoir qu'en insérant l'individu dans ses interactions avec les autres et en fonction du milieu, en premier lieu du milieu familial, dans lequel il a forgé son identité (Kellerhals 1997 et 1998). Bien que la fécondité soit encore et toujours avant tout sous la responsabilité des femmes, l'analyse doit considérer celles-ci dans le contexte qui leur donne leur statut. En particulier, le rôle de la mère est indissociable de celui que joue ou ne joue pas le père. Les relations de genre, la place de l'enfant, font partie de l'inconscient collectif de la culture occidentale qui imprime sa marque dans la représentation individuelle du monde. Les normes collectives imprègnent les institutions et structurent le contexte qui définit l'espace de liberté individuelle. La persistance de modèles témoigne bien que la privatisation des choix familiaux n'implique pas l'absence de pressions sociales. Elles sont devenues insidieuses (Blayo 1985). La diminution du contrôle social interpersonnel a pour corollaire une dépendance accrue face à des contrôles sociaux impersonnels, notamment les modèles répandus par les médias, et les contraintes d'une vie de plus en plus urbaine (Bassand et Kellerhals 1975). Avec la modernité, les règles ont perdu la souplesse qui caractérisait les sociétés traditionnelles (Bourdelais à paraître) et, d'autant plus intériorisées parce que le plus souvent moins explicites, elles sont plus difficiles à contourner. On peut alors se demander quelle est la communauté culturelle de référence qui fournit le cadre normatif. Va-t-on vers une homogénéisation des comportements par un déplacement de la référence culturelle de la province aux nations et même à l'ensemble du monde occidental (Watkins 1991)? L'espace de référence est-il au contraire spécifique au cercle social de chaque individu?

L'aspect contraignant des normes ne doit néanmoins pas être surestimé, l'individu conservant son espace de liberté. Surtout, l'individu ne subit pas passivement son environnement, mais se l'approprie. C'est l'individu qui donne un sens aux informations qu'il reçoit de son environnement et qui influenceront ses décisions. Il/elle développe des stratégies de gestion de l'ambivalence entre la reproduction du modèle et le développement d'innovations (Lüscher 2000). C'est ainsi que l'on a pu constater que des transformations des modes de vie ont souvent largement précédé les changements de valeurs et que les lois ne préparent pas le terrain aux nouveaux comportements, mais les entérinent. Aux Etats-Unis, par exemple, les opinions sur le travail des jeunes mères sont restées très négatives pendant longtemps, alors que, dans les faits, l'activité professionnelle des jeunes mères s'était considérablement accrue (Rindfuss *et al.* 1999). Rétroactivement, l'ensemble des comportements individuels va faire évoluer les normes, les valeurs, les institutions. C'est par conséquent lorsque les nouveaux comportements sont devenus acceptables pour le plus grand nombre, c'est-à-dire lorsqu'il y a un changement des valeurs dominantes, que l'innovation va se généraliser: c'est donc le facteur d'acceptabilité morale (Willingness du modèle de Coale) qui serait le vrai marqueur du changement social (Lesthaeghe et Neels 2002).

4. Desseins et contexte de l'étude

4.1. *Problématique et plan de l'ouvrage*

Les notions clés du comportement reproductif, comme le souligne de Bruijn (1999) sont à percevoir en termes de choix, de processus et de contexte que nous abordons ici sous l'angle de l'ambivalence et de la temporalité, en les situant dans le cadre spécifique à la Suisse. Notre approche porte sur les comportements individuels, mais en insérant l'individu dans une perspective dynamique de temporalité et d'inter-relations avec son contexte. Le choix devient alors une notion éminemment relative, fonction de l'espace des possibles individuels du moment et des repères que fournit un milieu en transformation. On peut alors émettre l'hypothèse selon laquelle certains secteurs de la population, restés plus traditionnels, ont des comportements orientés par des repères clairs d'une culture familialiste, alors que les comportements émergents sont associés à la recherche de nouveaux modes de vie permettant de concilier différentes aspirations. L'ambivalence serait une pré-condition de l'innovation. Le comportement reproductif est alors à considérer en terme dynamique, à un double égard, à savoir dans la temporalité des étapes de la construction du projet familial individuel, mais aussi comme processus d'élaboration de nouveaux modèles. L'alternative aux comportements traditionnels qui ont intégré et subissent la norme collective n'est alors pas un individualisme effréné, synonyme d'isolement, mais une recherche d'autonomie, c'est-à-dire de maîtrise accrue de ses choix de vie, dans une optique relationnelle. Le projet familial contemporain n'est pas l'expression d'une culture de rejet du modèle traditionnel, mais une construction, tout au long de la vie, succession de décisions pour une meilleure intégration des différents aspects de l'existence.

Cette étude s'attache par conséquent à identifier des profils de comportements et à caractériser les populations concernées, en distinguant les comportements spécifiques d'une culture familialiste traditionnelle, à ceux des différents individus, et moments de l'existence, qui expriment des intentions ambiguës et des temps flous de recherche d'autonomie. Notre hypothèse est que ces comportements émergents constituent des pistes pertinentes pour comprendre les tendances actuelles en matière de parentalité. Comme le postule Peter Allen (Allen et Balaro 1994), les changements sociaux ne résultent pas de transformations subites des normes (déplacement de la moyenne), mais sont à rechercher dans les marges. La question qui reste ouverte est celle de savoir comment les comportements innovateurs, mais marginaux, se diffusent ensuite dans la population.

Nous examinons ici ces comportements émergents en nous interrogeant sur la place de l'enfant dans les projets de vie des femmes, ceci sous différents angles: celui du parcours de vie, celui des souhaits et des valeurs, celui de la planification familiale et celui de l'interdépendance entre la fécondité et les activités professionnelles. L'analyse est structurée en six chapitres qui forment les trois prochaines sections de cet ouvrage. Une dernière section propose une discussion des résultats dans une optique d'essai de modélisation.

Section II. La place de l'enfant dans les parcours et les projets de vie

Le constat d'échec d'explication convaincante des évolutions récentes de la fécondité repose notamment, ainsi que nous l'avons postulé ci-dessus, sur le fait que les spécialistes ont porté leur attention sur la réduction de la taille de la famille et non sur les comportements reproductifs, à savoir les raisons qui font que l'on a toujours des enfants. La seconde transition démographique se distingue fondamentalement des évolutions antérieures par le fait que ce ne sont plus les changements quantitatifs qui sont au cœur des mutations: la poursuite de la décroissance de la fécondité, puis en Suisse sa stabilisation durant le dernier quart du XXe siècle ne sont pas significatifs en soi. Dans le contexte de basse fécondité qui prévaut, la taille de la descendance apparaît essentiellement comme la conséquence de transformations du calendrier de la fécondité qui, à leur tour, reflètent les nouvelles attentes associées à la venue de l'enfant, deux questions qu'analysent les deux chapitres de cette première section.

a) Le calendrier de la parentalité

L'objectif de ce chapitre est d'étudier les nouveaux rythmes de la constitution de la famille. Il s'agit de voir si les comportements des femmes des cohortes plus récentes se distinguent de celles nées antérieurement quant au moment de la venue du premier enfant, puis de l'agrandissement éventuel de la famille. On peut alors se demander si le moment des maternités est rythmé avant tout par l'avancement en âge et les changements qu'il implique ou si c'est plutôt dans l'interaction des différents événements de la constitution de la famille qu'il prend son sens. D'une part, à travers le calendrier de la mise en couple et son lien chronologique avec la décision de maternité, on examine si les nouveaux comportements de cohabitation hors mariage engendrent des transformations de la signification du mariage pour la procréation. En d'autres termes, dans le contexte suisse de traditions anciennes de conceptions prénuptiales mais de faible taux de naissances hors mariage, on peut se demander si la cohabitation n'est qu'une ré-interprétation des traditions de fiançailles qui ouvraient la porte à la procréation, ou si, au contraire, on a là l'indice de nouveaux comportements où la cohabitation se substituerait progressivement au mariage. Il s'agit de dégager aussi d'éventuelles sous-populations plus ou moins traditionnelles à cet égard. D'autre part, on s'interroge sur les conditions qui conduisent certaines femmes à avoir une descendance plus importante que la moyenne en examinant la diversité en matière de calendrier de l'agrandissement de la famille et la relation de celui-ci avec le moment de la première naissance (âge de la femme, situation par rapport au mariage), ainsi que le lien avec l'appartenance socio-culturelle de la femme.

b) Le souhait d'enfant: un idéal situé

Le projet d'enfant et les raisons qui le motivent, tel qu'exprimés au moment de l'enquête, reflètent la place qu'a l'enfant à une période précise de l'existence. Cet idéal situé, pour reprendre le terme de Bassand et Kellerhals (1975) est fonction des valeurs auxquelles l'individu souscrit, mais aussi de la perception qu'il/elle a de ses propres ressources et des contraintes du moment. Il fonde la rationalité conditionnelle sur laquelle se basera la décision de procréation. Dans ce chapitre, on analyse la diversité des points de vue selon les caractéristiques individuelles dans le but de dégager les facteurs qui facilitent ou inhibe la venue de l'enfant. On s'attache en premier lieu à distinguer les effets de l'âge: A-t-on une vision claire de l'âge de la procréation, y a-t-il des âges où les contraintes, par exemple les contraintes économiques, sont plus importantes? De façon générale, les opinions confirment-elles la thèse de l'accroissement des contraintes avec l'âge? Il s'agira aussi de dégager l'importance que prennent les relations de couple dans le projet d'enfant et dans quelle mesure le point de vue des femmes diffère de celui des hommes. Finalement, ce chapitre vise aussi à déterminer quel rôle jouent les contraintes du quotidien et comment est perçue l'articulation entre vie familiale et carrière professionnelle qui sera analysée dans la quatrième section de cet ouvrage. Plus largement, les motivations du projet d'enfant proposent des pistes sur les raisons qui font que, au-delà des contraintes, on continue à faire des enfants. L'image de l'enfant qui se dégage ainsi est un révélateur pertinent des valeurs qui forment la trame du projet d'enfant en Suisse. En explorant la diversité des motivations, on se pose la question de savoir si les trois grandes logiques reflétant l'évolution de la place de l'enfant dans les sociétés occidentales, proposées par Ariès, ne sont pas véritablement exclusives. Suivant notre postulat de mosaïque de survivances de traditions et de nouvelles valeurs, on peut émettre l'hypothèse que des logiques anciennes se maintiennent dans des secteurs plus traditionnels de la population, parallèlement aux transformations des motivations propres à d'autres groupes de personnes. Il importe alors de cerner les caractéristiques de ces diverses sous-populations.

Section III. Maîtrise de la fécondité et ambivalence du projet d'enfant à travers les comportements préventifs et de réajustement

La période actuelle est caractérisée à la fois par la possibilité technique de plus en plus grande maîtrise de la fécondité et du contrôle du moment de la venue de l'enfant, mais aussi par une ambivalence croissante du projet d'enfant dans un contexte d'élargissement de l'espace des possibles et de valeurs en transformation. On peut alors se demander dans quelles circonstances l'ambivalence est plus marquée (secteurs spécifiques de la population, périodes de l'existence) et si l'ambivalence exprime une tension entre le projet personnel et les valeurs dominantes ou plutôt la présence d'obstacles à la mise en oeuvre du projet personnel. En d'autres termes, est-ce que la faible fécondité et son calendrier tardif reflètent la diffusion de nouvelles normes ou est-ce que les comportements sont la résultante de contraintes, en particulier celles inhérentes au contexte suisse? Cette section étudie ces questions à travers les comportements de prévention (contraception) et de réajustement (interruptions de grossesses).

a) Les comportements contraceptifs: bien plus qu'un simple moyen technique, une conduite significative

Les personnes qui ne recourent pas à la contraception tout en déclarant ne pas souhaiter d'enfant (du moins à ce moment) constituent, dans le contexte suisse, des comportements marginaux qui expriment soit l'ambivalence du projet d'enfant, soit des problèmes d'accès à la contraception. De même, les incohérences entre le type de méthode choisie et les comportements contraceptifs attendus en fonction de la phase de la vie reproductive sont révélatrices des écarts qui existent entre la famille souhaitée et la famille réalisée. On peut alors se demander si, aujourd'hui, en Suisse, des problèmes d'accès à l'information et aux contraceptifs peuvent vraiment entrer en jeu. Le coût des contraceptifs, non remboursés par l'assurance maladie, ou la nécessité de prescription médicale (à l'exception du préservatif) représentent-ils des obstacles pour certains secteurs de la population, notamment parmi les jeunes et les étrangers? Se pose aussi la question de savoir si, pour certains groupes, la contraception, ou certaines méthodes, restent non acceptables. Plus généralement, le moindre recours à la contraception est-il l'indice de l'inertie de comportements ou de la persistance de certaines valeurs dans des secteurs spécifiques de la population (effets de générations, religiosité, traditionnalité, cultures étrangères)? On réalise alors mieux à quel point la notion de besoins non satisfaits en contraception – exprimés par la proportion de femmes qui n'utilisent pas de contraceptifs bien qu'elles indiquent ne pas souhaiter d'enfant – qui fonde les campagnes de promotion de la planification familiale dans les pays du Sud (Bongaarts 1991) est basée sur une interprétation simplificatrice bien éloignée de la complexité des décisions individuelles. En Suisse comme ailleurs, le non-recours à la contraception est plus qu'un simple problème d'accessibilité, mais doit être aussi analysé en termes d'acceptabilité et, au-delà, de la question de la maîtrise de la fécondité, d'ambiguïté et de dimension conjoncturelle du projet d'enfant, de tiraillement entre les projets personnels et les comportements dominants.

b) Les comportements et attitudes en matière d'interruption de grossesses: valeurs et enchaînement de situations floues

Le recours à l'avortement peut sembler paradoxal dans un contexte de diffusion généralisée de la contraception. En Suisse, comme dans les autres pays occidentaux, la prévalence des avortements n'est absolument pas comparable aux taux très élevés que l'on trouve dans l'est de l'Europe où, banalisés, ils constituent souvent une méthode de contrôle de la fécondité parmi d'autres et sont présentés comme telle par les médecins. Dans le contexte suisse, l'avortement est donc à distinguer de la contraception et représente un comportement de réajustement. Il convient alors de se demander qu'est-ce qui est rajusté: le projet ou sa réalisation? Est-ce le projet d'enfant qui a changé, parce que les circonstances sont autres, ou l'avortement pallie-t-il un échec contraceptif? En analysant les caractéristiques des femmes qui on déclaré une(des) interruption(s) de grossesse, ce chapitre permet de dégager les situations où le risque de connaître une interruption de grossesse est plus important. On peut alors examiner dans quels contextes les avortements sont plus fréquents et quels sont les types de ressources qui, lorsqu'elles manquent, accroissent le risque d'échec contraceptif. Il importe aussi d'identifier les périodes de l'existence où le risque d'avortement est plus important. Est-ce que des changements matrimoniaux, ou dans les activités, peuvent conduire à modifier son projet dans un laps de temps très court? Cela semble peu crédible et il est certainement plus juste de parler de périodes au cours desquelles le projet d'enfant est ambigu. De façon plus générale, on s'interroge sur la question de savoir si les transitions de l'existence correspondent à des moments d'ambivalence du projet d'enfant. En particulier, est-ce que les avortements des jeunes femmes reflètent un manque de ressources ou une période de conflit entre différents types d'aspirations? L'avortement exprime à la fois la cohérence entre le comportement contraceptif et le projet d'enfant et aussi la décision de garder ou non l'enfant non planifié. Entrent alors en jeux des facteurs culturels d'acceptabilité de l'interruption d'une grossesse, mais aussi d'intensité des contraintes à la venue de l'enfant, notamment selon la phase de la vie et la taille de la famille. Il est évident que, encore plus que pour les comportements contraceptifs, les comportements en matière d'avortement – expression de valeurs, de ressources individuelles et d'histoires de vie – ne peuvent être interprétés de façon simple sans avoir des indications précises sur les conditions dans lesquelles il se situe. La complexité de la rationalité du comportement, mais aussi les réticences à évoquer un sujet qui reste sensible rend la récolte de données sur ce sujet délicate. L'enquête suisse sur la famille ne permet certes pas d'approfondir la question, mais offre pour la première fois un tableau général pour l'ensemble du pays qui permet d'esquisser un profil des moments, des contextes, des caractéristiques personnelles qui accroissent la propension à interrompre une grossesse. Les indications relatives à la situation contraceptive au moment de la conception fournissent quelques pistes complémentaires sur les comportements amont. Le degré de tolérance exprimé dans les attitudes face à l'avortement permet de mieux cerner pour qui l'avortement n'est pas envisageable.

Section IV. L'articulation entre vie familiale et carrière professionnelle

Les nombreux travaux analysant le lien entre le travail féminin et la fécondité arrivent souvent à des conclusions ambiguës qui témoignent bien du fait que, s'il y a certes inter-relations croissantes entre les rôles reproductifs et productifs, celles-ci ne sont pas simples. L'accès de plus en plus généralisé des femmes aux études supérieures, mais le maintien de leur sous-représentation dans les postes à responsabilité, les interruptions aux moment des maternités sont quelques indices de ces liens complexes entre le travail féminin et la constitution de la famille qui montrent bien que la question est à poser dans une double optique d'offre/demande et de parcours de vie. Il convient alors de s'interroger sur l'évolution du marché du travail et ses implications quant à l'articulation entre travail et famille. Il s'agit aussi de savoir si certains types d'emploi permettent de mieux concilier le projet d'enfant et le projet professionnel. On retrouve ici la notion d'acteur conditionné en s'interrogeant sur l'espace des possibles pour concilier divers types d'aspirations légitimées par une égalité croissante des sexes en matière de formation. Les contraintes qui restreignent la réalisation d'un projet conjoint de famille et de carrière professionnelle relèvent de la compatibilité entre les possibilités offertes par le marché du travail et les doubles aspirations des femmes en matière d'activité professionnelle et de projet d'enfant. Les contraintes sont aussi fonction des possibilités de structure d'appui pour faciliter les tâches de soins et d'éducation des enfants. Le travail féminin est donc certainement un des facteurs rendant difficile la réalisation du projet d'enfant, mais ne peut se concevoir qu'en fonction des caractéristiques du contexte et des ressources et aspirations individuelles. Contraintes et aspirations évoluant au cours de la vie, la notion d'incompatibilité entre vie familiale et carrière professionnelle prend vraiment son sens dans l'optique de temporalité que permet l'analyse biographique.

Cette section s'interroge sur la notion d'incompatibilité et examine les discontinuités professionnelles à la lumière des caractéristiques du marché du travail (montée du tertiaire, travail à temps partiel) et du contexte sociétal, à savoir le système de garde des enfants, et son expression à travers le lien entre la trajectoire professionnelle et la constitution, puis l'agrandissement de la famille. Une troisième partie explore les logiques qui sous-tendent l'articulation entre la vie familiale et la trajectoire professionnelle. L'approche biographique permet de distinguer les incompatibilités de type séquentiel, de celles de type exclusif. Il s'agit alors de savoir à quels moments de l'existence et pour quelles femmes, la conciliation n'est pas possible. Le mariage est-il encore pour certaines femmes une bifurcation en matière professionnelle? Dans quelles circonstances la venue du premier enfant est-elle compatible à la poursuite du travail? La carrière continue peut-elle être conciliée, pour certaines femmes, avec la constitution de la famille ou n'est-elle que le fait de femmes sans enfants? Certains emplois permettent-ils la conciliation mieux que d'autres? Qui sont les femmes pour lesquelles l'interruption d'activité est sans retour? A travers ces diverses questions, on s'interroge sur les liens entre la conjoncture nouvelle entre rythmes familiaux et professionnels en termes de bifurcations. On analyse d'une part les implications familiales de l'alternative entre carrière ou absence de carrière: La poursuite de la carrière est-elle ou non compatible avec des maternités? L'abandon de la carrière signifie-t-il une famille plus nombreuse? D'autre part, on examine les conséquences professionnelles de l'alternative entre maternité ou non: Dans quelles circonstances l'arrivée de l'enfant est liée ou non à l'interruption du travail? L'absence d'enfant implique-t-elle nécessairement une carrière professionnelle ininterrompue?

4.2. *Contexte de l'étude: l'enquête suisse sur la famille*

Les résultats présentés ici représentent un des volets de mise en valeur de l'*enquête suisse sur la famille*, réalisée par l'Office fédéral de la statistique (OFS) dans le cadre des *Family and Fertility Surveys* (FFS). Ce programme, auquel se sont rallié vingt-quatre pays d'Europe et d'Amérique du Nord, a été lancé et coordonné par l'Unité pour les activités dans le domaine de la population de la Commission économique pour l'Europe des Nations Unies (PAU/CEE). Cette série d'enquêtes nationales répond à un besoin large d'information à utilisation multiple tant dans un but de recherche scientifique que pour compléter les statistiques officielles. Sur la base d'un premier document élaboré par R. Cliquet (*et al.* 1991), le groupe scientifique international d'accompagnement[14] a mis au point un projet qui met particulièrement l'accent sur la dimension biographique. Il s'agit d'enregistrer les parcours de vie en matière de parentalité, de conjugalité, de formation et d'activité professionnelle, ainsi que de mobilité géographique. L'information est complétée par des données sur la composition du ménage, la famille et le contexte d'origine, la régulation des naissances, les attitudes et opinions en relation avec les sujets traités.

L'enquête suisse réalisée par l'OFS avec la collaboration scientifique de notre Laboratoire et de collègues de l'Institut de sociologie de l'Université de Zurich[15] a inclus la totalité du questionnaire de base du FFS et la

14 Informal FFS Working Group auquel nous avions été associé depuis 1994.

15 Voir les différents rapports du Groupe de travail des experts extérieurs (B. Fux et D. Baumgartner, Institut de sociologie Université de Zurich et Cl. Sauvain-Dugerdil, Laboratoire de démographie économique et sociale Université de Genève), en particu-

plupart des questions des modules optionnels, à l'exception de celui relatif à la contraception, module réduit au minimum (pour plus de détail voir OFS 1998[16]). Elle a développé un peu plus la plupart des thèmes, en s'inspirant notamment du questionnaire belge; c'est particulièrement le cas des parties consacrées aux activités professionnelles, à la famille d'origine et aux opinions et attitudes. C'est ainsi un vaste éventail de données de base relatives à la fécondité et à la famille qui ont été récoltées et permettent d'avoir pour la première fois des données sur ce sujet au niveau national. Leur intérêt réside surtout dans les biographies détaillées qui donnent l'occasion de mettre en relation les trajectoires dans le domaine de la vie de couple (avec des partenaires mariés ou non mariés), des maternités/paternités et de l'accueil éventuel d'autres enfants dans le ménage, des activités professionnelles et autres occupations à plein temps ou à temps partiel, principales et annexes, ainsi que des déménagements impliquant un changement de commune (le questionnaire est publié dans OFS 1998).

Le travail d'enquête de terrain a été réalisé par l'institut de sondage IHA-Gfm à Hergiswil par des visites à domicile qui faisaient suite à une première prise de contact par téléphone. L'enquête principale a été faite sur ordinateurs portables et la personne interrogée était priée de remplir par écrit et renvoyer un questionnaire complémentaire portant essentiellement sur les attitudes. L'enquête s'est déroulée entre octobre 1994 et mai 1995, auprès de 3881 femmes et 2083 hommes; nés entre 1945 et 1974, ils étaient donc âgés de 20 à 49 ans. Les personnes interrogées avaient été sélectionnées dans deux échantillons aléatoires indépendants de la population résidante permanente en Suisse, l'un de femmes, l'autre d'hommes[17]. Le taux de participation a été plus faible que prévu (19,4% pour les femmes et 17,4% pour les hommes) et a nécessité un second tirage. Près de 60% des ménages contactés par téléphone ont refusé de participer; en revanche tous les entretiens commencés ont été achevés et c'est 89% des questionnaires écrits qui ont été renvoyés. Dans le but de contribuer à corriger les biais d'enquête, l'OFS a introduit une pondération assurant la représentativité des individus interrogés selon leur âge, leur état

---

lier: Rapport intermédiaire, décembre 1993, Conception de l'enquête pilote février 1994, Bilan de l'enquête pilote juillet 1994.

16 D'autres présentations de l'enquête ou de premiers résultats ont été publiés par l'OFS dans Czonka et Noth 1995; Noth 1996; Czonka 1997.

17 L'échantillon est stratifié selon un critère géographique et constitué à partir d'un tirage en grappes.

civil et leur nationalité (et le sexe lorsque les deux fichiers sont fusionnés), ceci par rapport à la structure de la population, telle que reflétée par les données du recensement fédéral de 1990 et de la statistique de l'état annuel de la population au 31 décembre 1994.

Les résultats sont l'objet d'analyses de la part des trois équipes impliquées dans le projet. L'OFS a publié un volume présentant les principaux résultats sous forme de tableaux commentés et le rapport de la Suisse pour le projet international (OFS 1998; Gabadinho et Wanner 1999b). Les deux équipes scientifiques associées au projet ont bénéficié d'un subside du FNRS: les collègues de Zurich ont centré leur travail sur les transformations de la structure de la famille et des valeurs qui y sont associées (Fux et Baumgartner 1998), alors que c'est l'expérience de parentalité qui est au cœur de la problématique de notre équipe (Sauvain-Dugerdil *et al.* 1998).

L'*enquête suisse sur la famille* offre un corpus de données très riche qui pourra encore être l'objet de nombreux travaux. Néanmoins, ne répondant pas à un seul objectif de connaissance scientifique, mais poursuivant aussi des buts statistiques pour la planification et la comparaison internationale, l'analyse des données se heurte à un certain nombre de limites. En particulier, l'analyse spatiale ne peut être réalisée qu'à un niveau très global, puisque les données ne sont pas représentatives au niveau cantonal. D'autre part, l'option d'intégrer un large éventail d'âges, implique que la majorité des personnes interrogées n'ont pas terminé leur vie féconde. La présence des cohortes les plus jeunes fournit certes des informations pertinentes sur les évolutions les plus récentes en matière d'opinions et de situations au moment de l'enquête, mais elle réduit fortement l'utilisation d'une part importante des données biographiques. Pour chaque analyse, il convient en effet d'évaluer à partir de quel âge l'information est suffisamment complète. C'est ainsi que l'étude de la fécondité féminine ne peut guère se fonder que sur les trois, éventuellement quatre, cohortes quinquennales les plus âgées. Ceci est encore plus le cas pour l'échantillon masculin, à la fois parce que l'effectif inclut dans l'enquête est moins important et que, même les plus âgés, n'ont pas achevé leur vie féconde[18]. Nous renonçons donc ici à réaliser des analyses biographiques dans l'échantillon masculin. Le comportement des hommes entrant en considération comme partenaire ou époux ne peut pas non plus être analy-

18 Il est évident que dans d'autres domaines, l'échantillon masculin fournit toutefois des statistiques intéressantes, disponibles en Suisse pour la première fois (OFS 1998).

sé en détail dans une optique biographique; en effet, la majeure partie des données ne se réfère qu'au partenaire et à ses caractéristiques au moment de l'enquête.

Ces limites de l'information illustrent bien certains problèmes que pose l'approche longitudinale, à savoir la nécessité de réfléchir en termes de profils de comportements durant la période considérée (quelque 35 années pour la vie féconde des femmes). Cette logique, appliquée dans les chapitres qui suivent et développée en annexe, est fondamentalement distincte de celle de l'analyse d'une situation à un moment donné et nécessite de concevoir les variables explicatives également en termes dynamiques afin de pouvoir les mettre en relation avec le parcours de vie. Il importe alors de considérer le contexte qui correspond au moment analysé dans la biographie individuelle et de bien distinguer les variables indépendantes du temps, ou pouvant être considérées comme telles, des informations qui évoluent. C'est ainsi que nous considérons que, outre les caractéristiques se référant à l'enfance, des variables comme la religion, la pratique religieuse, la nationalité ou la formation sont des indicateurs suffisamment stables pendant la vie adulte pour être assimilés à des facteurs indépendants du temps. En revanche, la situation conjugale, la composition du ménage, le lieu de résidence et les activités sont considérés comme des vecteurs évoluant au fil de l'existence.

Tableau A. Démographie des familles d'Europe occidentale, les évolutions de la fin du XXe siècle

A.1. Indicateurs en matière de parentalité

Typologie selon Roussel (1992)	Fécondité		Age 1ère maternité		Inféconditéé[5]			Naiss. rang 1 1995[3]	Naiss. rang 3+ 1995[3]	Avortem. ~1990[4]
	1985[1]	1995[3]	1985[1]	1995[1]	Gén.'50	Gén.'55	Gén.60			
Groupe Nord										
Danemark	1,45	1,81*	25,50	27,50	11	14	15	46	18	16,2***
Suède	1,73	1,74	26,10	27,50	14	16	17	40	24	20,0***
Finlande	1,64	1,81	25,40	27,10	17	19	21	39	27	10,7****
Groupe Ouest										
France	1,81	1,70	25,90	27,90	8	8	10	45	21	13,6****
Norvège	1,68	1,87	26,10	26,50	10	14	–	41	23	16,1**
Pays-Bas	1,51	1,53	26,50	28,50	15	18	20	43	20	5,5***
Royaume-Uni	1,80	1,69	24,80	26,70	14	16	18	39	24	15,3****
Groupe Centre										
Allemagne (RFA)	1,28	1,24*	26,20	27,90	15	20	23	42	19	5,4***
Autriche	1,47	1,40	25,50	26,50	15	20	–	40	21	–
Belgique	1,51	1,66***	25,50	26,8***	15	–	–	48	20	5,1°°
Luxembourg	1,38	*	–	–	–	–	–	42	20	–
Suisse	1,52	1,67 1,47	27,0	28,10	20	24	24	44	18	8,7°
Groupe Sud										
Espagne	1,64	1,24	25,40	27,30	12	–	15	52	13	4,8****
Italie	1,45	1,26**	25,90	27,50	11	14	16	50	14	11,7***
Grèce	1,68	1,35	23,70	26,40	–	–	–	46	17	5,3****
Portugal	1,73	1,41	23,80	25,60	–	10	–	53	15	–

Indicateurs utilisés: fécondité = indic. conjoncturel; infécondité = % femmes restant sans enfants (gén. 1960, estimation); naiss. rang 1 (3+) = % de premières naissances (de rang 3+); avortements = taux pour 1000 femmes.

A.2. Indicateurs en matière de conjugalité

Typologie selon Roussel (1992)	Nuptialité 1985[1]	Nuptialité 1995[1]	Age au mariage 1985[1]	Age au mariage 1995[1]	Divortialité 1985[1]	Divortialité 1995[1]	Naissances hors mariage 1985[1]	Naissances hors mariage 1995[3]	Cohabitation 1985[2]
Groupe Nord									
Danemark	0,57	0,66	26,30	29,30	0,46	0,42	43	47	–
Suède	0,55	0,44	27,50	28,70	0,45	0,50	46	54	19,9
Finlande	0,58	0,57	25,40	27,60	0,28	0,49	16	33	
Groupe Ouest									
France	0,54	0,49	24,20	27,0	0,30	0,37*	20	36*	8,8
Norvège	0,57	0,55°	24,40	27,0	0,33	0,44	26	48	10,8
Pays-Bas	0,57	0,53	24,40	27,40	0,34	0,32	8	16	7,7
Royaume-Uni	0,67	0,55*	23,80	26,50	0,42	0,43	19	34	6,2
Groupe Centre									
Allemagne (RFA)	0,60	0,60	24,60	27,50	0,30	0,36*	9	12*	4,7
Autriche	0,60	0,55	24,0	26,70	0,31	0,38	22	27	4,2
Belgique	0,66	0,57	24,90	28,90	0,27	0,33**	7	16***	–
Luxembourg	0,57	0,56	24,10	26,80	0,29	0,33	9	13	–
Suisse	0,67	0,64	26,0	27,30	0,30	0,38	6	7	6°°°
Groupe Sud									
Espagne	0,65	0,61*	24,60	26,80	–	–	8	11*	–
Italie	0,68	0,62*	24,50	26,50	0,04	0,08*	5	8	1,4
Grèce	0,83	0,75	22,80	25,30	0,11	0,15	2	3	–
Portugal	0,78	0,78*	23,30	24,90	–	–	12	19	–

Indicateurs utilisés: nuptialité = indic. conjonct. premiers mariages; divort. = indic. conjoncturel; nhm = % naiss. hors mariage p/r ensemble des naissances; cohabitation = % unions consensuelles (unions à tous les âges)

Sources: 1. Conseil de l'Europe, 1997 / 2. Eurostat, 1995 / 3. Population Division, 1997 / 4. Population Division, 1998 / 5. Prioux 1991 et 1997

* 1994 / ** 1993 / *** 1992 / **** 1991 / ° 1990 / °° 1985 / °°° Valeur extrapolée linéairement à partir des données des RF80 et RF90.

Tableau B.1. Proportion de femmes souhaitant

	2 enfants		*3 enfants*	
	femmes 35-39 ans	femmes 30-34 ans	femmes 35-39 ans	femmes 30-34 ans
Suisse 94/95	*45.9*	*36.3*	*16.2*	*21.4*
France 94	41	35.8	22.9	22.8
Autriche 96	53.5	45.5	15.6	16.1
Pays-Bas 93*	44	46	21	19
Belgique 91/92*	47.2	46.2	21.4	20.2
Suède 92/93*	41	45.1	33.7	26.7
Norvège 88*	36.7	38.2	30.5	22.3
Finlande 89	36.7	33.9	25.3	20.4
Italie 95/96	50.8	45.7	15.9	17.9
Espagne 95	52.8	49.4	17.2	20.1
Portugal 97	48.5	48.5	13.7	12.9

Tableau B.2. Nombre moyen d'enfants souhaités

	35-39 ans	*30-34 ans*	*Dispersion (max-min)*
Suisse 94/95	*2.2*	*2.2*	0.3
France 94	2.4	2.3	0.3
Autriche 96	1.9	2	0.1
Pays-Bas 93	1.98	2.11	0.32
Belgique 91/92	2.1	2.1	0.3
Suède 92/93*	2.3	2.5	0.3
Norvège 88*	2.2	2.2	0.3
Finlande 89	2.2	2.3	0.2
Italie 95/96	2	2.1	0.1
Espagne 95	2.2	2.2	0.4
Portugal 97	2.1	2.1	0.1

* La Suède et la Norvège ont interrogé une cohorte annuelle dans chaque groupe quinquennal, soit les femmes de 38 ans et de 33 ans.

Section II

La place de l'enfant dans les parcours et les projets de vie

Chapitre 2

Le calendrier des maternités

Retard et diversification de la réalisation du projet familial

Clémentine ROSSIER et Jean-Marie LE GOFF

Ce chapitre a pour objet d'analyser les changements dans les comportements féconds des femmes en Suisse depuis le début des années soixante. Plusieurs aspects seront évoqués. Le premier est celui de l'intensité de la fécondité, c'est-à-dire du nombre moyen d'enfants par femme et de l'évolution de ce nombre au cours du temps ou au fil des générations. L'analyse de ce premier aspect est une approche classique dans l'étude de la fécondité. Le deuxième aspect, tout aussi classique, mais souvent négligé, correspond à l'analyse du calendrier de la fécondité, c'est-à-dire des âges auxquels les femmes mettent au monde leur progéniture et de l'évolution de ces âges au cours du temps ou au fil des générations. Ce deuxième aspect a pris une grande importance dans la littérature scientifique au cours de ces dernières années. Le troisième aspect est peut-être moins classique, en ce sens que nous porterons notre intérêt aux différences dans les comportements de fécondité en fonction des groupes sociaux d'appartenance des femmes (niveau d'éducation, appartenance religieuse, lieu de vie). Pour analyser ces différents aspects nous privilégierons une démarche longitudinale plutôt que transversale, en utilisant les données de l'enquête suisse sur la famille. Nous nous aiderons toutefois aussi d'autres sources statistiques, notamment des données de l'état civil.

1. *Quantum* et *tempo* de la fécondité en Suisse

1.1 *Intensité et calendrier de la fécondité*

La première moitié des années soixante correspond en Suisse au second et dernier pic du baby-boom. L'indicateur conjoncturel de fécondité culmine à 2,6 enfants par femme en 1964. Dans les années suivantes, il retombe brutalement, pour retrouver en 1974 le niveau pré-baby-boom de 1937, soit, 1,7 enfant par femme (Calot 1998). Depuis 1976, on observe une stabilité de l'indicateur conjoncturel de fécondité aux alentours de 1,5 enfants par femme.

Que se cache-t-il sous cette stabilité? Ce questionnement est de nature technique en ce sens qu'il repose sur un examen critique de ce qui est réellement mesuré avec cet indicateur (Bongaarts et Feeney 1998). On distingue ainsi deux façons de mesurer l'ampleur de la fécondité, qui sont d'une part, l'approche du moment (conjoncturelle, transversale), et d'autre part l'approche longitudinale. L'approche du moment vise à mesurer la fécondité une année de calendrier donnée. Pour ce faire, on calcule des taux de fécondité par âge, ceux-ci correspondant à rapporter le nombre de femmes ayant mis au monde un enfant à un âge donné à la population moyenne de femmes atteignant cet âge cette année-là. Les taux annuels de fécondité par âge sont ensuite additionnés les uns aux autres pour obtenir l'*indicateur conjoncturel de fécondité.* Cet indicateur représente le nombre moyen d'enfants qu'une femme aurait si elle expérimentait, à tous les âges de sa vie, l'intensité de la fécondité telle qu'elle a été mesurée pour chaque âge au cours de l'année d'observation. L'approche longitudinale, elle, consiste à suivre la réalisation du projet familial tout au long du parcours de vie d'un groupe de femmes, généralement nées la même année (cohorte de naissance ou génération)[1]. L'indicateur calculé est celui de la *descendance finale*: c'est-à-dire le nombre moyen d'enfants des femmes appartenant à une même génération. La descendance finale est un indicateur d'intensité générationnelle.

Il importe de distinguer deux dimensions de la fécondité (Bongaarts et Feeney 1998): 1) l'intensité de la fécondité, ou son *quantum*, c'est-à-dire

1 Sous l'hypothèse d'une mortalité nulle.

le nombre d'enfants mis au monde par chaque femme; 2) le calendrier de la fécondité ou son *tempo*, c'est-à-dire l'âge auquel une mère met au monde chacun de ses enfants. La descendance finale est une mesure qui rend compte uniquement du *quantum* de la fécondité, c'est-à-dire du nombre d'enfants par femme. Les variations de l'indicateur conjoncturel de fécondité, en revanche, reflètent non seulement les changements d'intensité mais aussi les fluctuations du calendrier de la fécondité. Une diminution de cet indice une année donnée peut indiquer que les couples ont renoncé à avoir un enfant (supplémentaire) mais peut aussi être l'expression d'une volonté de retarder la mise au monde d'un enfant.

L'approche longitudinale présente cependant un inconvénient: l'observateur doit connaître l'ensemble du parcours fécond d'une génération de femmes, c'est-à-dire qu'il doit suivre cette génération jusqu'à ce qu'elle atteigne ses 50 ans environ (Frejka et Calot 2001). Une telle approche ne permet donc pas d'observer les changements en cours dans les générations les plus jeunes. En conséquence, c'est souvent l'approche du moment qui est privilégiée dans l'analyse de la fécondité, malgré les imprécisions de cette approche en termes d'effets quantum et d'effets tempo. Un certain nombre de chercheurs proposent de modéliser la fécondité conjoncturelle de manière à isoler les effets d'intensité des effets de calendrier (Rallu et Toulemon 1993; Bongaarts et Feeney 1998; Kohler et Ortega 2002; Toulemon 2002; Bongaarts 2002), et parer ainsi à la faiblesse des indicateurs transversaux. D'autres, toutefois, soulignent que le seul moyen d'aborder la question de l'intensité réelle est d'attendre que les cohortes aient terminé leur vie féconde (Van Imhoff 2001).

Il existe deux écoles de pensées sur l'évolution de la fécondité dans les pays industrialisés contemporains. Au constat d'un retardement de l'âge moyen à la maternité, ou à la première maternité, certains chercheurs postulent une stabilité de la fécondité impliquant un phénomène de rattrapage compensant cette entrée plus tardive dans la vie féconde (Lesthaeghe et Willems 1999). Frejka et Calot (2001) mettent en avant un tel phénomène de rattrapage pour les cohortes de femmes nées dans les années 1950 et 1960 dans les pays nordiques. Cependant, plusieurs études basées sur des données longitudinales individuelles mettent en évidence un lien inverse entre l'âge de l'entrée en maternité et la taille de la descendance finale (Trussel et Menken 1978; Bumpass *et al.* 1978; Marini et Hodsdon 1981; Morgan et Rindfuss 1999; Kohler *et al.* 2001). Ce lien laisse à penser, contrairement à l'hypothèse de la stabilité de la fécondité, que le retard grandissant à l'entrée dans la vie féconde observé dans les pays occidentaux se traduira inéluctablement par une poursuite de la baisse de la fécondité générationnelle. Chacun de ces deux scenarii a des faiblesses. Le premier se réfère à un paradigme de stabilité démographique qui n'est guère vérifié dans la réalité, comme le montre, par exemple, les fluctuations de la fécondité dans les pays scandinaves durant les années nonante (Frejka et Calot 2001). Le second se fonde sur l'idée non vérifiée que les comportements de groupes spécifiques de femmes (par exemple, la faible fécondité des femmes ayant un niveau élevé d'éducation) vont se diffuser dans l'ensemble de la population.

1.2 *Ages de la maternité*

De prime abord, les mesures longitudinales suggèrent que la fécondité a continué de diminuer en Suisse après la fin du baby-boom. En effet, la descendance finale se réduit entre les générations nées entre 1945-49, 1950-54 et 1955-59 (tableau 2.1). Quoique moins complètes, les données de l'enquête suisse sur la famille[2] semblent aller dans le même sens que les données de l'état civil sur lesquelles se fondent les calculs de Calot, 1998.

Les premiers enfants des femmes de la génération 1945-49 sont nés durant les années soixante. Les femmes de cette génération ont donc commencé la constitution de leur famille durant la fin du baby-boom. Si l'on désagrège l'information en examinant la descendance finale par cohorte annuelle de naissance, on observe une transition de la descendance finale de 1,86 pour la génération née en 1945 à 1,80 pour les femmes nées en 1949 (Calot 1998). La génération 1945-49 constitue ainsi une génération intermédiaire entre les générations responsables du baby-boom et les générations suivantes, responsables du baby bust. Les femmes nées entre 1950 et 1954 puis entre 1955 et 1959 (et qui avaient entre 35 et 44 ans à l'enquête famille) ont des descendances finales relativement stables d'après les données de l'état civil. Force est donc de constater que les données disponibles ne permettent pas de trancher entre l'hypothèse de la

2 L'analyse portant sur la fécondité en Suisse, nous avons retenu dans nos estimations seulement les naissances ayant eu lieu en Suisse, les femmes ayant vécu à l'étranger ne faisant partie des cohortes étudiées qu'à partir de leur arrivée en Suisse.

stabilité et celle de la baisse de la fécondité post-baby-boom. La vérification de l'une ou l'autre de ces hypothèses dépend du comportement fécond des cohortes les plus jeunes, en particulier des générations de femmes nées après 1960. Ceci nous amène à analyser le calendrier de la fécondité depuis 1960.

Tableau 2.1. Descendance finale des cohortes après le baby-boom en Suisse

Génération	Données d'état civil	Données de l'enquête famille
1945-49	1.83	1.89
1950-54	1.77	1.74
1955-59	1.75	
1960 et +	N'ont pas terminé leur vie féconde	

Sources: Calot, 1998: OFS / Observatoire Démographique Européen.
Enquête suisse sur la famille 1994, nos calculs.

En Suisse, l'âge moyen des mères à la naissance de leur(s) enfant(s) est passé de 28,7 ans en 1960 à 29,4 ans en 1995. Cette augmentation indique un retardement du calendrier de la fécondité (OFS 2002). En adoptant une perspective longitudinale[3], ce retardement apparaît de manière beaucoup plus prononcée. Ainsi, l'âge moyen à la maternité était respectivement de 26,9, 27,6 ans et 28,4 ans pour les cohortes de femmes nées en 1945-49, 1950-54 et 1955-59 (Calot 1998).

Une analyse de l'évolution au fil des années des taux de fécondité par âge permet de détailler ce retardement (Conseil de l'Europe 1998). On voit sur la figure 2.1 que les taux de fécondité des jeunes (20 et 24 ans) diminuent entre la fin des années 1960 et le début des années 1990 de manière pratiquement uniforme. En revanche, la fécondité après 30 ans va nettement dans le sens d'une augmentation, alors que les taux relevés pour les 25-29 ans, âges au cours desquels la fécondité était la plus élevée, restent stables jusqu'en 1990. Toutefois, dans les années nonante, les taux de fécondité entre 25-29 et 30-34 ans deviennent très similaires, par le jeu du double mouvement d'une diminution de la fécondité chez les 25-29 ans et de la poursuite de l'augmentation de la fécondité entre 30 et 34 ans. Les taux de fécondité entre 35 et 39 ans restent faibles, même s'ils ont tendance à augmenter légèrement.

3 Nous nous appuyons ici toujours sur les données de l'état civil analysée par Calot.

Figure 2.1 : Taux de fécondité par groupe d'âge entre 1969 et 1994 en Suisse

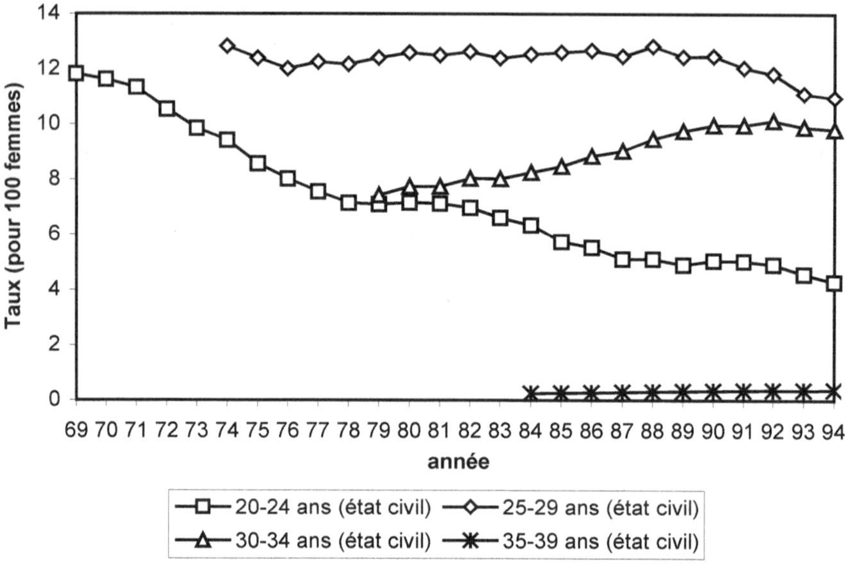

Ces mêmes données permettent également de retracer l'évolution du calendrier de la fécondité au fil des générations. Dans le cas présent, notre intérêt porte sur les femmes nées en 1945, 1950, 1955, 1960, 1965, 1970, 1975. Deux observations sont importantes à signaler. En premier lieu, la génération 1950 a eu moins d'enfants que la génération 1945 (figure 2.2a), mais cette baisse d'intensité ne s'est pas poursuivie dans le cas des femmes nées en 1955 et 1960 (figure 2.2b). En deuxième lieu, le retardement de la fécondité s'accentue sur l'ensemble des générations considérées. A chaque génération, les femmes mettent moins d'enfants au monde avant 30 ans. Dans les générations pour lesquelles l'information est disponible (cohorte 1965), les taux de fécondité après 30 ans continuent d'augmenter parallèlement à la baisse des taux aux âges jeunes.

Il est à noter que les taux de fécondité avant 20 ans n'ont pas tout de suite diminué, alors même que le phénomène de retard avait commencé aux âges féconds moyens. La baisse des naissances aux âges très jeunes, âges où la plupart des grossesses sont accidentelles (Leridon 1995; Brown et Eisenberg 1995), coïncide avec la diffusion des méthodes contraceptives modernes[4]: la cohorte 1950-55, pour qui les grossesses accidentelles avant 20 ans ont commencé à diminuer, a eu 15 ans entre 1965 et 1970, ce qui témoigne d'un phénomène conjoncturel de baisse d'intensité des grossesses à la fin des année 1960 et au début des années 1970 chez les adolescentes qui est venu se greffer au phénomène général de retardement de la fécondité.

Cette description peut être complétée par l'examen de la descendance atteinte à chaque âge pour chacune des cohortes quinquennales des femmes interrogées dans le cadre de l'enquête sur la famille (figure 2.3). Cette mesure cumulée de la fécondité permet de lisser les effets aléatoires dus aux effectifs réduits de l'échantillon de personnes interrogées dans cette enquête, tout en mettant bien en évidence la distinction entre les effets de calendrier et les évolutions d'intensité. On constate que la génération 1945-49 se démarque par une descendance supérieure à tout âge, en comparaison avec les autres cohortes. Il y a en revanche peu de différences entre les cohortes 1950-54 et 1955-59 alors que les deux dernières cohortes semblent avoir une descendance un peu moins élevée. Notons que les écarts entre la descendance atteinte par la cohorte la plus ancienne et celles atteintes par les deux cohortes suivantes apparaissent plus élevés à 30 ans qu'à 35 ans. Ceci atteste d'un phénomène de rattrapage partiel de la fécondité après 30 ans. Comme nous l'avons vu, quand on compare la descendance finale de la cohorte 1945-49 avec celles des cohortes 1950-59, ce rattrapage n'a pas été complet. En revanche, la descendance finale des générations 1950-59 est stable. L'écart important entre la cohorte la plus ancienne (1945-49) et les suivantes tend à corroborer l'hypothèse selon laquelle les femmes de cette cohorte appartiennent aux toutes dernières générations ayant participé au baby-boom.

4 Cf. chapitre 4 de cet ouvrage.

Figure 2.2a: Taux de fécondité par âge, générations 1945 et 1950, Suisse

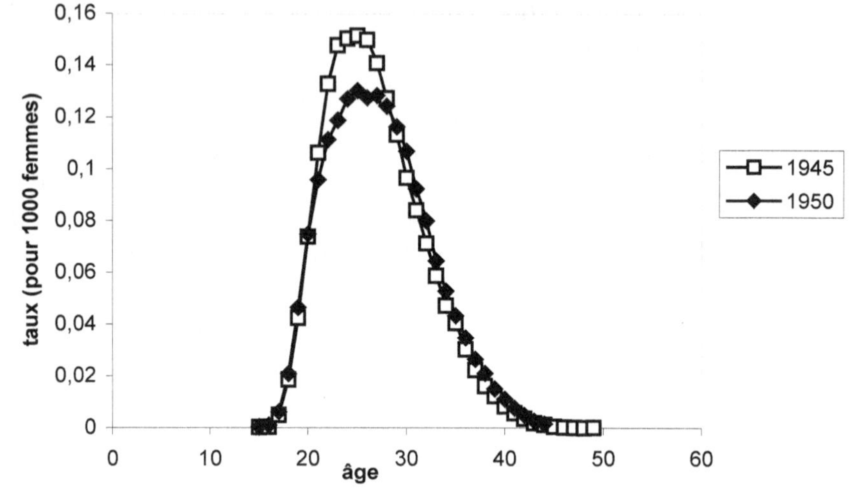

Figure 2.2b: Taux de fécondité par âge, générations 1950, 1955, 1960, 1965, 1970 et 1975, Suisse

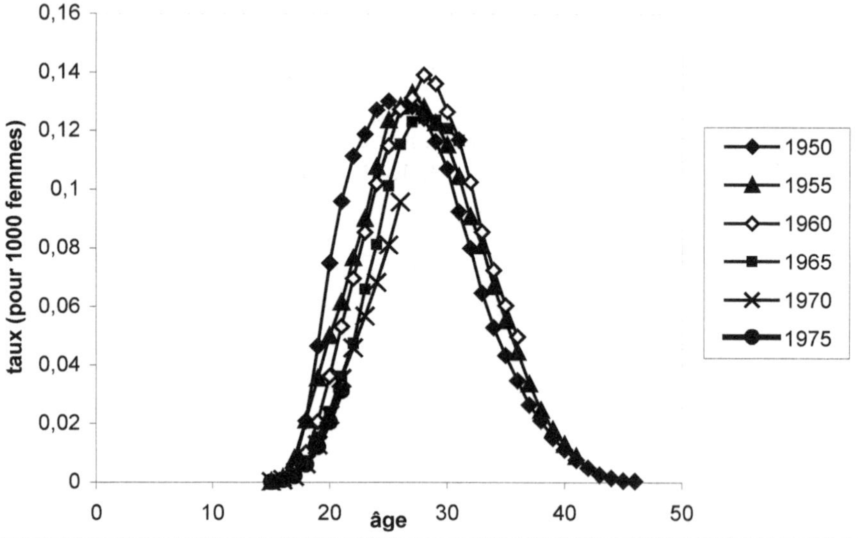

Figure 2.3: Descendance atteinte selon l'âge pour les générations nées entre 1945 et 1975, enquête suisse sur la famille 1994

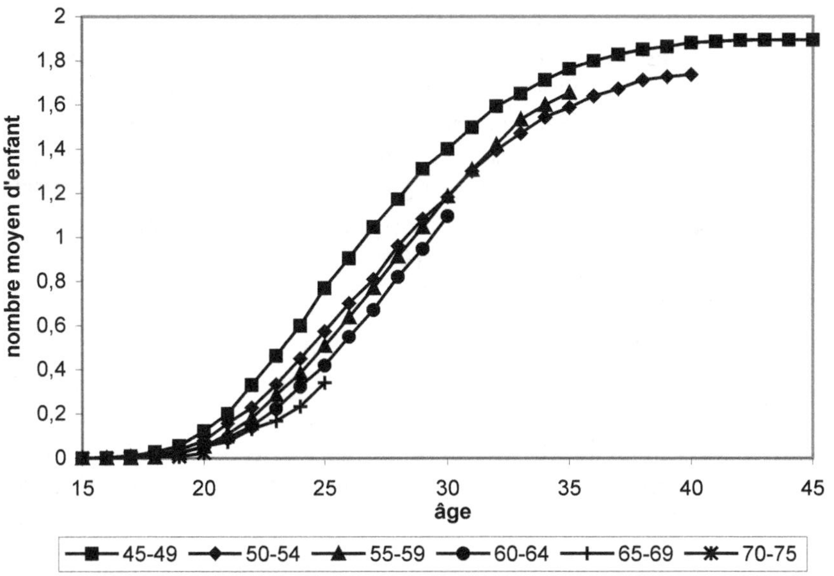

1.3 *Transition à la maternité*

Le retard de l'âge moyen aux maternités que nous venons de décrire pourrait, dans un contexte de fécondité stable, résulter de trois types d'évolution des comportements féconds:

1) L'âge moyen au premier enfant pourrait être resté identique, alors que les intervalles entre naissances se seraient allongés. Cette hypothèse est peu vraisemblable, car les données de l'état civil montrent que les intervalles intergénésiques sont restés stables;
2) L'âge moyen au premier enfant et les intervalles intergénésiques ont pu rester stables, mais la taille de la famille se serait diversifiée au fil des cohorte. En lieu et place d'une concentration autour de la norme de deux enfants aurait émergé un processus de polarisation des femmes en deux groupes, le premier regroupant des femmes dont la descendance est réduite (1 enfant ou pas d'enfant), l'autre regroupant des femmes

ayant mis au monde 3 enfants ou plus, la conséquence étant une élévation de l'âge moyen à la naissance. Ainsi, l'accroissement au fil des générations de la proportion de femmes qui restent sans enfant pourrait aller dans le sens de cette hypothèse (Sauvain-Dugerdil 1998a). Il reste, cependant, que les données de l'état civil n'indiquent pas d'accroissement de la proportion des grandes familles (Calot 1998);

3) L'âge au premier enfant s'est élevé, alors que les intervalles intergénésiques sont demeurés constants. Cette hypothèse est la plus réaliste. L'âge moyen au premier enfant a ainsi reculé de 2,5 ans entre 1960 et 1995, passant de 26,0 ans à 28,5 ans. De même, il a reculé de 1,6 ans entre les générations 1945-49 et 1955-59, la naissance du premier enfant étant ainsi passé de 25,3 ans à 26,9 ans (Calot 1998).

La répartition de l'âge à la première maternité dans l'enquête famille, exprimée ici au travers des proportions cumulées à chaque âge des femmes ayant mis au monde un premier enfant (figure 2.4) est très similaire à l'évolution de l'intensité de la fécondité par âge (figure 2.3). Ce résultat souligne que la plus grande partie du retardement de la fécondité de la période post-baby-boom correspond à un report de la première naissance dans les parcours de vie féminins. De même, la génération 1945-49 se distingue nettement des cohortes suivantes par des maternités plus précoces. Le report de la première maternité se poursuit dans les cohortes suivantes, mais de façon plus atténuée. De plus, on perçoit bien le phénomène de rattrapage. Ainsi la proportion de femmes ayant déjà eu un premier enfant s'amenuise avant 30 ans mais augmente après cet âge au fil des générations. De ce fait, l'écart entre générations est moins grand à 35 qu'à 30 ans. L'information disponible ne permet toutefois pas de savoir si, ce rattrapage sera total dans les cohortes les plus jeunes, c'est-à-dire si le report de l'entrée dans la vie familiale aura ou non un effet sur la taille de la descendance. En d'autres termes la question de la stabilité ou de la baisse de la fécondité reste une question ouverte.

1.4 *La norme de deux enfants*

D'après les données de l'enquête famille, la proportion de femmes nées entre 1945 et 1949 ayant mis au monde un deuxième enfant avant l'âge de

45 ans est de 70,1%[5]. A cet âge, la proportion de femme dans cette cohorte ayant mis au monde un premier enfant était de 84,2%. La probabilité d'agrandissement de 1 à 2 enfants dans cette cohorte est ainsi de 83%. En d'autres termes, un peu plus de quatre femmes sur cinq de la cohorte la plus ancienne ayant mis au monde un premier enfant a aussi donné naissance à un deuxième enfant. La proportion de femmes de cette même cohorte ayant mis au monde un troisième enfant est de 22,2%, la probabilité d'agrandissement étant alors de 31%. Dans le cas des femmes nées entre 1950 et 1954, les probabilités d'agrandissement d'un à deux enfants et de deux à trois enfants sont, à l'âge de 40 ans, respectivement de 81,8% et de 32,7%. Ces probabilités d'agrandissement apparaissent ainsi semblables à celles qui avaient été observées dans la cohorte précédente.

Figure 2.4 : Proportion cumulée de femmes ayant mis au monde un premier enfant selon l'âge, dans les générations 1945-69, enquête suisse sur la famille 1994

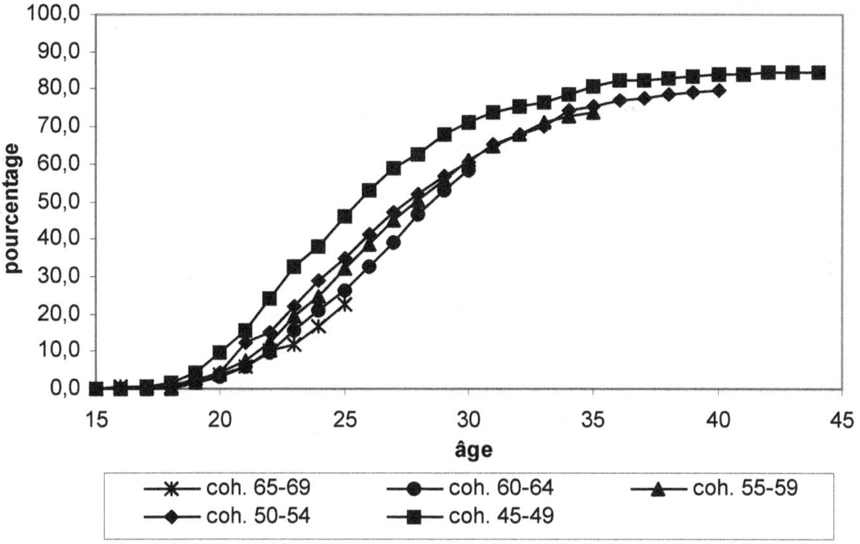

5 Est pris ici en compte l'ensemble des femmes qui vivaient en Suisse à l'âge de 15 ans.

Les premières générations de femmes post-baby-boom se caractérisent par une norme de deux enfants. Néanmoins, une mère de deux enfants sur trois mettra au monde au moins un troisième enfant. La distribution de la parité des enfants reste stable pour ces premières cohortes post-baby-boom. En comparaison avec les autres pays européens, la Suisse se caractérise par une proportion faible de familles à un enfant, et une proportion moyenne de famille à trois enfants ou plus. Il semblerait que cette norme de deux enfants soit conservée dans les cohortes suivantes (femmes nées entre 1955 et 1964), comme on peut le voir sur les figures 2.5 et 2.6.

La représentation des proportions cumulées des deuxièmes naissances en fonction de l'âge (figure 2.5) montre une modification du calendrier de la deuxième naissance qui ne semble guère influencer l'intensité. On voit que les trois cohortes quinquennales de mères nées entre 1950 et 1964 se distinguent nettement de la cohorte la plus ancienne par un retard de l'âge à la deuxième naissance, retard qui semble en passe d'être rattrapé par la suite. En d'autres termes, l'intensité de la deuxième naissance ne variera probablement pas pour ces cohortes. La génération la plus jeune de l'enquête (1965-69) semble accuser un retardement encore plus marqué de l'âge au deuxième enfant, reflétant le retard accru que cette cohorte a pris dans la venue du premier enfant. Par contre, il est intéressant de noter que l'âge des mères à la troisième naissance ne paraît pas prendre de retard sur la période (figure 2.6). Ainsi, la proportion cumulée de femmes ayant eu trois enfants avant l'âge de 40 ans est dans toutes les générations un peu inférieure à celle des femmes nées entre 1945 et 1949, sauf chez les femmes nées entre 1955 et 1959. Mais les écarts entre proportions cumulées de troisième naissance selon l'âge sont loin d'atteindre ceux qui sont observés dans le cas des deuxièmes naissances.

Figure 2.5 : Proportion cumulée de femmes ayant mis au monde un deuxième enfant selon l'âge, dans les générations 1945-49, enquête suisse sur la famille 1994

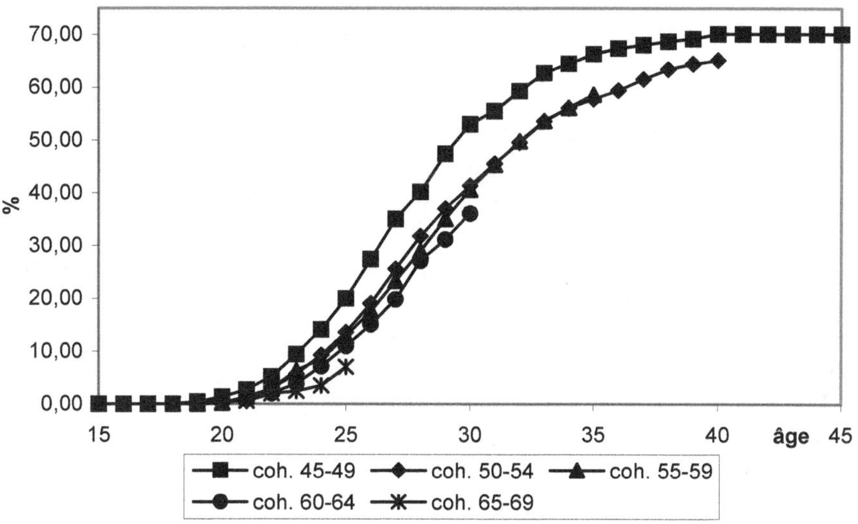

Figure 2.6 : Proportion cumulée de femmes ayant mis au monde un troisième enfant selon l'âge, dans les générations 1945-69, enquête suisse sur la famille 1994

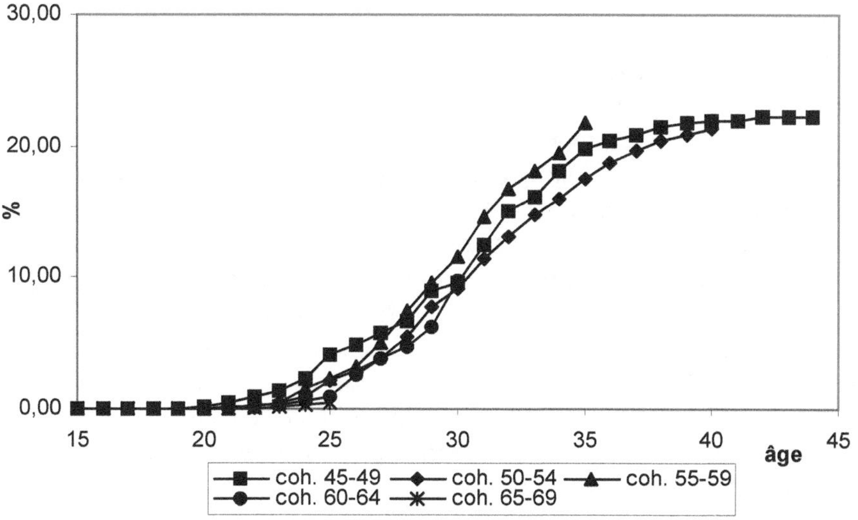

2. La réalisation du projet familial

2.1 *Les étapes du projet familial: bifurcations dans le parcours de vie?*

En utilisant les données de l'état civil et de l'enquête famille, ainsi qu'en combinant les approches transversale et longitudinale, nous avons montré que l'intensité de la fécondité du moment après le baby-boom était stable en Suisse. A cette stabilité correspond cependant un retardement de la fécondité. Dans les générations les plus récentes, il n'est pas possible de voir si ce retard sera comblé ou non, et par conséquent, si nous assisterons à une baisse de la fécondité au fil des nouvelles générations qui achèveront leur vie féconde. Le retardement du calendrier de la fécondité apparaît résulter essentiellement d'une entrée plus tardive dans la vie féconde. Cette tendance se retrouve dans l'ensemble des pays de l'Europe de l'Ouest (Kohler *et al.* 2002).

La baisse de la fécondité dans les pays occidentaux à la fin du XXe siècle a été abordée jusqu'ici essentiellement par le biais d'indicateurs transversaux. Le phénomène décrit à partir de ces indicateurs correspond à la somme à un moment donné de décisions individuelles de procréation dans une population de femmes âgées de 15 à 50 ans environ. Le retardement de la fécondité n'est pas considéré du point de vue des parcours de vie, mais seulement sous la forme d'un report des naissances. Dans cette perspective, les transformations dans le niveau et dans le calendrier de la fécondité sont interprétées, le plus souvent, en termes de changements sociaux. Ce type d'interprétation s'appuie sur l'idée d'une causalité linéaire entre le niveau de la fécondité et une série de facteurs telles que l'augmentation du travail rémunéré des femmes, les évolutions dans les rapports de genre, ou la diffusion de la contraception moderne (etc.). Ces facteurs sont souvent simplement mentionnés en tant qu'éléments contextuels pour expliquer la baisse de la fécondité. Parfois, des analyses empiriques tentent d'expliquer des variations plus fines, en considérant, par exemple, les évolutions de la fécondité en relation avec les cycles économiques, le niveau du chômage, ou l'instauration de politiques sociales qui donnent la possibilité aux femmes de concilier travail et maternité (Hoem 2000; Kohler *et al.* 2001; Andersson 2002).

Cette causalité linéaire entre contexte et fécondité n'est plus de mise, en tout cas n'a plus la même importance, lorsque la fécondité est analysée dans une perspective longitudinale. Selon cette approche, la question de la poursuite de la baisse de la fécondité dans le futur est ouverte, et si il y a baisse, c'est par accumulation de retards individuels. Les variations conjoncturelles sont alors souvent négligées au profit d'un questionnement-type pouvant s'énoncer ainsi: «Pourquoi les femmes commencent-elles leur vie féconde de plus en plus tard?» Les modèles explicatifs ne relèvent plus d'une causalité linéaire, mais d'une causalité qui peut être visualisée par l'image du delta d'un fleuve. L'occurrence d'un événement chez un individu donné et le changement de situation qui en découle sont saisis à la fois comme résultant du passé et engageant le futur. Parce que les décisions d'hier ont mené à la position d'aujourd'hui, l'événement présent est le produit d'un cheminement individuel antérieur, souvent complexe. Cet événement est aussi le résultat de décisions contingentes à des futurs envisagés par un individu ou un couple, ces futurs étant eux-mêmes circonscrits par des contraintes structurelles, que ces contraintes soient réelles ou perçues. Cette vision de la causalité ne suppose pas de rupture temporelle, puisqu'elle relie le présent (à expliquer) au passé (réalisé) de l'individu et à son futur (envisagé).

Dès lors, le retardement de l'entrée en vie féconde s'intègre dans la problématique générale de la transformation des parcours de vie et plus précisément dans celle des changements intervenus dans le passage à la vie adulte au cours des trente à quarante dernières années (Buchman 1989; Cavalli et Galland, 1993; Corijn et Klijzing 2001; Billari et Wilson 2001; Thomsin *et al.* 2004). L'intérêt porte sur les interrelations entre les différents événements qui marquent le passage à l'âge adulte dans un contexte de changements des rapports intergénérationnels et des relations de genre, ainsi que dans un contexte de transformations de la structure socio-économique.

Un des changements essentiels intervenus dans les modalités du passage à la vie adulte durant les trois ou quatre dernières décennies est celui de l'émergence de la cohabitation en tant que nouvelle forme de constitution d'union (Hoem et Hoem 1988; Roussel 1989; Lesthaeghe et Moors 1995; Manting 1996; Singly 1996; Liefbroer 1999; Brien *et al.* 1999; Kiernan 1999; Le Goff 2002). Cette diffusion des unions consensuelles concerne aussi la Suisse. Ainsi, si à peine plus d'un quart (27%) des femmes nées entre 1945 et 1954 connaissaient une cohabitation pré-nuptiale, c'est le cas de plus des trois-quarts (79%) des femmes nées entre 1965 et 1969 (OFS 1998). Par ailleurs, si l'âge au premier mariage a fortement reculé, le calendrier de la mise en ménage a très peu évolué (Thomsin *et al.* 2004). Par conséquent, on a assisté en Suisse à l'apparition, puis à l'allongement, de la période de vie en couple non institutionnalisée et sans enfant (tableau 2.2).

Tableau 2.2. Ages médians de la mise en ménage, du mariage et de la première maternité par génération (1945-1975) en Suisse[6]

Cohorte (âge à l'enquête)	1945-49 (45-49ans	1949-54 (40-44 ans)	1955-59 (35-39 ans)	1959-64 (30-34 ans)	1965-69 (25-29 ans)	1970-75 (20-24 ans)
Entrée en ménage						
âge médian	22.5	22.4	22.1	22.7	23.1	–
% avant 20 ans	16.9	17.8	21.9	21.7	18.4	15.6
% avant 25 ans	73.1	71.9	71.4	68.4	65.0	–
Mariage						
âge médian	23.9	24.1	25.3	26.5	–	–
% avant 20 ans	15.3	10.3	8.8	5.3	5.4	2.7
% avant 25 ans	59.5	54.9	48.4	40.1	34.3	–
Première maternité						
âge médian	25.5	27.6	27.9	28.6	–	–
% avant 20 ans	9.8	4.6	4.3	3.5	3.4	2.1
% avant 25 ans	46.5	35.0	32.0	25.9	21.9	–
% avant 30 ans	71.2	60.8	61.0	58.3	–	–
N	447	476	526	553	574	493

Source: enquête suisse sur la famille, 1994.

Dans la suite de notre chapitre, notre objectif est d'analyser les évolutions de la fécondité après le baby-boom selon une perspective longitudinale, en examinant plus précisément trois moments clé de la constitution de la famille: 1) l'entrée dans le projet familial, 2) la maternité en tant que suite du mariage, 3) l'agrandissement de la famille. Chacun de ces moments constitue un carrefour ouvert sur plusieurs voies possibles (figure 2.7). Selon les conditions du moment, mais aussi en fonction de son parcours antérieur et de ses attentes et intentions, chaque femme va s'engager dans

6 Dans ce tableau, seules les femmes qui sont nées en Suisse (de nationalité suisse ou étrangère) sont prises en compte. Les femmes nées hors de Suisse on été, en effet, écartées, certaines d'entre elles ayant connu les événements considérés alors qu'elles n'avaient pas encore immigré en Suisse.

un chemin. La voie empruntée implique la réalisation (ou non) d'un événement qui représente une bifurcation dans son existence.

Nous examinerons le changement dans la fréquence et le calendrier de chacune de ces bifurcations au fil des cohortes. S'engage-t-on aussi souvent dans le projet d'enfants? Ce projet se réalise-t-il toujours dans le mariage ou bien s'est-il aussi développé en dehors des liens du mariage? Le mariage reste-t-il plus fréquemment ou plus longtemps sans enfant? Les projets se limitent-ils de plus en plus souvent à une petite famille? La constitution d'une famille nombreuse demande-t-elle de plus en plus de temps?

Nous nous demanderons aussi quelles sont les femmes qui empruntent les différents chemins de réalisation (ou non) du projet familial. Quelles sont les femmes qui conçoivent leur enfant en dehors des liens du mariage? Qui sont celles qui restent célibataires et sans enfant, celles qui se marient sans procréer, celles qui ont un seul enfant, celles qui, au contraire, ont une famille nombreuse? Quelles sont les femmes qui ont un calendrier étiré et celles qui concentrent leur vie féconde sur une période courte? Quelles sont celles qui ont un calendrier précoce et celles qui ont un calendrier tardif?

Figure 2.7: Les moments carrefour de la constitution de la famille

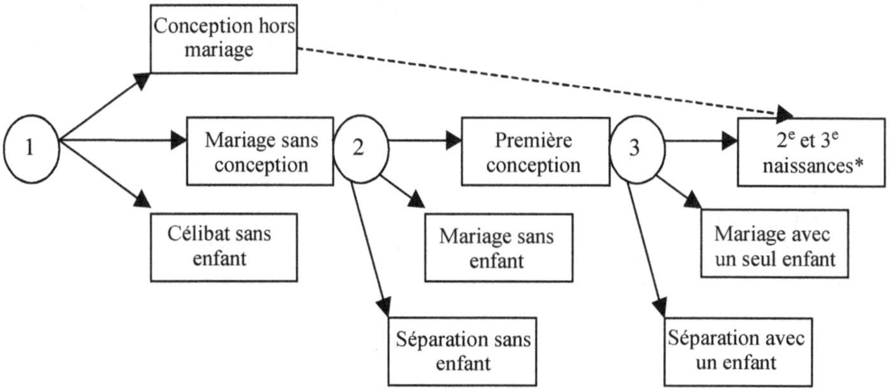

*Dans cette analyse, nous n'incluons pas les 2e et 3e naissances hors-mariage

Ce faisant, nous nous posons la question de la diversification du processus de constitution de la descendance par groupe d'appartenance culturelle et sociale, et à partir de là, celle des facteurs qui peuvent expliquer les raisons pour lesquelles les individus empruntent un chemin plutôt qu'un autre.

La construction de notre analyse témoigne de la place prépondérante que nous attribuons au mariage dans le projet fécond. Ce choix est basé sur les travaux qui montrent qu'en Suisse, malgré l'émergence de la cohabitation prénuptiale, la fécondité reste fortement liée au mariage (Wanner et Fei 1997). Selon les données de l'enquête sur la famille, la proportion de naissances hors-mariage se situe entre 5 et 12% dans les quatre cohortes les plus anciennes, et semble aller dans le sens d'une augmentation (tableau 2.3). Les données de l'état civil indiquent que la proportion de naissances hors mariage était de l'ordre de 3 à 4% dans les années soixante et s'élevait à 8,7% en 1997 (elle est d'un peu plus de 10% en 2002, OFS 2003). Bien qu'ayant triplé, cette proportion reste très faible en comparaison avec celle des pays scandinaves (plus de 50%), de la France (environ 40%), ou de l'Autriche (environ 30%) (Conseil de l'Europe 1998). La Suisse présente ainsi le paradoxe d'avoir vu une extension des cohabitations hors-mariage (tableau 2.2) sans que cette extension n'ait été accompagnée d'une augmentation conséquente de la proportion des naissances en dehors des liens du mariage. Cette situation est partagée avec l'Allemagne, plus précisément, les Länder de l'ancienne RFA (Le Goff 2002). A l'image de ce pays, la Suisse est dotée d'un système d'institutions qui s'appuie sur le modèle de la famille conjugale où l'homme assume le rôle du «bread-winner» et la femme les fonctions familiales. Ce système est particulièrement défavorable à une diffusion des naissances hors-mariage. Il est ainsi difficile dans de nombreux cantons pour un père non-marié de pouvoir reconnaître son enfant. En outre, la plupart des politiques familiales, au sens large du terme, et même, plus généralement, les politiques d'assurances sociales, s'appuient sur et renforcent le modèle du couple marié (Dafflon 2003).

Tableau 2.3. Fréquence des conceptions et naissances hors mariage par cohorte quinquennale

Cohorte	*1945-49*	*1950-54*	*1955-59*	*1960-64*
Proportion de premières naissances hors mariage*	4.8	10.6	12.2	8.6
Proportion de premières conceptions hors-mariage*	34.3	36.2	40.1	37.5
Différence	29.5	25.6	27.9	28.9
N	*420*	*407*	*434*	*419*
Proportion de mariages intervenant entre la conception et la naissance du premier enfant**	27.4	23.9	25.8	26.0
N	*453*	*435*	*469*	*465*
Proportion de premiers enfants nés dans le mariage dont la conception a eu lieu avant le mariage***	31.0	28.6	31.8	31.6
N	*400*	*364*	*381*	*383*

Source: Enquête suisse sur la famille 1994. Les dates des premières conceptions ont été estimées ici en retranchant 9 mois aux dates de premières naissances relevées dans l'enquête. Les résultats présentés ici concernent des femmes qui étaient en Suisse au moment de leur mariage ou au moment de la première conception, selon l'antériorité de l'un ou l'autre de ces deux événements.
*: en % du total des premières naissances
**: en % des premiers mariages
***: en % des premiers enfants nés dans le mariage.

La Suisse partage avec d'autres pays, en particulier l'Allemagne (de l'Ouest), la particularité d'une forte proportion de premiers enfants nés au sein d'un mariage mais conçus avant le mariage (Wanner et Fei 1997; Blossfeld et Mills 2001). En d'autres termes, de nombreux mariages ont lieu entre le moment de la conception et celui de la naissance du premier enfant. Quelle que soit la cohorte, presque un premier enfant «légitime» sur trois a été conçu avant le mariage et dans un mariage sur quatre, la femme est enceinte au moment de la cérémonie.

2.2 *La première bifurcation: entrée dans la vie familiale par une conception ou le mariage*

Notre analyse de la bifurcation fondatrice du projet familial vise à répondre aux questions suivantes: Quel est le chemin d'entrée dans la vie familiale le plus souvent emprunté en Suisse dans la période qui suit le baby-boom? S'agit-il de la conception hors mariage ou du mariage avant que les femmes n'aient conçu leur enfant? Un de ces deux modèles a-t-il gagné du terrain durant la période considérée? Observe-t-on des effets conjoncturels sur l'intensité de ces deux événements? Le mode d'entrée dans la vie familiale dépend-t-il de l'âge et des autres caractéristiques individuelles prises en compte dans le modèle? Que peut-on conclure de ce qui précède sur les transformations dans les modes d'entrée dans la vie familiale?

2.2.1 *Modélisation*

Le modèle d'analyse des biographies que nous mettons en œuvre ici est un modèle à risques concurrents dans lequel les femmes, suivies depuis l'âge de 16 ans, peuvent connaître soit le mariage, soit la conception d'un enfant[7]. Dans cette analyse sont prises en compte toutes les femmes interrogées dans l'enquête sur la famille nées entre 1945 et 1964 qui vivaient en Suisse à l'âge de 15 ans. Nous avons écarté les quelques femmes qui sont entrées dans la vie familiale avant l'âge de 16 ans, phénomène beaucoup trop rare pour être pris en compte. La population de départ est ainsi constituée de 2 373 femmes parmi lesquelles 689 (29,0%) ont conçu leur premier enfant alors qu'elles n'étaient pas mariées et 1 479 (62,3%) se sont mariées sans avoir été enceintes. L'ensemble des femmes qui connaissent l'un ou l'autre des deux événements s'élève à 2 168 individus (91,3%). L'analyse intègre les femmes qui n'ont connu aucun des deux événements jusqu'au moment de l'enquête.

Pour chacun des deux événements, on estime leur risque d'occurrence en tenant compte de deux horloges qui sont l'âge de la femme et l'année courante. L'effet de ces deux horloges est estimé sur la base d'un modèle

7 Cf. annexe sur l'analyse des biographies.

de Gompertz généralisé (Lillard et Panis 2000)[8]. Nous verrons que la combinaison des estimations des effets des deux horloges nous permettra de retrouver des effets de générations. Nous introduisons comme variables indépendantes dans l'analyse de cette première bifurcation plusieurs caractéristiques individuelles, dont certaines peuvent varier au cours du temps. Les facteurs constants sont l'appartenance religieuse et le degré de pratique (pratique régulière ou irrégulière, absence de pratique), les spécificités de la région dans laquelle la femme a passé son enfance (Suisse alémanique ou latine, zone urbaine ou rurale). Les caractéristiques susceptibles de varier au cours du temps sont le niveau de formation et la situation de cohabitation avec un partenaire ou non[9].

2.2.2 *Résultats*

Sur la figure 2.8 sont représentés les «risques» de conception hors-mariage et de mariage sans conception en fonction de l'âge des femmes, pour les femmes nées en 1945 et pour celles qui sont nées en 1960 (en logarithme). Ces intensités ont été obtenues à partir de simulations de notre modèle. On voit sur ce graphique que les femmes entrent plus souvent dans la vie familiale par le mariage que par une conception hors mariage. L'inverse est toutefois observé dans le cas des femmes qui commencent très jeunes leur vie familiale (premier événement avant 22 ans).

Dans la génération 1945, l'intensité des conceptions hors mariage augmente jusqu'à 20 ans pour diminuer ensuite. Par contre, dans la génération 1960, l'intensité des conceptions hors mariage augmente jusqu'à l'âge de 30 ans, avant de diminuer par la suite. L'intensité des conceptions hors mariage est ainsi plus faible avant 28 ans dans la génération plus jeune (1960) que dans la génération la plus ancienne (1945), mais plus élevée après 28 ans. On assiste donc à un phénomène de retardement des conceptions hors mariages, ce résultat allant d'ailleurs dans le sens de ceux qui ont été présentés par Calot (1998) avec les données de l'état ci-

8 Sans entrer dans les détails techniques, indiquons que ces modèles sont similaires aux modèles *piecewise* classiques (Blossfeld et Rohwer 2002). Toutefois au lieu de définir des intervalles de temps dans lesquels le risque de connaître l'événement est constant, il s'agit d'estimer des fonctions de Gompertz pour chacun de ces intervalles (c'est-à-dire des fonctions dans lesquels le logarithme du risque suit une pente linéaire).

9 Quel que soit le partenaire et non nécessairement le partenaire avec qui les femmes se seront mariées.

vil. Il est à remarquer que ce retardement suit la tendance générale au retardement du calendrier de la fécondité, telle que nous l'avons décrite dans la première section de ce chapitre.

Figure 2.8 : Conceptions hors mariages et des mariages sans conception selon l'âge et la cohorte, femmes nées en 1945 et 1960, enquête suisse sur la famille 1994

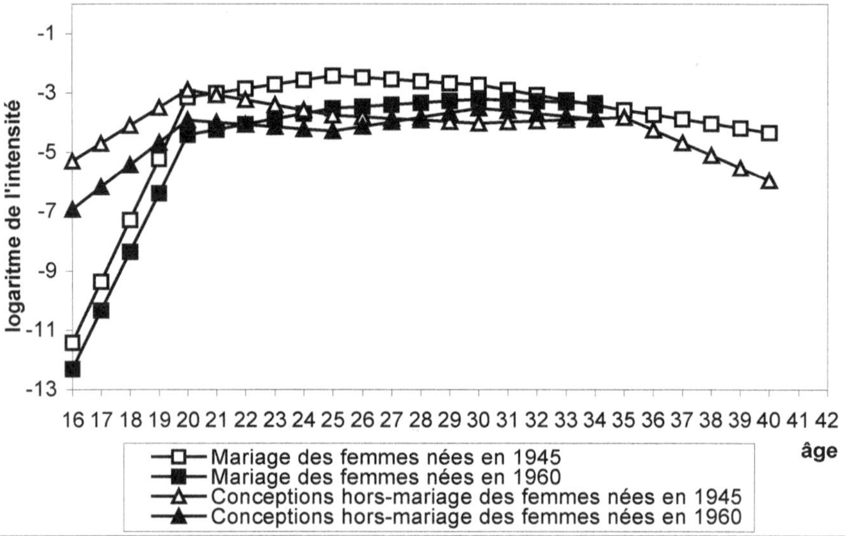

En ce qui concerne les mariages, on observe aussi un phénomène de retard entre les deux générations, mais qui est moins accentué en comparaison avec le retardement des conceptions hors mariage. La génération 1960 se marie moins jeune que la génération 1945, mais l'écart diminue au fur et à mesure de l'avancée en âge, au point que les intensités de mariage sont presque semblables à l'âge de 34 ans dans les deux générations.

Si l'on examine maintenant l'effet des caractéristiques individuelles sur le mode d'entrée dans le projet familial (tableau 2.4), on peut relever les tendances suivantes. L'appartenance religieuse (catholique, autres religions), et surtout le fait de pratiquer une religion, augmente la propension à commencer sa vie familiale par le mariage. Le fait d'avoir fait des études supérieures diminue à la fois le risque de conception et de mariage et, donc, augmente la probabilité de rester célibataire sans enfant.

Tableau 2.4. Entrée dans la vie familiale: Risques relatifs de conception ou de mariage selon les caractéristiques des femmes nées entre 1945 et 1960 (estimation d'un modèle de Gompertz généralisé)

Variables indépendantes	*Mariages*	*Conceptions*
Religion		
Protestante	1.23*	1.18
Catholique	1.44***	1.21
Autres	1.58***	1.44
Pas d'appartenance religieuse	1	1
Pratique religieuse		
Pratique régulière	2.15***	1.01
Pratique irrégulière	1.56***	1.18
Pas de pratique	1	1
Niveau d'étude		
Ecole obligatoire	1.19*	1.85***
Formation professionnelle	1	1
Etudes supérieures	0.69***	0.64***
Lieu de vie durant l'enfance		
Rural	1	1
Urbain	1.69	2.12*
Régions linguistiques		
Suisse alémanique	1	1
Suisse latine	1.22	1.09
Cohabitation		
Ne vit pas avec un partenaire	1	1
Vit avec un partenaire	4.17***	3.45***
N	*2 373*	*2 373*

***: significatif au seuil de 1%
**: significatif au seuil de 5%
*: significatif au seuil de 10%
Source: enquête suisse sur la famille 1994. Exemple de lecture: les femmes ayant déclaré appartenir à la religion protestante ont à chaque âge un risque de se marier sans avoir auparavant conçu un enfant qui est multiplié par 1,23 en comparaison avec les femmes ayant déclaré n'appartenir à aucune religion.

Le lieu de vie durant l'enfance (urbain/rural, région linguistique) a très peu d'incidence sur le mariage. Par contre, lorsque l'enfance s'est déroulée en milieu urbain, le risque de commencer sa vie familiale par une conception hors mariage augmente. Par ailleurs, on peut observer que la cohabitation augmente le risque de fonder une famille, que ce soit par une conception ou par le mariage.

2.2.3 *Discussion des résultats*

Les conceptions hors mariages en Suisse ne datent pas d'aujourd'hui, mais remontent à des traditions anciennes. Ces événements semblent avoir changé de sens au fil du temps. On peut postuler qu'une partie des conceptions hors mariage sont des conceptions *accidentelles*. Par *accident*, nous entendons une conception qui est le résultat d'une activité sexuelle non accompagnée d'un projet d'enfant. Ce comportement se rencontre plus fréquemment chez les jeunes adultes, et on peut penser que les conceptions hors mariages *accidentelles* ont diminué durant la période post-baby-boom (Leridon 1995). *A contrario*, l'élévation du risque de conceptions hors mariage après 20 ans atteste qu'une part importante (et grandissante) des conceptions hors mariage s'inscrivent dans un projet de famille et d'enfant, que nous pouvons appeler conception hors mariage *projets*, par opposition à ces conceptions hors-mariage *accidentelles*. Ainsi, un facteur important lié à la conception hors-mariage (mais aussi des mariages sans conception) est le fait de cohabiter avec un partenaire. Ceci confirme que les conceptions hors mariage, qu'elles soient suivies d'un mariage ou non, apparaissent aujourd'hui plus souvent s'inscrire dans un projet de couple.

Nos résultats indiquent par ailleurs que le modèle d'entrée en vie familiale par un mariage sans conception est dominant numériquement. Ce modèle est le modèle socialement valorisé (Dafflon 2003). Il apparaît, en outre, culturellement situé, en ce sens que la pratique et l'appartenance religieuse augmentent nettement le risque de se marier sans conception. En d'autres termes, si la séquence «mariage puis conception» est respectée par la plupart des couples vivant en Suisse aujourd'hui, la norme de l'inscription de la procréation dans le mariage paraît dépendre plus spécifiquement des systèmes de valeurs prônées par les religions institutionnalisées.

En outre, nos résultats indiquent que le modèle d'entrée en vie familiale par une conception hors mariage est lié au mode de vie urbain. Il est ainsi intéressant de constater que le seul facteur qui augmente le risque de conception hors mariage, hormis la cohabitation, est le fait d'avoir grandi en milieu urbain. Ce résultat peut être contrasté avec celui concernant la relation entre niveau d'étude et entrée en vie familiale: les femmes qui poursuivent leurs études ont des risques moindre de connaître une conception hors mariage et de se marier.

Ce qui reste surprenant au regard des autres pays européens, c'est la faible ampleur que le phénomène de fécondité hors-mariage a pris jusqu'à présent en Suisse comme nous l'avons dit plus haut. Nous avons souligné que les institutions qui structurent la vie de famille en Suisse restent fondées sur le modèle de la famille conjugale avec des rôles parentaux différenciés par genre, les pères non mariés ayant dans ce contexte peu de droits sur leur enfant.

2.3 *La deuxième bifurcation: première conception dans le mariage*

Notre intérêt porte maintenant sur les premières maternités des femmes qui se sont mariées sans être enceintes. Nos questionnements portent sur l'évolution du calendrier et la fréquence des premières naissances dans le mariage, ainsi que sur leur diversité en fonction des caractéristiques des femmes.

2.3.1 *Modélisation*

La modélisation qui a été mise en œuvre pour analyser la deuxième bifurcation est très analogue à la précédente, avec cependant quelques différences. Tout d'abord, l'analyse ne porte que sur un seul événement, celui de concevoir pour la première fois après le mariage (on se limite aux mariages qui ont été conclus alors que la femme n'était pas enceinte). Ensuite, outre l'âge et l'année calendaire, une troisième horloge sera prise en compte. Il s'agit de la durée écoulée depuis le mariage. L'analyse suit les femmes soit jusqu'au moment de la conception[10], soit jusqu'au moment de la séparation si le mariage a été rompu (et que le moment de la séparation a précédé celui de la conception), soit jusqu'au moment de l'enquête s'il n'y a eu ni conception, ni rupture du mariage. L'analyse va s'appliquer à l'ensemble des femmes nées entre 1945 et 1960 qui se sont mariées alors qu'elles n'étaient pas enceintes et qui vivaient en Suisse au moment de leur mariage. En comparaison avec les modèles précédents, l'analyse intègre maintenant les femmes immigrées, si cette immigration a eu lieu

10 La durée prise en compte est le laps de temps entre le mariage et la naissance du premier enfant, auquel on soustrait une durée de neuf mois.

avant le mariage. Ce sont ainsi 1 616 femmes qui sont prises en compte. Parmi celles-ci, 1 273 ont mis au monde un premier enfant (78,7%).

En comparaison avec le modèle précédent, deux nouvelles caractéristiques ont été prises en compte. La première distingue les femmes selon qu'elles ont passé leur enfance en Suisse ou à l'étranger (femmes immigrées). La deuxième distingue le mariage selon qu'il coïncide avec la première entrée en union (mariages directs) ou non (mariages indirects). Dans le cas présent, les mariages indirects correspondent soit à des unions matrimoniales ayant commencé par un épisode de cohabitation extra-maritale, soit à des entrées en ménage qui coïncident avec le mariage, même si les femmes ont déjà vécu avec un autre partenaire dans le cadre d'une union consensuelle (cas plus rare). Soulignons enfin que les caractéristiques de lieu de vie (rural ou urbain) et de région linguistique (Suisse latine ou Suisse alémanique) ne se rapportent plus au lieu dans lequel habitaient les femmes à l'âge de 15 ans, mais au lieu habité au moment du mariage.

2.3.2 *Résultats*

Sur la figure 2.9 sont représentés les risques de conception du premier enfant dans le mariage selon la durée du mariage. Comme précédemment, nous avons réalisé une simulation à partir des estimations que nous avons obtenues pour les différentes horloges dans le cas de femmes nées en 1945 ou en 1960 et qui se seraient mariées à 22 ans ou à 28 ans. Pour toutes, le risque de conception est décroissant au fil des années de mariage. Quelle que soit la durée du mariage, il est cependant légèrement supérieur dans les générations plus jeunes.

On peut constater néanmoins quelques différences d'intensité selon que le mariage a été précoce (22 ans) ou qu'il a été tardif (28 ans). Ainsi, pour les deux générations de femmes, un mariage tardif se traduit par une diminution plus marquée du risque de conception lorsque la durée du mariage s'allonge.

Figure 2.9 : Premières conceptions selon la durée écoulée depuis le mariage et selon l'âge au mariage: femmes nées en 1945 et 1960, enquête suisse sur la famille 1994

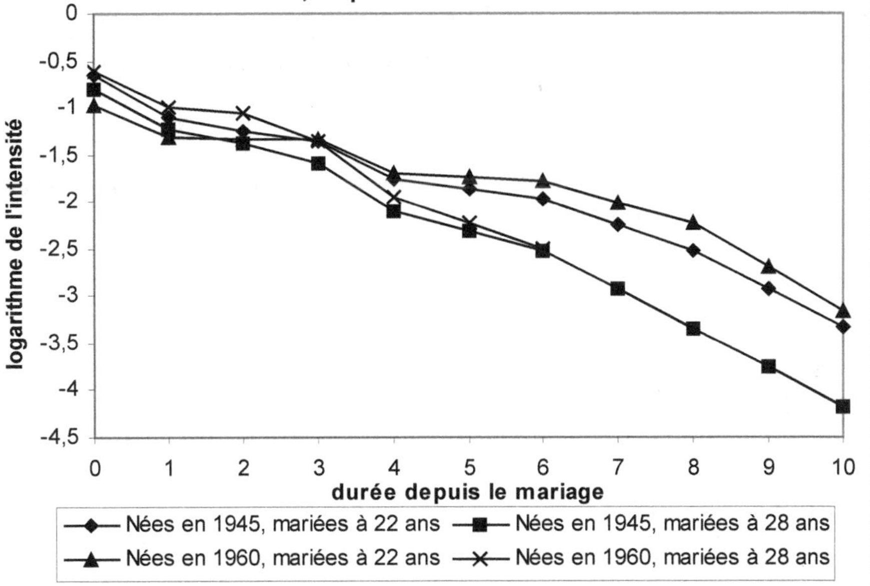

Examinons maintenant l'effet des caractéristiques individuelles sur l'occurrence de la conception du premier enfant dans le mariage (tableau 2.5).

On voit tout d'abord que, dans le mariage, le risque des conceptions ne dépend pas de la religion d'appartenance des femmes. En revanche, les femmes qui pratiquent leur religion, et plus particulièrement lorsque cette pratique est régulière, mettent plus souvent au monde un premier enfant que les femmes non pratiquantes. Il est intéressant de noter que les unions des femmes qui ont fait des études supérieures ne sont pas plus souvent infécondes que les femmes d'un autre niveau de formation.

Les femmes qui habitaient en milieu urbain au moment de leur mariage ont un risque de première maternité plus faible que les femmes qui se sont mariées en milieu rural. Il n'y a pas de différence selon la région linguistique du lieu de mariage. De même les femmes qui habitaient à l'étranger durant leur enfance, mais qui se sont mariées après avoir migré en Suisse, ont un comportement qui ne se distingue pas des femmes ayant toujours habité en Suisse.

Tableau 2.5. Risque relatif de conception du premier enfant dans le mariage selon les caractéristiques des femmes nées entre 1945 et 1960 (estimation d'un modèle de Gompertz généralisé)

Variables indépendantes	*Risque relatif de première conception*
Religion	
Protestante	1.26
Catholique	1.25
Autres	1.24
Pas d'appartenance religieuse	1
Pratique religieuse	
Pratique régulière	1.67***
Pratique irrégulière	1.35***
Pas de pratique	1
Niveau d'étude	
Ecole obligatoire	1.03
Formation professionnelle	1
Etudes supérieures	0.87
Lieu de vie	
Rural	1
Urbain	0.83***
Régions linguistiques	
Suisse alémanique	1
Suisse latine	0.97
Vie pendant enfance	
En Suisse	1
A l'étranger	1.04
Type de mariage	
Mariage indirect	1
Mariage direct	0.87*
N	*1 616*

***: significatif au seuil de 1%
**: significatif au seuil de 5%
*: significatif au seuil de 10%
Source: enquête suisse sur la famille 1994.

Soulignons pour terminer que les femmes dont le mariage n'a pas été précédé d'une cohabitation (ou d'un autre mariage sans enfant) mettent au monde moins rapidement un premier enfant que les femmes dont le mariage a été indirect. Rappelons que la période couverte par l'enquête (du début des années soixante au milieu des années quatre-vingt-dix) a vu une extension des unions extra-maritales, et donc des mariages indirects. L'émergence dans les générations les plus récentes d'une période de cohabitation semble inciter les couples à se marier plus tard mais à avoir un premier enfant plus rapidement après le mariage ou à se marier pour procréer (voir aussi figure 2.9).

2.3.3 *Discussion des résultats*

Globalement, nous avons vu que l'âge au mariage et l'âge à la première naissance ont augmenté dans les cohortes post-baby-boom, mais que la naissance du premier enfant survient en moyenne un peu plus tôt dans les mariages. Par ailleurs, la proportion des couples mariés qui mettent au monde leur premier enfant reste stable dans les premières générations post-baby-boom: ce sont ainsi 83,5% des femmes nées entre 1945 et 1954 qui ont mis au monde un premier enfant à l'âge de 39 ans contre près de 79% dans le cas des femmes nées entre 1955 et 1959. Notre analyse indique cependant que quelle que soit la génération, un âge au mariage plus tardif est lié à une probabilité moindre d'avoir son premier enfant. Ce dernier résultat met en évidence la réalité d'un lien entre le retard de l'entrée en vie familiale et la baisse d'intensité générationnelle de la fécondité, même si, dans les premières générations post-baby-boom, les retards ne sont pas encore assez importants pour entraîner une baisse de la fécondité. Cependant, nous avons vu que ce retard s'accentue dans les générations subséquentes.

Nos analyses indiquent toutefois de manière nette que le retard de l'âge à la première naissance n'est pas lié de manière mécanique au recul observé dans l'âge au mariage. Nous avions souligné plus haut que la cohabitation prénuptiale semble gagner du terrain en Suisse, suggérant une diversification des modes d'entrée dans la vie familiale. On assiste aussi à l'émergence d'une période de vie conjugale sans enfants pour certains couples mariés. Ce type de mariage non lié à un projet immédiat d'enfant témoigne aussi d'une diversification des parcours de constitution de la famille au sein de l'union conjugale.

Deux facteurs sont associés à une séquence rapprochée entre mariage et première conception: le fait de vivre en milieu rural au moment du mariage et la pratique religieuse. Ces deux facteurs étant aussi liés négativement au risque de conception hors mariage, il semble que les non pratiquants et les urbains adoptent des comportements de transition vers l'âge adulte plus diversifiés que les femmes ayant vécu leur enfance en milieu rural ou qui pratiquent une religion, que se soit par la mise en œuvre du projet d'enfant dans le cadre de la cohabitation ou par l'adoption du modèle conjugal pour un temps sans enfant. On peut faire l'hypothèse du maintien en Suisse de populations ou de groupes sociaux qui partagent un système de valeurs plus traditionalistes et plus «familialistes» (valeurs qui autrefois étaient les plus largement répandues). Ces groupes sont plus répandus dans les campagnes et appartiennent aux milieux pratiquants.

Il est, en outre, intéressant de constater que le niveau d'éducation n'affecte pas la probabilité de concevoir un enfant dans le mariage, et cela contrairement à ce que nous avions constaté quant aux risques de mariage ou des conceptions hors-mariage. Ce résultat suggère que, lorsqu'elles sont mariées, les femmes ayant un diplôme d'études supérieures ont des projets d'enfants fortement structurés (planifiés), ainsi que le suggère leur parcours, dans lequel s'enchaîne une période sans enfant, le mariage puis le premier enfant. Mais une partie des femmes ayant un niveau élevé de formation renonce parfois aussi complètement au projet familial. Ce renoncement, tout comme le scénario d'un mariage tardif suivi d'une arrivée des enfants aussi rapidement que dans le cas des autres femmes, témoigne d'une planification du projet d'enfant et d'une maîtrise des techniques d'évitement des naissances. Cette recherche de planification peut être mise en rapport avec les enjeux se rapportant à leur vie professionnelle.

A ces deux modes de construction de la famille que sont le projet familialiste et le projet différé, qui sont adoptés plutôt par les femmes pratiquantes et issues de milieux ruraux pour le premier et par les femmes plus diplômées pour le second, on peut en ajouter un troisième qui est plutôt adopté par les femmes qui ne pratiquent pas leur religion ou qui sont de culture urbaine (et cela indifféremment de leur niveau d'études). Ces femmes apparaissent ainsi adopter des modes de construction du projet familial émergents, en ayant leur premier enfant en dehors des liens du mariage ou en se mariant mais en restant sans enfant. Ces femmes semblent ainsi expérimenter des modes de construction de la famille qui donnent une plus grande place à l'expérimentation et aux solutions intermédiaires.

2.4 *Les deuxième et troisième maternités*

2.4.1 *Modélisation*

Le principe de modélisation des deuxièmes et troisièmes conceptions est extrêmement semblable à celui que nous avons adopté dans l'analyse des premières conceptions dans le mariage. Il n'est pas tenu compte ici des conceptions qui interviendraient dans un deuxième mariage ou, plus généralement, après un rupture du premier mariage. Les femmes prises en compte sont, dans le cas de l'analyse des deuxièmes conceptions, l'ensemble des femmes vivant en Suisse au moment de la naissance de leur premier enfant, soit 1 855 individus dont 1 483 ont mis au monde un deuxième enfant (79,5%)[11]. Dans l'analyse des troisièmes conceptions, sont prises en compte 1 514 femmes dont 487 (32,2%) ont mis au monde un troisième enfant. Dans chacune de ces deux analyses, les femmes sont suivies, soit jusqu'au moment de la deuxième ou troisième conception, soit jusqu'au moment de la rupture de l'union s'il n'y a pas eu de conception, soit jusqu'au moment de l'enquête s'il n'y a eu ni conception, ni rupture d'union.

Trois horloges sont de nouveau prises en compte: l'âge, l'année, la durée écoulée depuis la première naissance dans le cas de l'analyse des deuxièmes conceptions, la durée écoulée depuis la deuxième naissance dans le cas de l'analyse des troisièmes conceptions. Les caractéristiques introduites sont les mêmes que précédemment à une modification et un ajout près. La modification concerne le lieu de vie et la région linguistique qui deviennent ceux dans lesquels les femmes habitaient respectivement au moment de la première naissance et de la deuxième naissance. La variable supplémentaire introduite distingue les femmes selon que la première conception a eu lieu avant ou après le mariage.

2.4.2 *Résultats*

Un exercice de simulation semblable à ceux que nous avons présentés précédemment peut être réalisé à partir des résultats des modèles estimés.

11 Sont prises en compte pour cette analyse aussi bien des femmes dont la première conception a eu lieu dans le mariage que les femmes dont la conception a eu lieu peu avant le mariage.

Cette simulation s'appuie toujours sur la distinction des femmes nées en 1945 et celles nées en 1960 et en fonction de l'âge du premier enfant (figure 2.10). Il y a peu de différences dans la distribution de l'intensité des deuxièmes conceptions selon la génération d'appartenance des mères et l'âge du premier enfant. En d'autres termes, les intervalles intergénésiques entre le premier et le second enfant varient peu sur la période: le risque de concevoir le deuxième enfant est maximal lorsque le premier atteint ses deux ans, quelle que soit la génération d'appartenance. On voit par ailleurs que le risque de concevoir un deuxième enfant est légèrement plus élevé dans la génération 1960 que dans la génération 1945, quel que soit l'âge de la mère au premier enfant. Toutefois, quelle que soit la génération, une première maternité tardive semble être moins souvent suivie d'une deuxième: ce lien est semblable à celui que nous avions noté entre un mariage tardif et le risque plus faible d'avoir une première naissance.

Un exercice de simulation concernant la conception du troisième enfant est présenté dans la figure 2.11. Bien que ce soit deux ans après la seconde maternité que le risque de concevoir un troisième enfant est le plus élevé, la dispersion autour de cette moyenne est plus faible que pour le premier intervalle, ceci aussi bien pour les femmes nées en 1945 que pour celles qui sont nées en 1960. On voit par ailleurs que le risque d'avoir un troisième enfant n'a pas diminué au fil des générations. On constate même que la conception d'un troisième enfant était rare chez les femmes nées en 1945 si la naissance de leur deuxième avait été tardive. Elle l'est beaucoup moins chez les femmes nées en 1960.

Passons maintenant à l'effet des caractéristiques individuelles sur la conception du deuxième et du troisième enfant (tableau 2.6). Comme dans le cas des premières conceptions dans le mariage, l'appartenance religieuse ne joue aucun rôle sur l'intensité de la conception d'un deuxième ou d'un troisième enfant. En revanche, les femmes qui pratiquent leur religion, particulièrement lorsque cette pratique est régulière, mettent plus souvent au monde un deuxième ou un troisième enfant.

Figure 2.10 : Deuxièmes conceptions selon l'âge du premier enfant et de l'âge de la mère lors de la 1ère maternité, femmes nées en 1945 et 1960, enquête suisse sur la famille 1994

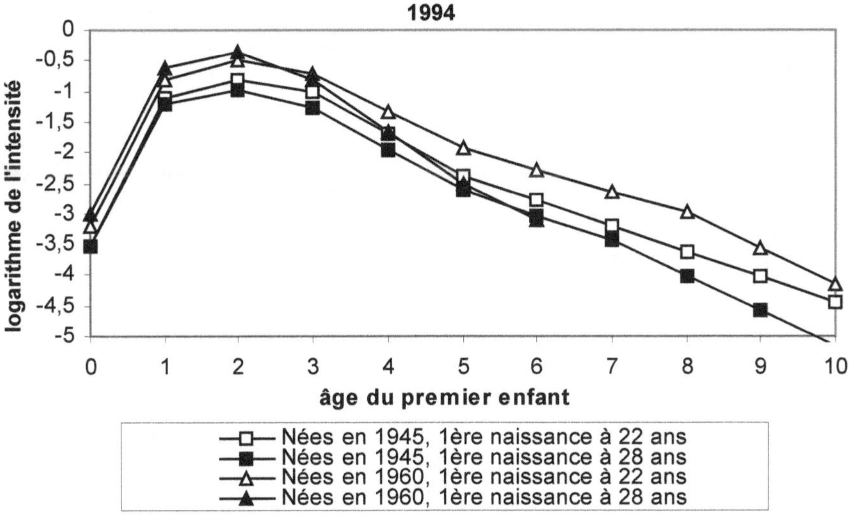

Figure 2.11 : Troisièmes conceptions selon l'âge du second enfant et l'âge de la mère lors de la 2ème maternité, femmes nées en 1945 et 1960, enquête suisse sur la famille 1994

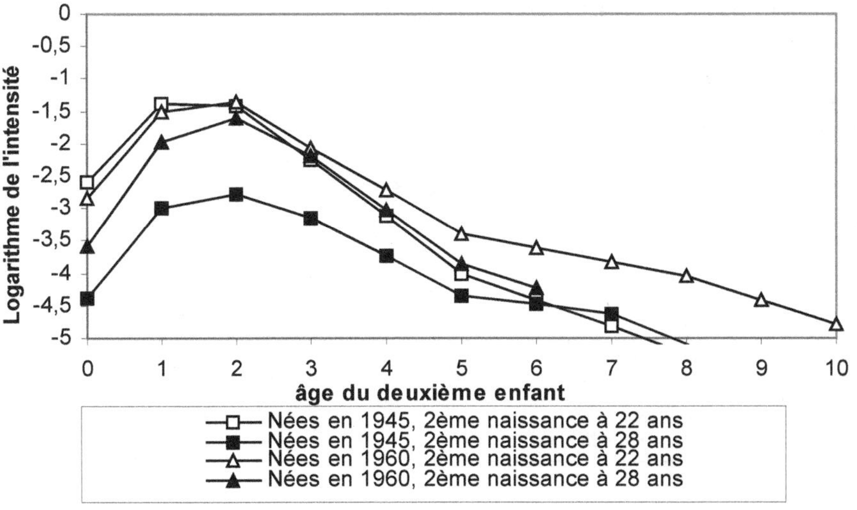

Tableau 2.6. Risque relatifs de conception d'un deuxième et d'un troisième enfant dans les mariages selon les caractéristiques des femmes nées entre 1945 et 1960 (estimation d'un modèle de Gompertz généralisé)

Variables indépendantes	*Risque relatif de 2e conception*	*Risque relatif de 3e conception*
Religion		
Protestante	1.11	1.00
Catholique	1.07	0.80
Autres	1.22	1.09
Pas d'appartenance religieuse	1	1
Pratique religieuse		
Pratique régulière	1.73***	2.62***
Pratique irrégulière	1.27***	1.25**
Pas de pratique	1	1
Niveau d'étude		
Ecole obligatoire	1.03	0.86
Formation professionnelle	1	1
Etudes supérieures	1.23*	1.27
Lieu de vie		
Rural	1	1
Urbain	0.92	0.75***
Régions linguistiques		
Suisse alémanique	1	1
Suisse latine	0.84*	0.86
Vie pendant enfance		
En Suisse	1	1
A l'étranger	0.71***	0.73**
Type de mariage		
Mariage indirect	1	1
Mariage direct	0.98	0.84
Première naissance		
Conception dans le mariage	1	1
Conception pré-nuptiale	1.12**	1.03
N	*1 855*	*1 514*

***: significatif au seuil de 1%
**: significatif au seuil de 5%
*: significatif au seuil de 10%
Source: enquête suisse sur la famille 1994.

L'intensité de conception d'un deuxième enfant est plus élevée chez les femmes qui ont fait des études supérieures que chez les autres. La valeur du coefficient est très semblable pour leur risque de troisième enfant, toutefois sans atteindre le seuil de significativité. Rappelons que plus l'effectif est réduit, plus le seuil de significativité statistique est élevé. Il semble donc que les femmes ayant un niveau d'études supérieures ont, une fois qu'elles ont mis au monde un premier enfant, une descendance plus nombreuse. Ce dernier résultat confirme ce que nous avions commencé à évoquer précédemment, à savoir que les femmes qui ont un diplôme d'enseignement supérieur se polarisent en deux groupes, celles qui restent non-mariées et sans enfant et celles qui se marient et vont donner naissance à un plus grand nombre d'enfant que la moyenne. Le fait de vivre en milieu urbain n'affecte pas la probabilité d'avoir un second enfant, mais diminue celle d'en avoir un troisième.

Les risques de conception d'un deuxième enfant sont moins élevés en Suisse latine qu'en Suisse alémanique. Il en est de même en ce qui concerne la conception d'un troisième enfant, même si le coefficient estimé est non significatif. La probabilité d'avoir un deuxième, puis un troisième enfant est également moindre parmi les femmes ayant passé leur enfance en dehors des frontières du territoire suisse.

Une cohabitation prénuptiale (mariage indirect) n'affecte pas l'intensité de conception d'un deuxième et d'un troisième enfant. En revanche, les femmes qui étaient enceintes au moment de leur mariage ont une intensité de deuxième conception plus élevée que celles qui ont conçu leur premier enfant après le mariage.

2.4.3 *Discussions des résultats*

La norme de deux enfants ne paraît pas s'affaiblir depuis la fin du baby-boom: les couples qui ont des enfants semblent au contraire avoir moins souvent un seul enfant et plus souvent deux qu'avant. La probabilité d'avoir un troisième enfant lorsqu'on en a déjà deux, quant à elle, reste stable sur la période. Ces résultats (qui ont trait à la fécondité maritale seulement, rappelons-le) laissent à penser qu'une baisse de l'intensité de la fécondité dans les générations les plus récentes pourrait moins provenir d'une diminution du nombre moyen d'enfant chez les femmes qui seront mères de famille, que d'une augmentation de la proportion de couples ou de femmes, mariés ou non, qui resteront sans enfants.

Le retard du calendrier des deuxièmes naissances est semblable, dans sa forme, au retard de celui des premières naissances. En revanche, le retard dans l'arrivée de la troisième naissance est moins prononcé. Il semble que l'on assiste à un phénomène de compression de la fécondité à partir du deuxième enfant: les intervalles entre le deuxième et le troisième sont plus courts dans les nouvelles générations quel que soit l'âge d'entrée en vie féconde. Ce phénomène de compression dans les générations plus récentes est aussi perceptible entre le premier et le deuxième enfant, quand la venue du premier enfant est tardive, et entre le mariage et le premier enfant quand le mariage est tardif.

Nous avons aussi vu que le retard au mariage diminuait la probabilité moyenne d'avoir un premier enfant, et que le retardement de la naissance du premier entraîne une baisse de l'occurrence du second. Il semble par contre que le calendrier de la venue du second enfant n'influence pas les probabilités de venue du troisième dans les nouvelles générations, contrairement à ce que l'on peut observer dans les générations plus anciennes. On peut en conclure que la logique présidant à la planification d'un troisième enfant diffère de celle qui préside à la planification du premier ou du deuxième, ceux-ci dépendant plutôt du moment de l'entrée en vie féconde.

Les femmes qui ont fait des études supérieures se distinguent en deux groupes, selon qu'elles se marient ou non, les premières adoptant alors une norme de deux, voire trois enfants. Le mariage apparaît alors comme l'expression d'une sélection en matière de projet familial pour les femmes qui ont fait des études supérieures. Celles-ci ont une probabilité moindre de se marier et le mariage est généralement plus tardif. Mais lorsqu'il est célébré, il est suivi sans tarder par la constitution d'une famille qui comptera plus souvent que les autres 2, voire 3 enfants (Huinink 2001).

Les femmes qui déclarent pratiquer leur religion ont moins souvent une famille à un enfant unique; mais la différence est encore plus nette lorsqu'il s'agit de la mise au monde d'un troisième enfant. De même, le troisième enfant est plus fréquent parmi les femmes qui vivent en milieu rural. Le troisième enfant semble relever d'une logique que nous avons appelée «familialiste», caractérisant le monde rural et religieux. Les segments de la population qui expérimentent de nouvelles formes de construction du projet familial (les couples vivant en ville, les couples qui n'ont pas de pratique religieuse) ont plutôt constitué des petites familles de 1 ou 2 enfants. Les familles à un seul enfant sont plus fréquentes en

Suisse latine et parmi les femmes ayant grandi à l'étranger, toutes choses égales par ailleurs.

3. Conclusion

Les interactions entre la baisse et le retard de la fécondité dans les sociétés occidentales contemporaines suscitent une série de questions. Nous nous sommes tout d'abord demandé si la fécondité est réellement en baisse actuellement et si oui, pour quelles raisons. En outre, notre questionnement a porté sur les raisons du retardement de l'entrée en vie féconde. Les réponses que nous proposons dans cette conclusion reposent sur les résultats que nous avons obtenus tout au long de ce chapitre, et qui concernent l'évolution de la construction du projet fécond en Suisse durant la période qui s'est écoulée entre le début des années soixante et le milieu des années nonante.

Les évolutions observées selon la cohorte, l'âge et l'année du calendrier indiquent toutes le phénomène du retardement du calendrier de la fécondité. La cohorte la plus ancienne dans l'enquête famille (femmes nées en 1945-49) se détache nettement des suivantes par une fécondité plus précoce et par un nombre moyen d'enfants plus élevé, ce qui laisse à penser qu'elle constitue la cohorte ayant enfanté les dernières générations du baby-boom. Le calendrier et le nombre d'enfant sont ensuite relativement stables pour les cohortes 1950-65. Les cohortes les plus jeunes de l'enquête (femmes qui sont nées après 1965) semblent connaître un nouveau retardement. Nos analyses montrent par ailleurs que l'on assiste durant la période d'observation à un phénomène de compression de la fécondité, le premier et le deuxième enfant étant conçu plus vite qu'auparavant lorsque le mariage a été plus tardif, ce qui explique la capacité de rattrapage des cohortes ayant enfanté les premières générations de l'après baby-boom (1950-65). Cependant nos résultats mettent aussi en évidence le lien entre le retard dans l'entrée en vie féconde (le mariage ou le premier enfant) et une probabilité moindre d'avoir un puis deux enfants. Ce dernier résultat laisse à penser que les générations qui entament actuellement leur vie féconde avec un retardement accru pourraient avoir également une descendance finale moins élevée.

Nos résultats mettent en avant une diversification des processus de construction de la famille. On peut ainsi faire l'hypothèse de l'existence de quatre sous-groupes de processus de construction de la famille, cette hypothèse étant discutée plus en avant dans la conclusion de cet ouvrage: 1) les processus de construction de la descendance qui semblent être gouvernés par un projet *familialiste*; 2) les parcours de vie caractérisés par un projet fécond *différé*; 3) les processus de constitution de la famille caractérisés par des comportements *émergents*; et 4) celles qui se caractérisent par un *non projet* d'enfant ou par une infécondité.

Le projet *familialiste* se caractérise par une inscription de la fécondité dans le mariage, la venue rapide d'un premier enfant, souvent suivie d'un deuxième puis d'un troisième enfant. Ce projet familialiste semble échapper aux effets de calendrier, en ce sens que l'entrée plus tardive dans le processus de construction de la famille n'affaiblit pas la probabilité d'avoir une famille nombreuse (trois enfants). Les projets familialistes ont sans doute été plus répandus lors du baby-boom. Dans la période qui suit ce baby-boom, le projet familialiste ne caractérise plus qu'une frange distincte de la population, qui place clairement la famille en priorité dans le parcours de vie (féminin). Il est ainsi choisi le plus souvent dans les milieux pratiquants ou ruraux. Nous renvoyons ici le lecteur au chapitre 3 de cet ouvrage, qui met en évidence l'existence d'une sous-culture de ce type au niveau des représentations du projet d'enfant.

Le projet familial *différé* résout d'une autre manière l'équation de la conciliation entre les projets d'enfant et les projets de vie non familiaux. Ici, l'idée est plutôt pour les jeunes femmes de consacrer une première partie du parcours de vie à des projets non familiaux, et d'entrer dans un deuxième temps dans un projet de type familialiste. La constitution de la famille, qui commence généralement par le mariage, est alors plus resserrée dans le temps, et se limite le plus souvent à une famille de deux enfants. Les femmes qui ont fait des études supérieures semblent particulièrement portées à adopter ce schéma, lorsqu'elles n'ont pas renoncé complètement au projet d'enfant. Il est possible que ce soit les enjeux professionnels de ces femmes, et leurs ressources plus vastes, qui les poussent à rechercher une plus grande maîtrise de leur destin familial (et à éviter les comportements familiaux émergents). Cette maîtrise inclut, on le voit, un respect de normes familiales conventionnelles.

Une autre mode de construction de la famille semble émerger*:* il se caractérise par l'exploration de modes d'entrée en vie familiale moins traditionnels, par exemple, la conception d'un enfant par des couples qui cohabitent mais qui ne sont pas encore mariés ou, au contraire, le mariage par des couples qui ne veulent pas tout de suite des enfants. Un flou est ainsi introduit dans la séquence «mariage – premier enfant»: l'ordre de ces événements peut être inversé, la durée entre les deux événements se relâcher ou se tendre selon les circonstances; des nouvelles catégories de significations et/ou d'interprétations de la vie en couple sont introduites (la cohabitation comme forme de famille ou le mariage sans enfant comme projet de famille). Ces projets, que nous appellerons projets *émergents,* regroupent des manières de construire le projet familial qui entremêlent le projet d'enfants avec d'autres dimensions du projet de vie (la vie conjugale et probablement aussi la vie professionnelle, voire à cet égard le chapitre 6). Ces projets *émergents* semblent s'être diffusés en milieu urbain et chez les femmes qui ne pratiquent pas leur religion. Ces projets correspondent à des familles de taille réduite.

Finalement, on note une faible augmentation sur la période de la proportion de femmes qui restent sans enfant et qui ne se marient pas. Ici aussi, ce modèle semble être choisi par des femmes ayant fait des études supérieures. Ces dernières semblent donc choisir entre former un projet classique de constitution de la famille, mais qui est différé dans le temps ou renoncer à un projet familial.

Nous avons mis en avant dans ce chapitre une diversification des modes de construction de la famille en Suisse. Cette évolution découle du fait que chaque membre du couple est de plus en plus amené à réaliser de front plusieurs projets à la fois (personnel, social, professionnel, et familial), et cela dans un contexte économique et social qui devient à la fois plus souple et plus incertain. Pour mener leurs projets à bien, les individus peuvent puiser dans une pluralité de modèles culturels de la construction de la famille. Le chapitre suivant abordera cette thématique en privilégiant une approche du souhait et des valeurs liées à l'enfant.

Chapitre 3

Le souhait d'enfant: un idéal situé

Josette COENEN-HUTHER*

1. Les souhaits d'enfants

Deux cinquièmes des personnes interviewées environ n'ont pas d'enfant[1]. Deux tiers d'entre elles souhaitent en avoir un jour[2].

Les chiffres bruts n'ont toutefois pas grand sens: une distinction selon l'âge[3] et le sexe s'impose d'emblée. Si la probabilité de souhaiter un enfant varie très probablement selon qu'on a 25 ans ou 45 ans, on doit en effet se demander également de prime abord si l'âge, en ce domaine, a le même sens pour les femmes et pour les hommes. *Biologiquement*, on le sait, les seconds peuvent procréer pendant une période beaucoup plus longue que les premières. Cela semble être aussi le cas *socialement*: il est tout à fait admis, par exemple, que les hommes qui se remarient avec une femme encore en âge de procréer aient (qu'ils soient ou non déjà pères),

* Je suis reconnaissante à Jean-Marie Le Goff pour son appui logistique et sa lecture attentive de mon texte, écrit en 1998.

1 37,4% des femmes, 43,7% des hommes. Il s'agit des personnes qui, au moment de l'enquête, n'avaient ni enfant biologique, ni enfant adopté et qui ne vivaient pas avec d'autres enfants (du/de la partenaire, ou enfants placés). Ne figurent pas non plus dans cette analyse les femmes enceintes (ou les hommes dont les épouses/compagnes sont enceintes).

2 Tout au long des analyses de ce chapitre, souhaiter avoir un enfant signifie: souhaiter en avoir un au moins, un jour.

3 Etant donné que les souhaits/non-souhaits d'enfants se réfèrent au moment de l'enquête, nous nous placerons, dans ce chapitre, dans une perspective d'effets d'âges et non pas d'effets de cohortes (c'est-à-dire de générations). Notons aussi que nous adoptons, pour l'ensemble du chapitre, des pondérations normées développées par l'OFS. Nous utiliserons une pondération «spécifique» pour chaque sexe dans tous les cas où nous traiterons séparément les femmes et les hommes, «générale» dans les rares cas où nous ne distinguerons pas les unes des autres mais ferons une analyse pour l'ensemble de l'échantillon.

des enfants avec elle, même s'ils ont atteint, eux, l'âge où les couples n'ont généralement plus d'enfant dans les *premières* unions.

1.1 *L'importance du sexe et de l'âge*

La figure 3.1 confirme cette hypothèse: les désirs d'enfant diffèrent chez les femmes et les hommes à partir de la trentaine. Ils diminuent alors plus rapidement chez les premières que chez les seconds et l'écart se creuse avec l'âge.

Figure 3.1.
Désir d'enfants selon les classes d'âge

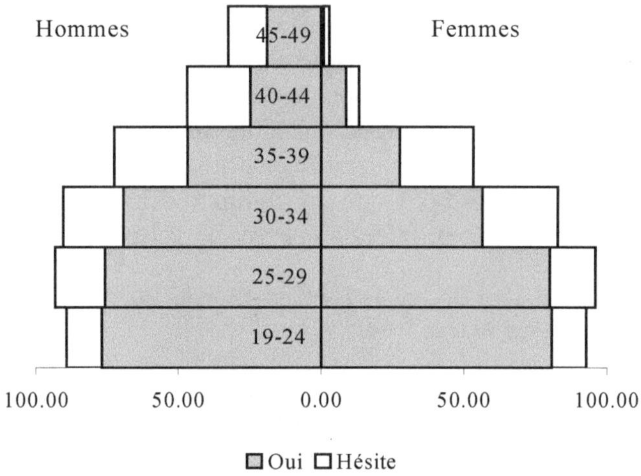

Cette différence entre désir d'enfant des hommes et des femmes n'est toutefois pas sans lien avec le fait que les maris sont généralement un peu plus âgés que leur partenaire[4] (Bozon 1990a et b). Compte tenu du nombre relativement peu élevé d'hommes concernés, cela n'est toutefois vraiment visible que dans la catégorie des 30-39 ans (tableau 3.1).

4 Sauf précisions, nous parlerons de partenaire au sens de personne avec laquelle on vit, que cela soit dans ou hors des liens du mariage.

Tableau 3.1. Les hommes qui désirent un enfant, selon leur âge et celui de leur partenaire (en %)

Age de la partenaire	*Age de l'homme* 19-29 ans	30-39 ans	40-49 ans
19-29 ans	80,6	85,6	*5*
N=	223	102	6
30-39 ans	*10*	(58,3)	*8*
N=	13	87	25
40 ans et plus	*2*	–	*4*
N=	2	7	45
Age moyen du partenaire	24,7 ans	29,6 ans	39,7 ans
Ecart-type	3,8	5,1	6,3

Exemple de lecture: 85,6% des hommes de 30-39 ans dont la partenaire a moins de 30 ans souhaite avoir un enfant, contre 58,3% de ceux dont la partenaire a dépassé cet âge.
Lorsque le total de colonne est inférieur à 100, les nombres absolus sont en *italiques* si tous les totaux comparés sont inférieurs à 100; ils sont entre parenthèses si une partie seulement de ces totaux est inférieure à 100.

De manière plus générale, l'existence d'un ou d'une partenaire et le type de relation de couple est en liaison assez étroite avec le désir d'enfant, comme l'indique le tableau 3.2[5]. Il apparaît en effet très clairement que la solidité de la relation joue un rôle important: la proportion de personnes souhaitant avoir un enfant est en effet plus forte quand il y a un partenariat *stable* qu'en l'absence de ce type de relation. Cette proportion s'élève encore parmi les personnes vivant en couple, puis, nouveau seuil, parmi les femmes et les hommes qui ont l'intention de se marier dans les deux ans. Lorsque l'union a été officialisée, le désir d'enfant est nettement plus marqué chez les personnes mariées depuis trois ans au maximum.

5 Dans la mesure où les différences de souhaits d'enfants selon l'âge et le sexe sont fondamentales et doivent être maintenues, certains choix ont dû être faits pour limiter les catégories d'analyses. Le premier auquel nous avons été confronté a été celui des catégories d'âges, qu'il fallait dichotomiser. Compte tenu du fait que les naissances après 35 ans (âge de la femme) ne constituent que 5% de la descendance de rang 1, nous avons fixé ce seuil à 35 ans, c'est-à-dire aux personnes qui ont encore une certaine probabilité d'avoir un jour un enfant.

Tableau 3.2. Désir d'enfant des femmes et des hommes âgés de moins de 35 ans, selon le type de leur relation de couple (en %)

Type de relation de couple	Femmes			Hommes		
	Désire un enfant	N'en désire pas ou hésite	N=	Désire un enfant	N'en désire pas ou hésite	N=
Partenaire stable sans cohabitation						
– oui	73,0*	27,0	308	77,6**	22,4	185
– non	66,6*	33,4	286	65,4**	34,6	219
Vie en couple hors mariage						
– oui	81,4**	18,6	316	78,0*	22,0	160
– non	70,1**	29,9	600	70,3*	29,7	407
Intention de se marier dans les 2 ans						
– oui	88,8**	11,2	234	96,1**	3,9	107
– non	66,5**	33,5	558	65,8**	34,2	384
Mariage						
– depuis 3 ans au maximum	89,3**	10,7	124	*56*	*8*	64
– depuis plus de 3 ans	(71,9)**	(28,1)	72	*26*	*6*	32

Tous les Chi-2 testant les différences selon le sexe et chaque caractéristique du couple sont significatifs au seuil de 0,05 à l'exception des différences chez les hommes selon la durée de mariage.
Lorsque le total de colonne est inférieur à 100, les nombres absolus sont en *italiques* si tous les totaux comparés sont inférieurs à 100; ils sont entre parenthèses si une partie seulement de ces totaux est inférieure à 100.

Ces chiffres renvoient à l'importance du mariage pour la procréation en Suisse (cf. chapitre 2). Mais ils montrent également que, pour les hommes, le passage d'une vie de couple encore sans engagement (vie en couple hors des liens du mariage) à l'intention déclarée de l'officialisation de l'union (intention de se marier dans les deux ans) se traduit par un accroissement du désir d'enfant (18 points de pour cent en plus) que pour les femmes (quelque 7 points de pour cent).

Ce rapprochement du moment du mariage n'est toutefois que l'un des facteurs dont on peut penser qu'il module le désir d'enfant des personnes interviewées. L'enquête suisse sur la famille permet d'en soumettre d'autre à l'analyse.

1.2 *Le niveau de formation*

Nombre de recherches[6] ont montré que le niveau de formation des femmes n'est pas sans relation avec leurs comportements en matière de fécondité. L'enquête suisse sur la famille le confirme de diverses manières (voir davantage de détails au chapitre 2). On observe que plus leur niveau de formation est élevé et plus elles retardent la naissance de leur premier enfant; dans la cohorte des femmes nées entre 1945 et 1954, 41% de celles qui se situent au niveau de formation le plus élevé étaient mères à trente ans, contre 83% de celles qui n'ont qu'un niveau de formation primaire[7]. L'écart s'est encore creusé pour la génération née entre 1955 et 1964 (27% contre 75%).

Sociologues et démographes qui se sont penchés sur ce lien entre niveau de formation et désir d'enfant ont montré que les femmes n'ayant pas poussé très loin leur formation peuvent estimer plus gratifiant de s'occuper de leurs enfants que de s'insérer sur un marché du travail où leurs possibilités ne sont pas toujours très attrayantes[8] (cf., par exemple, Kellerhals *et al.* 1982; Commaille 1993). A l'inverse, les femmes les mieux dotées en formation considéreraient davantage l'enfant comme un handicap à leur carrière professionnelle.

Le tableau 3.3 confirme ces tendances: les femmes qui se situent aux niveaux I et II de formation souhaitent plus souvent avoir un enfant que les femmes ayant poursuivi leur formation au-delà. On notera, en revanche, qu'aucune relation n'apparaît entre le désir d'enfant des hommes et leur niveau de formation: le choix entre carrière professionnelle et prise en charge des enfants ne se pose pas pour eux.

On peut se demander néanmoins si le niveau de formation est une mesure suffisante en soi: ne faut-il pas, comme l'ont montré notamment Blossfeld *et al.* (1995) à propos des interruptions d'activité professionnelle des femmes mariées, prendre également en compte le statut d'occupation? En effet, un même capital de formation peut avoir été négocié

6 Voir notamment une revue des études américaines dans Miller 1987, p. 584.

7 Le niveau actuel de formation donne une bonne approximation du niveau de formation au moment de la maternité.

8 Ce qui ne signifie pas qu'elles ne *doivent pas*, bien souvent, exercer une activité professionnelle rémunérée pour des raisons matérielles, ni qu'elles ne puissent alors retirer un certain plaisir de cette activité.

différemment sur le marché du travail et se traduire par des statuts socio-professionnels très variables.

Tableau 3.3. Souhait d'enfant des femmes de moins de 35 ans sans enfant, selon leur niveau de formation (en %)

Désir d'avoir un enfant	Niveau I**	Niveau II**	Niveau III**
Oui	(78,7)	77,1	66,7
Non/Hésite	(21,3)	22,9	33,3
Totaux	62	884	169

I = sans formation, école primaire, ou degré secondaire inférieur; II = apprentissage, maturité ou équivalent; III = école ou formation professionnelle supérieure, Université, Haute Ecole.
* = relation significative à 0,10; ** = relation significative à 0,05; pas d'astérisque = relation non significative à l'un ou l'autre de ces intervalles (test utilisé: Chi-2).
Lorsque le total de colonne est inférieur à 100, les nombres absolus sont en *italiques* si tous les totaux comparés sont inférieurs à 100; ils sont entre parenthèses si une partie seulement de ces totaux est inférieure à 100.

1.3 *Le statut d'occupation*

Contrairement à ce qu'on aurait pu attendre, le tableau 3.4 indique que le désir d'enfant des femmes de moins de 35 ans ne varie significativement ni en fonction de leur niveau socio-professionnel, ni selon qu'elles sont en formation ou exercent une activité professionnelle.

En revanche, la situation professionnelle des *hommes* est en relation directe avec leur désir d'enfant. Pourquoi les hommes situés au sommet de la hiérarchie professionnelle souhaitent-ils moins souvent des enfants que les autres? Nous n'avons aucune explication à cette différence.

Tableau 3.4. Souhait d'enfant des personnes de moins de 35 ans sans enfant, selon le sexe et la catégorie socio-professionnelle (en %)

	Désir d'avoir un enfant	Oui	Non/Hésite	Totaux
Femmes	Couches supérieures	70,6	29,4	136
	Professions intermédiaires	71,4	28,6	135
	Autres professions[1]	77,1	23,5	604
	En formation	80,3	19,7	177
Hommes**	Couches supérieures	63,1	36,9	133
	Professions intermédiaires	(81,3)	(18,7)	81
	Autres professions[1]	75,7	24,3	333
	En formation	79,3	20,7	108

1 Non-manuels et manuels qualifiés (employés et ouvriers) et travailleurs non qualifiés.
* = relation significative à 0.10; ** = relation significative à 0.05; pas d'astérisque = relation non significative à l'un ou l'autre de ces intervalles (test utilisé: Chi-2).
Lorsque le total de colonne est inférieur à 100, les nombres absolus sont en *italiques* si tous les totaux comparés sont inférieurs à 100; ils sont entre parenthèses si une partie seulement de ces totaux est inférieure à 100.

1.4 *L'appartenance et la pratique religieuse*

Comme le soulignent nombre d'enquêtes, la religion et sa pratique constituent toujours, à notre époque, un facteur de différenciation pour certains comportements et attitudes dans le domaine de la famille (notamment en matière de cohabitation prénuptiale et de nombre d'enfants). Ayant mis en lumière différentes conceptions de la famille sur la base d'une enquête genevoise, l'auteur de ce chapitre a, par exemple, eu l'occasion de montrer que les couples croyants et pratiquants ont davantage d'enfants que les autres (Coenen-Huther 1994). Sur la base de l'analyse des résultats de quatre pays ayant participé à l'enquête européenne sur les valeurs (Allemagne de l'Ouest, France, Belgique et Pays-Bas), Lesthaeghe et Moors (1994), montrent, eux, que le niveau de fécondité est en relation avec une *éducation* religieuse *catholique*. L'enquête suisse sur la famille n'incluait pas de question sur l'*éducation* religieuse. Il comprend en revanche des questions relatives à la religion et la pratique religieuse. Pour des raisons d'effectifs, la combinaison de ces deux variables n'est possible que pour les deux religions principales. Il nous faut donc examiner séparément ces deux aspects de l'appartenance religieuse.

Chez les femmes, comme chez les hommes, une tendance générale s'observe (tableau 3.5): les catholiques manifestent un plus grand désir d'avoir un enfant que les protestants et ces derniers un plus grand désir que les personnes appartenant à d'autres religions ou n'ayant déclaré aucune appartenance religieuse.

Tableau 3.5. Souhait d'enfant des personnes de moins de 35 ans sans enfant, selon le sexe et l'appartenance religieuse (en %)

Désir d'avoir un enfant		Oui	Non/Hésite	Totaux
Femmes**	Protestantes	74,5	25,5	418
	Catholiques	80,4	19,6	547
	Autres/sans	61,1	38,9	150
Hommes**	Protestants	73,0	27,0	251
	Catholiques	82,7	17,3	294
	Autres/sans	56,7	43,3	120

* = relation significative à 0.10; ** = relation significative à 0.05; pas d'astérisque = relation non significative à l'un ou l'autre de ces intervalles (test utilisé: Chi-2).

Dans la mesure où les catholiques sont proportionnellement plus pratiquants que les non-catholiques[9], peut-on ramener ces tendances à un simple effet de *pratique* religieuse? Le tableau 3.6 montre, en fait, que religion et pratique se renforcent, mais davantage chez les catholiques que chez les protestants.

9 Nous avons mesuré la relation existant entre religion et pratique. Etant donné que la très grande majorité des personnes dont il est question ici déclarent appartenir soit au protestantisme, soit au catholicisme (10% environ ne déclarent aucune appartenance religieuse ou ne répondent pas à la question et 5% appartiennent à d'autres religions), nous n'avons retenu, pour mesurer la force de cette relation, que les deux premières catégories. Les analyses montrent que *la proportion de pratiquant(e)s* (à titre régulier ou non) *est*, pour les hommes comme pour les femmes, *plus élevée chez les catholiques* (hommes pratiquants: 45,2% chez les catholiques (N=362), 35% chez les protestants (N=339). Femmes pratiquantes: 53,4% chez les catholiques (N=661) et 41,7% chez les protestantes (N=567)).

Tableau 3.6. Souhait d'enfant des personnes de moins de 35 ans sans enfant, selon le sexe, l'appartenance et la pratique religieuse (en %)

	Désir d'avoir un enfant		Oui	Non/Hésite	Totaux
Femmes	Religion protestante*	Pratiquantes	79,4	20,6	185
		Non-pratiq.	71,1	28,9	232
	Religion catholique**	Pratiquantes	85,4	14,6	288
		Non-pratiq.	74,8	25,2	259
Hommes	Religion protestante	Pratiquants	(74,8)	(25,2)	90
		Non-pratiq.	72,0	28,0	160
	Religion catholique**	Pratiquants	88,4	11,6	133
		Non-pratiq.	78,0	22,0	161

* = relation significative à 0.10; ** = relation significative à 0.05; pas d'astérisque = relation non significative à l'un ou l'autre de ces intervalles (test utilisé: Chi-2).
Lorsque le total de colonne est inférieur à 100, les nombres absolus sont en *italiques* si tous les totaux comparés sont inférieurs à 100; ils sont entre parenthèses si une partie seulement de ces totaux est inférieure à 100.

1.5 *La nationalité*

Pour plusieurs raisons, la nationalité *actuelle* n'a pas forcément grand sens. D'abord, du fait des naturalisations et des procédures d'acquisition de nationalité par mariage, elle a de fortes probabilités de ne pas être la nationalité d'origine. Ainsi, un quart des femmes de moins de 35 ans qui étaient étrangères à 14 ans ont acquis la nationalité suisse par la suite. Ce fut le cas de près d'un homme sur six parmi ceux qui étaient étrangers à cet âge-là. Par contre, moins d'une femme et d'un homme vivant en Suisse au moment de l'enquête et qui étaient suisses à 14 ans ont acquis une autre nationalité passé cet âge.

Ensuite, la nationalité actuelle, et même la nationalité à 14 ans, ne sont pas suffisantes pour nous renseigner sur le climat culturel (familial et sociétal) dans lequel la personne a baigné au cours de sa période de socialisation primaire, pendant l'enfance. Or, on sait combien celle-ci marque la personne, même si les socialisations secondaires intervenant au cours de l'âge adulte et le parcours de vie renforcent ou modifient les effets de cette socialisation primaire. Il faut donc tenir compte également du pays dans lequel la personne a grandi et de la nationalité de ses parents[10].

Une très forte relation existe toutefois entre le pays d'éducation et la nationalité à 14 ans[11]. Une relation à peine moins forte s'observe entre la nationalité de la mère et celle du père[12]. Pour alléger la présentation, nous allons donc utiliser ci-dessous le pays de socialisation (d'éducation) et la nationalité d'origine de la mère[13].

Les femmes ayant été socialisées à l'étranger et celles dont la mère n'est pas d'origine suisse désirent avoir un enfant un peu plus fréquemment que les femmes socialisées en Suisse et celles dont la mère est d'origine suisse (tableau 3.7)[14].

Même s'ils sont statistiquement significatifs, les écarts sont toutefois relativement faibles. Aucune différence n'apparaît par contre chez les hommes. Les effectifs étant suffisants, nous avons, pour la nationalité de la mère, opéré une distinction supplémentaire entre mère originaire de pays d'Europe de l'Ouest, du Nord et d'Amérique du Nord et mère originaire d'autres pays, soit, majoritairement, de pays du sud de l'Europe[15]. Ces pays du sud de l'Europe sont aujourd'hui encore, on le sait, plus centrés sur la famille *(plus familialistes)* que les pays d'Europe de l'Ouest et du Nord. L'Italie, l'Espagne, le Portugal ont certes connu également une forte évolution démographique (nuptialité, fécondité, divortialité, etc.), mais avec un certain retard (Roussel 1989). Cette évolution ne correspond toutefois pas (pas encore, tout au moins) à de profonds changements dans *tous* les domaines de la vie familiale. On peut le voir notamment – et c'est, en partie, un autre signe de plus grand familialisme – à travers le taux nettement plus faible de présence des femmes sur le marché du tra-

10 A *leur naissance*, pour les mêmes raisons d'acquisition d'autres nationalités que celles que nous venons de mentionner.

11 97,7% des 2 103 personnes élevées en Suisse étaient suisses à 14 ans et 98,7% des 311 personnes élevées dans un autre pays ne l'étaient pas.

12 91,9% des 1 631 personnes ayant une mère d'origine suisse ont également un père d'origine suisse et 76,2% des 781 personnes ayant une mère qui n'est pas suisse d'origine ont un père qui ne l'est pas non plus.

13 Sachant que les résultats relatifs à la nationalité à 14 ans et au pays de socialisation sont quasiment identiques et qu'il en va de même pour les résultats relatifs à la nationalité d'origine du père et de la mère.

14 Notons qu'aucune différence significative n'apparaît selon que le couple parental est composé de deux personnes d'origine étrangère ou d'une seule.

15 80% des personnes originaires «d'autres pays» viennent d'Italie, d'Espagne et du Portugal.

vail dans le Sud que dans le Nord de l'Europe (voir par exemple Bettio et Villa, 1998, pour le cas de l'Italie) ou, encore, à travers l'âge au départ du foyer parental, nettement moins élevé dans le Nord et l'Ouest de l'Europe que dans le Sud[16]. En dépit de la chute des taux de fécondité, on peut donc s'attendre à un plus fréquent *désir*[17] d'enfant des femmes et des hommes qui ont été exposé à cet esprit familialiste par l'entremise de leur mère.

C'est bien ce que l'on observe (tableau 3.8): les femmes et les hommes ayant une mère originaire d'Europe du Sud ou d'un pays se situant hors d'Europe et d'Amérique du Nord désirent plus fréquemment avoir un enfant que les femmes et les hommes dont la mère est originaire de Suisse, d'Europe du Nord et de l'Ouest ou d'Amérique du Nord.

Tableau 3.7. Souhait d'enfant des personnes de moins de 35 ans sans enfant, selon le sexe, le pays de socialisation et la nationalité d'origine de la mère (en %)

	Désir d'avoir un enfant		Oui	Non/Hésite	Totaux
Femmes	Pays de socialisation**	*Suisse*	74,4	25,6	951
		Autres pays	82,6	17,4	161
	Nationalité d'origine de la mère**	*Suisse*	73,3	26,7	731
		Autres pays	79,8	20,2	381
Hommes	Pays de socialisation	*Suisse*	73,7	26,3	579
		Autres pays	78,8	21,2	*85*
	Nationalité d'origine de la mère	*Suisse*	73,4	26,6	443
		Autres pays	76,1	23,9	222

* = relation significative à 0.10; ** = relation significative à 0.05; pas d'astérisque = relation non significative à l'un ou l'autre de ces intervalles (test utilisé: Chi-2).
Lorsque le total de colonne est inférieur à 100, les nombres absolus sont en *italiques* si tous les totaux comparés sont inférieurs à 100; ils sont entre parenthèses si une partie seulement de ces totaux est inférieure à 100.

16 Départ qui, dans le Nord de l'Europe, a lieu généralement en dessous de 25 ans alors qu'en Italie, pour en rester à ce pays, il intervient fréquemment au-delà de ce seuil (Bettio et Villa 1998) et est généralement associé à un mariage, ce qui n'est pas le cas au Nord de l'Europe.

17 Désir qui ne se traduira pas forcément, faut-il le préciser, dans un comportement effectif.

Tableau 3.8. Souhait d'enfant des personnes de moins de 35 ans sans enfant, selon le sexe et la région dont la mère est originaire (en %)

	Désir d'avoir un enfant	Oui	Non/Hésite	Totaux
Femmes**	*Suisse*	73,3	26,7	731
	Europe Ouest/Nord Amér. Nord	71,9	28,1	203
	Sud Europe et autres pays	88,6	11,4	176
Hommes*	*Suisse*	73,4	26,6	443
	Europe Ouest/Nord Amér. Nord	68,4	(31.6)	*79*
	Sud Europe et autres pays	81	19	142

* = relation significative à 0.10; ** = relation significative à 0.05; pas d'astérisque = relation non significative à l'un ou l'autre de ces intervalles (test utilisé: Chi-2).
Lorsque le total de colonne est inférieur à 100, les nombres absolus sont en *italiques* si tous les totaux comparés sont inférieurs à 100; ils sont entre parenthèses si une partie seulement de ces totaux est inférieure à 100.

Si la nationalité *actuelle* ne paraît pas avoir beaucoup de sens par rapport au désir d'enfant, on l'a dit plus haut, le *lieu de vie* pourrait, en revanche, en avoir un. C'est en effet le milieu socio-culturel dans lequel baignent les personnes enquêtées au moment de l'entretien, milieu caractérisé par des normes de comportements qui influencent les individus de diverses manières[18].

1.6 *Le lieu de résidence actuel*

Deux indicateurs du lieu de résidence actuel fourni par le questionnaire nous semblent particulièrement pertinents par rapport à la problématique envisagée ici: la grandeur de la commune et le fait de vivre dans une zone

18 Il aurait été intéressant d'examiner si le milieu familial pendant l'enfance entretient ou non une relation avec le désir d'enfant de la personne interviewée. Malheureusement, les données de l'enquête suisse sur la famille sont ici très limitées: vie avec ses deux parents (biologiques ou non) pendant l'essentiel de son enfance et grandeur de la fratrie. Or, la presque totalité des personnes sans enfant ont vécu la plus grande partie de leur enfance avec leurs deux parents biologiques. Si certaines (moins de 10%) ont connu le divorce de leurs parents avant d'avoir atteint l'âge de 15 ans, aucune relation avec le désir actuel d'enfant n'apparaît. Il en va de même pour la grandeur de la fratrie.

urbaine ou rurale[19]. On pourrait faire l'hypothèse ici que les désirs d'enfant sont plus fréquents dans les petites communes et dans le monde rural. Or, le tableau 3.9 l'indique, cette hypothèse n'est vérifiée que pour la grandeur de la commune de résidence des femmes, et encore les écarts sont-ils faibles.

Tableau 3.9. Souhait d'enfant des personnes de moins de 35 ans sans enfant, selon le sexe, la commune et la zone de résidence (en %)

	Désir d'avoir un enfant		Oui	Non/Hésite	Totaux
Femmes	Grandeur de la commune de résidence*	*10 000 et plus*	73,5	26,5	619
		<10 000	78,1	21,9	494
	Zone de résidence	*Urbaine*	74,9	25,1	857
		Rurale	77,8	22,2	257
Hommes	Grandeur de la commune de résidence	*10 000 et plus*	72,6	27,4	369
		<10 000	76,4	23,6	296
	Zone de résidence	*Urbaine*	73,2	26,8	473
		Rurale	77,5	22,5	191

* = relation significative à 0.10; ** = relation significative à 0.05; pas d'astérisque = relation non significative à l'un ou l'autre de ces intervalles (test utilisé: Chi-2).

1.7 *Désir d'enfant des personnes sans enfant: une brève synthèse*

A la lumière des chiffres présentés ci-dessus et du tableau 3.10, on peut dresser la synthèse suivante. Tout d'abord, l'âge et le sexe sont deux facteurs très importants pour le désir d'enfant. Les réalités biologiques étant ce qu'elles sont, le désir d'enfant ne peut pas ne pas diminuer parallèlement à la possibilité d'en avoir, c'est-à-dire avec l'âge. Deux bémols doivent toutefois être mis à cette observation. En premier lieu, la biologie étant ici beaucoup plus contraignante pour les femmes que pour les hommes, le passage du temps exerce un effet plus marqué sur les souhaits d'enfant des premières que des seconds. Cela d'autant plus que l'usage veut que les hommes soient un peu plus âgés que les femmes avec les-

19 Les diverses typologies géographiques utilisées habituellement par l'OFS impliquent trop de catégories pour pouvoir être testées ici. Elles ne peuvent pas, sans très grande perte d'information, être ramenées à deux ou trois sous-catégories.

quelles ils vivent, ce qui les autorisent à souhaiter avoir un enfant à un âge de toute façon un peu plus avancé que celui des femmes. En second lieu, tout semble se passer comme si une norme relative à l'âge «normal» pour avoir un premier enfant était intériorisée par les femmes, car leur souhait d'enfant diminue fortement passé le seuil de la trentaine.

Par ailleurs, les autres facteurs de variation les plus importants du désir d'enfant relèvent de deux catégories. En premier lieu, le mariage est en étroite relation avec la naissance du premier enfant. L'analyse des désirs d'enfant conduite dans la présente section le confirme. En effet, par opposition aux personnes n'ayant pas de partenaire stable et n'ayant pas l'intention de se marier dans les deux ans – et toutes choses étant égales par ailleurs (tableau 3.10) – le désir d'enfant est plus grand chez les personnes:

a.1. mariées (lorsque le mariage date de moins de trois ans chez les femmes, quelle que soit sa durée chez les hommes);
a.2. ayant l'intention de se marier dans les deux ans;
a.3. ne sachant pas si elles vont se marier dans les deux ans (n'écartant donc pas cette possibilité);
a.4. et, chez les hommes uniquement, parmi ceux qui ont une partenaire stable mais ne vivent pas avec elle.

En second lieu, l'attachement à des valeurs que l'on peut qualifier de traditionnelles (notamment catholicisme pratiqué et familialisme) correspond également à un désir d'enfant plus fréquent:

b.1. Par opposition aux catholiques non pratiquants, aux protestants pratiquants (masculins uniquement) et non pratiquants et aux membres d'autres religions non pratiquants ou aux personnes sans religion, les catholiques pratiquants souhaitent plus souvent avoir un enfant;
b.2. Par rapport aux femmes éduquées en Suisse et aux femmes dont la mère est originaire de Suisse ou d'un pays d'Europe de l'Ouest, d'Europe du Nord ou d'Amérique du Nord, les femmes socialisées à l'étranger et celles qui ont une mère originaire d'un autre pays[20] désirent plus souvent avoir un enfant.

20 Soit, rappelons-le, d'un pays d'Europe du Sud dans 80% des cas.

Tableau 3.10. Souhait d'enfant des personnes de moins de 35 ans sans enfant: coefficients d'une analyse de régression logistique (odds ratio)

Variable	Hommes N=649	Femmes N=1059
Personne avec partenaire stable, mais sans cohabitation	.49*	.16
Vivant en cohabitation, sans mariage	-.01	.37
Mariage depuis moins de 3 ans	1.55***	1.62***
Mariage depuis plus de 3 ans	1.45**	.62
Ne sait pas si souhaite se marier dans les deux ans	.64*	.55*
Souhaite se marier dans les deux ans	2.97***	1.49***
Niveau de formation inférieur	-.141	-.16
Niveau de formation supérieur	.53	-.29
Catégorie socio-professionnelle supérieure	-.84**	.26
Catégorie socio-professionnelle intermédiaire	-.00	.16
En formation[1]	.47	.35
Personne protestante pratiquante	-1.03**	-.32
Personne protestante non pratiquante	-.72*	-.73**
Autres religions/sans religion (pas de pratique)	-1.76***	-1.19***
Personne catholique non pratiquante	-.80*	-.80**
Education à l'étranger	.26	.59*
Mère originaire d'Europe (Nord, Ouest) et Amérique du Nord	-.34	-.11
Mère originaire d'un autre pays, notamment de l'Europe du Sud	.49	.92**
25-29 ans	.03	-.40*
30-39 ans	-.31	-1.42***
Constante	1.31***	1.36***

1 Y compris 26 personnes inactives (24 femmes et 2 hommes); Degrés de significativité: *5%; **1%; ***1‰.
Individu de référence: personne âgée de 19 à 24 ans élevée en Suisse et dont la mère est suissesse d'origine, bénéficiant d'un niveau moyen de formation mais appartenant à la catégorie socio-professionnelle la plus basse, de religion catholique, pratiquante, n'ayant pas de partenaire stable et n'ayant pas l'intention de se marier dans les deux ans à venir.

Il faut relever par contre qu'aucun lien *direct* n'apparaît entre les *désirs actuels* d'enfant des femmes et leur niveau de formation[21] et/ou d'appartenance professionnelle. En d'autres termes, la relation observée au tableau 3.3 entre niveau de formation et désir d'enfant est due à une autre variable, cachée derrière le niveau de formation, vraisemblablement le

21 Le lien observé au tableau 3.3 apparaît ainsi comme indirect; il cache, selon toute vraisemblance, l'effet des facteurs de nationalité retenus.

pays d'origine et/ou la nationalité de la mère. En revanche, et nous ne sommes pas en mesure de l'expliquer avec les données à notre disposition, les hommes appartenant aux couches socio-professionnelles supérieures (dirigeants, chefs d'entreprise, membres des professions libérales, etc.) désirent, eux, moins fréquemment un enfant que les autres. Ces désirs et absences de désir d'enfant demandent toutefois à être expliqués: quelles sont aujourd'hui les motivations à avoir des enfants ou, au contraire, à ne pas en souhaiter? Dans la section suivante, nous nous efforcerons de répondre à la première de ces questions.

2. Les motivations du désir d'enfant

L'enquête suisse sur la famille comprenait une série de raisons possibles de vouloir un enfant (voir énoncés au tableau 3.11), soumises à tous les hommes et femmes qui avaient répondu positivement ou par une hésitation à la question de savoir s'ils souhaitaient en avoir un (personnes sans enfant) ou en avoir un de plus (personnes ayant déjà un enfant au moins, femmes enceintes ou hommes dont la compagne était enceinte au moment de l'enquête). Ces interviewés devaient, pour chaque item, dire s'il s'agissait d'une raison jouant un rôle important ou non dans leur désir d'enfant du moment. Ils devaient donc se prononcer sur des raisons qui leur étaient *proposées* et par rapport à leur *propre* souhait d'enfant (ou tout au moins par rapport à leur hésitation et au fait qu'ils ne disaient pas franchement ne pas en vouloir).

Souhaitant voir si les motivations des personnes sans enfant sont les mêmes que les motivations des personnes ayant déjà un ou plusieurs enfants, nous avons examiné séparément les deux situations, en commençant par la première.

2.1 *Le sens de l'enfant*

2.1.1 *Personnes qui n'ont pas encore d'enfant*

Comme l'indiquent les résultats figurant au tableau 3.11, deux raisons d'avoir des enfants, ou, si l'on préfère, deux sens de l'enfant, viennent très nettement en tête: a) la *gaieté*, la *joie de vivre* que les enfants mettent dans la vie quotidienne; b) les *gratifications* qu'ils apportent. Les enfants apparaissent donc essentiellement comme une *source de plaisir.*

Ce constat confirme de nombreuses études relatives au sens de l'enfant dans nos sociétés: avec le passage de la société traditionnelle (la société essentiellement paysanne en Occident) à la société moderne et d'une famille centrée sur sa survie à une famille centrée sur l'idée du bonheur, l'enfant est devenu, en priorité, pourvoyeur de gratifications et de joies et non plus héritier et garant de la lignée (voir entre autres Roussel 1989). En d'autres termes, ayant été «privatisé» l'enfant est désormais l'un des éléments d'une relation affective privilégiée: celle qui unit les deux membres du couple (Kellerhals *et al.* 1982). C'est «l'enfant du désir» (Leridon 1995), dans une famille fondée de plus en plus sur l'affectivité (de Singly 1996). Cette idée d'enfant du plaisir s'inscrit également, il faut le relever, dans la prégnance, tant de fois énoncée, de l'hédonisme dans nos sociétés (cf. par exemple Bellah *et al.* 1985).

L'idée de l'enfant-continuateur de la famille, plutôt considérée comme caractéristique de la société traditionnelle (Roussel 1989), apparaît pourtant comme largement admise aujourd'hui encore. Plus des deux tiers des personnes interrogées déclarent que la satisfaction de *voir leur famille se perpétuer* dans le temps est une raison importante de leur désir d'enfant[22].

22 Cet intérêt pour la continuation de la lignée correspond, en gros, à celui que nous avons pu observer dans une récente enquête sur la mémoire familiale conduite dans le canton de Genève (Coenen-Huther 1994): 60% des personnes interviewées (N=118) avaient une «mémoire de continuité», porteuse de l'histoire et des valeurs familiales, qu'elles essayaient, avec plus ou moins de force, de transmettre à leurs enfants.

Tableau 3.11. Le sens donné à l'enfant par les personnes sans enfant qui souhaitent en avoir (en %)

Raisons	Personnes pour lesquelles la raison est importante		
	< 35 ans N(max) =1651	35 ans ou plus N(max) =216	Total N(max)=1867
Les enfants amènent de la gaieté, de la joie de vivre dans la vie de tous les jours**	95,6	90,6	95,0
S'occuper des enfants est vraiment gratifiant	92,9	92,5	92,9
C'est une satisfaction de voir ma famille se continuer dans le temps**	70,9	60,0	69,7
Avoir des enfants consolide ma relation avec mon partenaire	47,7	47,1	47,6
Lorsqu'on a des enfants, on risque moins de se retrouver seul quand on vieillit	41,0	39,1	40,8
On a besoin d'enfants pour survivre au-delà de la mort**	35,8	27,8	34,9
On peut reporter sur ses enfants les espoirs et les ambitions auxquels on a dû renoncer soi-même	14,1	17,6	14,5

Note: la différence à 100, non incluse dans le tableau par souci de lisibilité et d'allégement, représente les cas où la raison n'est pas jugée importante.
* =relation significative à 0.10; **=relation significative à 0.05; pas d'astérisque=relation non significative à l'un ou l'autre de ces intervalles (test utilisé: Chi-2).

Désirer un enfant pour *consolider la relation au partenaire* concerne près d'une personne sur deux. L'importance de cette approbation interdit de conclure qu'on a à faire à des individus vivant des relations de couple fragiles. Peut-être faut-il y voir plutôt un signe de la désinstitutionalisation du mariage, de la perte de son caractère de certitude (Roussel 1989; Théry 1997, pp. 172ss.), phénomène qui conduirait les couples à devoir se donner ce «gage» pour garantir leur union.

L'enfant dans la société traditionnelle (et dans les sociétés en voie de développement), est souvent présenté (Kellerhals *et al.* 1982) comme un bâton de vieillesse ou plus généralement comme une assurance contre les risques de la vie (la maladie, les accidents, l'avancement en âge et l'impossibilité de travailler qu'il engendre). Or, pour deux personnes sur cinq sans descendance au moment de l'enquête, l'enfant constitue une nouvelle sorte d'assurance-vieillesse: l'assurance, ou, plus exactement, la *diminution du risque de se retrouver seul au soir de la vie.* On rejoint ainsi le thème, si fréquent, de la solitude dans nos sociétés.

Thème mais aussi réalité, comme en témoignent deux exemples suisses parmi bien d'autres: a) lors du recensement fédéral de la population de

1990, plus d'un tiers des personnes âgées de 65 ans ou plus qui n'étaient pas dans des ménages collectifs vivaient seules, soit deux fois plus qu'en 1960 (Coenen-Huther 1996); b) parmi 679 personnes dans la cinquantaine vivant à Neuchâtel et à La Chaux-de-Fonds, deux cinquièmes ne rencontraient pas leurs parents survivants au moins une fois par quinzaine en 1991 (Coenen-Huther *et al.* 1994).

Alors que la perpétuation de sa famille apparaît comme une raison importante d'avoir des enfants pour deux tiers environ des personnes concernées ici, *se survivre à soi-même au-delà de la mort* par l'intermédiaire de ses enfants n'est important que pour un tiers d'entre elles.

Une raison, enfin, ne vaut que pour un nombre très limité de personnes (moins de une sur sept): la possibilité de *pouvoir reporter sur ses enfants les espoirs et ambitions auxquels on a dû renoncer soi-même*. Est-ce là un signe de satisfaction générale face à la vie? Le refus d'investir ses enfants d'une charge qu'on n'a pas pu assumer soi-même? Ou, au contraire, dans une période de crise inconnue depuis longtemps en Suisse, le sentiment que l'avenir ne permettra pas de réaliser beaucoup d'ambitions, voire que hier était meilleur qu'aujourd'hui?

Deux questions de l'enquête suisse sur la famille se révèlent particulièrement pertinentes par rapport à cette interrogation:

- «L'avenir est trop incertain pour faire des projets à long terme.»
  35,2% des hommes et femmes sans enfant qui en souhaitent un ou hésitent à ce propos sont tout à fait d'accord ou d'accord avec la proposition; 34,4% ne sont pas d'accord ou pas du tout d'accord, le tiers restant n'ayant pas d'avis tranché.
- «L'avenir est si incertain que mettre des enfants au monde est un acte irresponsable.»
  Seules 18,4% des personnes auxquelles la question a été posée sont d'accord avec cette proposition.

Le pessimisme est donc loin d'être majoritaire et ne peut pas expliquer pourquoi si peu de personnes souhaitent reporter sur leurs enfants leurs espoirs et ambitions déçus. On observe à l'inverse que près de trois quarts (72,4%) des personnes sans enfant se situent en position 1 ou 2 sur une échelle de bonheur/malheur à 7 positions (1=le maximum de bonheur, 7=le maximum de malheur). Elles s'estiment donc fortement heureuses. Au lieu d'un pessimisme face à l'avenir, c'est la seconde de nos hypothèses – celle de la satisfaction générale face à sa propre vie – qui paraît la plus vraisemblable.

Notons pour terminer ce premier survol que l'âge n'introduit guère de variations. On observe surtout que les personnes de 35 ans ou plus attachent moins d'importance à la continuité de leur famille et à leur survie symbolique.

Sollicitées de choisir *la* raison *la* plus importante pour elles, au moment de l'enquête, d'avoir un enfant, les personnes sans enfant mentionnent, et ce qui précède le laissait prévoir, la joie de vivre en premier lieu (41,0%), puis les gratifications (35,8%). Les autres raisons viennent loin derrière. Parmi elles, la perpétuation de la famille reste au troisième rang, mais elle n'est la raison la plus importante que pour une personne sur dix (11,2%). Toutes les autres raisons sont mentionnées par moins de 5% des répondants.

Nous avons mélangé jusqu'ici les réponses des personnes qui souhaitent avoir un jour un enfant et les réponses des personnes qui hésitent. N'y a-t-il pas de différences entre elles?

Le tableau 3.12 montre que la distinction a un sens. Certes, aucune différence significative n'apparaît dans *l'ordre* des raisons entre les deux catégories de personnes. En revanche, les personnes qui hésitent sont proportionnellement moins nombreuses à mentionner *chacune* des raisons. A leur hésitation face à une descendance s'ajoute ainsi un nombre plus limité de raisons d'en avoir.

Qu'en est-il alors des personnes qui ont déjà une descendance?

Tableau 3.12. Le sens donné à l'enfant par les personnes sans enfant, selon qu'elles affirment en vouloir ou hésitent (en %)

Raisons	Personnes qui désirent un enfant N(max)=1515	Personnes qui hésitent à en avoir encore un N(max)=360
Les enfants amènent de la gaieté, de la joie de vivre dans la vie de tous les jours	96,5	88,1
S'occuper des enfants est vraiment gratifiant	93,9	88,6
C'est une satisfaction de voir ma famille se continuer dans le temps	74,6	48,8
Avoir des enfants consolide ma relation avec mon partenaire	52,1	29,1
Lorsqu'on a des enfants, on risque moins de se retrouver seul quand on vieillit	42,9	32,0
On a besoin d'enfants pour survivre au-delà de la mort	37,5	23,6
On peut reporter sur ses enfants les espoirs et les ambitions auxquels on a dû renoncer soi-même	15,5	10,2

Toutes les différences sont significatives à 0.05.

2.1.2 *Personnes qui ont déjà une descendance*

Comme l'indiquent les chiffres du tableau 3.13, aucune différence d'importance significative n'existe globalement (âges, sexes et souhaits fermes ou hésitations confondus) dans le sens conféré à l'enfant des personnes qui n'en ont pas encore et des personnes qui en ont au moins un au moment de l'enquête. Tout au plus note-t-on une inversion en ce qui concerne l'enfant du plaisir: les personnes ayant déjà un enfant valorisent en premier lieu la gaieté, les personnes sans enfant, la gratification qu'on trouve à s'en occuper. Aucune différence n'apparaît non plus en fonction du nombre d'enfants[23].

23 Analyses conduites pour 1, 2, 3 enfants et plus et pour 1 enfant versus 2 et plus.

Tableau 3.13. Le sens donné à l'enfant selon que l'on en a déjà ou non (en %)

Raisons	Diverses raisons		Raison la plus importante	
	Personnes ayant déjà un enfant au moins N(max) 822	Personnes sans enfant N(max) 1867	Personnes ayant déjà un enfant au moins N= 792	Personnes sans enfant N= 1778
Les enfants amènent de la gaieté, de la joie de vivre dans la vie de tous les jours	97,8	95,0	48,6	41,0
S'occuper des enfants est vraiment gratifiant	94,8	92,9	27,5	35,8
C'est une satisfaction de voir ma famille se continuer dans le temps	76,0	69,7	11,7	11,2
Avoir des enfants consolide ma relation avec mon partenaire	53,8	47,6	5,2	3,5
Lorsqu'on a des enfants, on risque moins de se retrouver seul quand on vieillit	42,6	40,8	2,5	4,5
On a besoin d'enfants pour survivre au-delà de la mort	36,5	34,9	3,4	2,2
On peut reporter sur ses enfants les espoirs et les ambitions auxquels on a dû renoncer soi-même	18,3	14,5	1,0	1,7

Contrairement aux personnes sans enfant, celles qui ont déjà une descendance ne se distinguent pas selon qu'elles *affirment* en vouloir un encore ou manifestent leur *hésitation* à ce propos (tableau 3.14). A cela, une exception, de relativement faible amplitude bien que statistiquement significative: l'enfant porteur des ambitions déçues est un peu plus fréquent parmi les personnes qui affirment vouloir encore un enfant.

Notons encore qu'aucune différence n'apparaît, parmi les personnes ayant déjà un enfant, entre les deux catégories d'âges. Il apparaît ainsi que les significations données à l'enfant, les raisons d'en avoir, sont très semblables selon que l'on en a déjà ou non, selon qu'on a moins de 35 ans ou plus, selon qu'on est sûr d'en vouloir davantage ou qu'on hésite.

Tableau 3.14. Le sens donné à l'enfant par les personnes qui en ont déjà, selon qu'elles sont certaines d'en vouloir encore ou qu'elles hésitent (en %)

	Personnes qui	
Raisons	affirment leur désir N(max)=504[1]	Hésitent N(max)=306[1]
Les enfants amènent de la gaieté, de la joie de vivre dans la vie de tous les jours	97,8	97,7
S'occuper des enfants est vraiment gratifiant	95,6	93,5
C'est une satisfaction de voir ma famille se continuer dans le temps	77,2	73,9
Avoir des enfants consolide ma relation avec mon partenaire	55,8	50,4
Lorsqu'on a des enfants, on risque moins de se retrouver seul quand on vieillit	44,5	39,6
On a besoin d'enfants pour survivre au-delà de la mort	36,9	35,9
On peut reporter sur ses enfants les espoirs et les ambitions auxquels on a dû renoncer soi-même**	20,9	13,9

1 N=maximum, non compris les personnes qui ne savent pas ou refusent de répondre.
* = relation significative à 0.10; **= relation significative à 0.05; pas d'astérisque = relation non significative à l'un ou l'autre de ces intervalles (test utilisé: Chi-2).

Il nous faut toutefois aller au-delà de ces analyses globales et nous demander si les personnes interviewées ont des motivations différentes à avoir des enfants selon leurs caractéristiques personnelles. Le sexe, le niveau d'éducation, la catégorie socio-professionnelle, le mariage, etc., correspondent-ils à des différences du sens donné à l'enfant, c'est-à-dire à des différences en ce qui concerne les raisons d'en avoir? C'est ce que nous allons analyser maintenant à l'aide d'une analyse de régression logistique. Nous le ferons en considérant ensemble les personnes ayant déjà un enfant et les personnes qui n'en ont pas.

2.2 *Quelles significations de l'enfant pour qui?*

Le tableau 3.15, récapitulatif des analyses de régression, l'indique au premier coup d'œil, les caractéristiques personnelles jouent un rôle important dans les significations données à l'enfant. Examinons donc ces variations en fonction de quelques grandes catégories de traits.

2.2.1 *Significations de l'enfant selon le sexe*

Le modèle bourgeois de la famille[24], attribuant essentiellement à l'homme la fonction de gagne-pain et à la femme, la responsabilité du foyer et de l'éducation des enfants ne cesse de s'effriter.

On aura l'occasion de le voir dans la suite de cet ouvrage, même en Suisse, où cet affaiblissement est plus lent que dans d'autres pays européens, les femmes n'interrompent plus aujourd'hui toute activité professionnelle au moment de leur mariage et les mères de jeunes enfants sont beaucoup plus présentes sur le marché du travail qu'il y a dix à vingt ans[25]. Les femmes ont donc sérieusement amélioré leur position dans ce domaine, même si elles sont victimes de toutes sortes de discriminations au plan du travail rémunéré. Elles ont beaucoup moins gagné, en revanche, sur le plan des charges domestiques, de la prise en charge des enfants (Jobin et Bühlmann 1996; Levy *et al.* 1997, Roux *et al.* 1999) et des appuis à la famille étendue, en particulier aux parents âgés (Coenen-Huther *et al.* 1994). Mais, au cours des dernières décennies, les hommes ont également vu leur identité de «chef de famille» ébranlée par toute une série de mesures juridiques (Commission fédérale pour les questions féminines 1998). On peut citer parmi elles le nouveau droit de la filiation de 1978, qui instaure notamment la puissance parentale commune du père

24 Pour une excellente description de l'émergence de ce type de famille au XIXe siècle, voir Badinter (1980).

25 21,2% des femmes âgées de 35 ans et ayant un enfant de moins de un an étaient présentes sur le marché du travail en 1980, contre 31% en 1994. Parmi les mères d'enfants de 6 ans, les chiffres étaient de 33% en 1980 et 46,7% en 1994 (enquête suisse sur la famille, voir chapitre 6). On peut, à titre de comparaison, donner les chiffres suivants quant à la proportion de mères d'un enfant de moins de un an présentes sur le marché dans divers pays: France, 1994: 80%; Italie, 1994: 78%; Espagne, 1994: 53% (Saurel-Cubizolles *et al.* 1997).

Tableau 3.15. Les différentes significations de l'enfant, selon les caractéristiques des individus. Résultats de régressions logistiques

Caractéristiques des individus	Joie de vivre N=2832	Gratifiant N=2806	Continuation famille N=2833	Consolide relation N=2756	Eviter solitude N=2843	Se survivre à soi-même N=2803	Reporter ses espoirs N=2832
Homme	.02	.06	**.47*****	**.77*****	.02	.13	**.56*****
25-29 ans	-.08	.39	**-.34****	-.12	-.09	-.14	-.16
30-34 ans	-.12	.13	**-.81*****	**-.52*****	**-.27***	**-.34****	**-.45****
35-44 ans	**-.82***	.17	**-.78*****	**-.36***	**-.33***	**-.35***	-.01
Personne avec partenaire stable, mais sans cohabitation	.32	-.10	-.09	.17	**-.16***	**.40****	-.16
Vivant en cohabitation, sans mariage	.03	**.79****	-.20	-.10	.02	.10	-.09
Souhaite se marier dans les deux ans	**.89***	-.24	**.80*****	**.48*****	.18	.11	**.56****
Personne mariée depuis moins de 3 ans	.31	.26	**.35***	**.61*****	.18	**.34***	**.45***
Personne mariée depuis plus de 3 ans	**.88***	.04	**.58*****	**.62*****	**.33***	.36	.27
Niveau de formation inférieur	.15	-.31	**.38***	.18	.22	**.45****	**.62*****
Niveau de formation supérieur	**-.84***	.41	-.175	-.15	.08	-.21	**-.58****
Catégorie socio-professionnelle supérieure	**.95***	-.17	-.02	-.14	**-.26***	**-.34***	**-.63****
Catégorie socio-professionnelle intermédiaire	**.91***	-.06	-.07	.04	-.00	.24	-.09
Personne protestante	.30	**.38***	-.04	**-.28****	.11	.07	**.33***
Autres religions/sans religion	**-.50***	**-.50***	**-.62*****	**-.44*****	-.16	**-.34****	.20
Personne non pratiquante	.19	-.48	-.17	**-.40*****	**-.20***	**-.38*****	-.13
Education à l'étranger	**.78***	-.00	**.42****	.21	.17	.23	**.41****
Mère originaire d'Europe du Nord, de l'Ouest et d'Amérique du Nord	-.51	-.30	-.21	-.11	-.00	-.03	-.17
Mère originaire d'un autre pays, notamment de l'Europe du Sud	-.05	.12	**.53*****	.10	**.47*****	**.48*****	**.93*****

Vivant en milieu rural	**-.82***	.38	-.13	-.15	.18	**.28***	.19
Vivant dans une localité de moins de 10 000 habitants	**1.00****	.06	**.38****	**.30****	.01	-.07	.03
Constante	2.19***	2.25***	.74***	-.36*	-.42***	-.71***	-2.39***

Significativité: * 5%; ** 1%; *** 1‰. En grisé clair: relation significative positive. En grisé foncé: relation significative négative.
Individu de référence: Femme, résidant en milieu urbain dans une localité de 10 000 habitants au minimum, ne souhaitant pas se marier dans les deux ans, ayant un niveau de formation moyen, appartenant à la catégorie socio-professionnelle la plus basse, catholique, pratiquante, éduquée en Suisse, dont la mère est d'origine suisse, âgée de 19 à 24 ans.

et de la mère, et le nouveau droit matrimonial de 1985, qui consacre le principe de l'égalité entre mari et femme. Le nouveau droit du divorce, entré en vigueur au 1er janvier 2000, s'en prend à un autre aspect des avantages du mari, en améliorant sérieusement la situation financière de la femme par le partage des acquis des caisses de retraite pendant le mariage[26]. Un coup très important du point de vue symbolique sera encore porté aux prérogatives du père: la possibilité que le nom de famille de sa femme devienne le nom de la famille qu'il forme avec elle et que ce soit ce nom qui soit transmis à leurs enfants. Pour les hommes, cette atteinte à un ordre symbolique solidement ancré dans les mentalités de notre pays est encore aggravée[27] par les incertitudes que la procréation médicalement assistée fait peser désormais sur la filiation paternelle[28].

Toutes ces évolutions, relativement récentes, accomplies le plus souvent au nom de l'égalité entre les hommes et les femmes, n'ont pas pour autant effacé des esprits, comme par un coup de baguette magique, l'ancienne norme de la suprématie de l'homme et de son rôle de chef de famille. Les données relatives au sens que les hommes interrogés lors de l'enquête suisse sur la famille donnent à l'enfant par opposition aux femmes sont à ce propos assez parlantes. Ce qui distingue les réponses masculines des réponses féminines renvoie en effet directement soit à la norme traditionnelle, soit à la dualité actuelle des normes et à l'incertitude qui en découle.

On observe ainsi tout d'abord que, transmettant toujours pour l'instant le nom de leur famille à leurs enfants et perpétuant ainsi *leur* lignée à travers eux[29], les hommes sont manifestement plus attirés par *l'enfant continuateur de la famille* que les femmes. C'est là, nous semble-t-il, une marque d'attachement à l'une de leurs prérogatives. On peut, de la même manière, rattacher à leur rôle traditionnel de gagne-pain et, partant, de responsables du statut social de la famille, la survalorisation par les hommes de la possibilité de *voir leurs enfants réaliser leurs espoirs et ambi-*

26 On notera toutefois que c'est toujours la femme qui est sacrifiée dans le cas des très bas revenus: si le partage de ceux-ci a pour conséquence que le mari se retrouve en dessous du minimum vital, il sera maintenu au-dessus de cette «ligne de flottaison» aux dépens de la femme. En d'autres termes, ce qui manque au mari pour atteindre le minimum vital sera retiré des pensions auxquelles la femme aurait droit.

27 Voir notamment à ce propos Théry (1997) et Hurstel (1997).

28 Mais parfois aussi, il est vrai, maternelle.

29 Plus fréquemment à travers leurs fils puisque la majorité des filles perdaient jusqu'ici leur propre nom en se mariant.

tions déçus. En effet, cette fonction les oriente, quasiment par définition, vers l'amélioration de la situation familiale, ou tout au moins vers son maintien. En cas d'échec, il peut être réconfortant pour eux de pouvoir reporter leurs espérances sur leurs enfants.

La troisième différence entre les réponses masculines et féminines – la *consolidation du lien de couple* à travers l'enfant – paraît renvoyer davantage aux incertitudes des hommes face à l'accroissement de l'indépendance de leurs épouses depuis qu'elles sont entrées en force sur le marché du travail et que, de surcroît, elles sont de plus en plus nombreuses proportionnellement à engager des procédures de divorce. Ces évolutions n'entraîneraient-elles pas les hommes à voir dans l'enfant comme un gage de la solidité de leur couple? Il est vrai toutefois qu'on pourrait également interpréter cette relation dans le sens inverse: les hommes, plus accaparés que leurs compagnes par leur travail (ils continuent à avoir des taux d'activité professionnelle supérieure, tout au moins en Suisse), n'auraient-ils pas davantage besoin d'un enfant pour se sentir vraiment liés à leur partenaire? L'absence de données qualitatives, plus approfondies, ne permet pas de trancher entre ces deux hypothèses à ce stade-ci de l'analyse, mais nous y reviendrons.

2.2.2 *Significations de l'enfant selon l'âge*

On pourrait faire l'hypothèse que les plus jeunes des personnes interviewées sont, globalement, moins traditionalistes que les plus âgées. Ainsi, les individus de référence des analyses de régression du tableau 3.15 – âgés de 19-24 ans – devraient retenir moins que les autres les trois raisons examinées à la section précédente. Or, tel n'est pas le cas. Ils sont, en fait, les plus attachés à l'idée de l'enfant continuateur de la famille et sont aussi plus attachés que les personnes de 30 ans et plus à l'enfant qui viendrait consolider leur relation de couple[30]. En fait, les plus jeunes sont plus sensibles aussi à leur survie individuelle à travers l'enfant et à l'idée qu'une descendance les protégera de la solitude dans leur grand âge. La limite de 30 ans semble constituer le seuil à partir duquel le sens de l'enfant se modifie. En effet, à partir de ce seuil, toutes les raisons (sauf l'enfant du plaisir) sont significativement moins fréquemment citées que chez les plus

30 Le report des espoirs déçus sur la descendance n'est significativement différent que chez les 30-35 ans, sans que nous puissions en fournir d'explication.

jeunes. En d'autres termes, les données recueillies indiquent que les personnes de moins de 30 ans attendent beaucoup plus de l'enfant que leurs aînés.

2.2.3 *Significations de l'enfant selon le type de relation de couple*

On l'a évoqué à diverses reprises, dans notre pays le mariage est une institution-clef par rapport aux enfants. Le tableau 3.15 le prouve une nouvelle fois. Les différences les plus significatives sont en effet liées à la légalisation de l'union. Ce sont les personnes *mariées* (que ce soit depuis moins de trois ans ou plus de trois ans) ou qui *ont l'intention de se marier dans les deux ans*, qui se distinguent le plus de celles qui n'ont pas l'intention de se marier dans ce délai. C'est avant tout à l'enfant continuateur de la famille et à l'enfant qui consolide la relation de couple que ces femmes et ces hommes ayant officialisé leur union ou qui vont le faire sont plus attachés que les autres.

2.2.4 *Significations de l'enfant selon le niveau de formation et la catégorie socio-professionnelle*

Les personnes des différents niveaux sociaux ont-elles des motivations différentes d'avoir un enfant ou un enfant supplémentaire? L'énoncé des raisons proposées conduit à faire deux hypothèses à ce propos.

En premier lieu, sur la base d'une enquête conduite il y a quelques années et qui a montré que les personnes porteuses de mémoire de continuité et souhaitant le plus la transmettre à leurs enfants appartiennent plus fréquemment aux couches supérieures et moyennes qu'aux catégories les plus modestes (Coenen-Huther 1994), on peut supposer que le désir de continuation de la lignée est plus important chez les gens privilégiés.

En deuxième lieu, l'idée de pouvoir reporter ses espoirs et ses ambitions déçus sur ses enfants devrait, à l'inverse, être plus fréquente dans les milieux les moins favorisés, par opposition aux personnes déjà bien situées socialement.

Les données figurant dans le tableau 3.15 ne confirment pas la première hypothèse. Ce sont en fait les personnes ayant le niveau de formation le plus bas qui ont une – légère – tendance à attribuer plus d'importance à la continuation de la famille (aucune différence n'apparaît en fonction de la catégorie socio-professionnelle). En revanche, les chiffres confirment la seconde hypothèse: les personnes ayant un niveau de formation supérieur ou se trouvant au sommet de l'échelle des professions attachent significativement moins d'importance à la possibilité de pouvoir reporter des espoirs déçus sur leurs enfants. Elles sont également moins soucieuses d'éviter la solitude de la fin de vie ou de se survivre à travers leurs enfants.

2.2.5 *Significations de l'enfant selon la religion et la pratique religieuse*

Une tendance forte apparaît ici: les catholiques et les pratiquants sont nettement plus souvent en faveur de l'enfant-ciment de la relation conjugale. Cette observation renvoie à la position de l'Eglise catholique: le couple n'existe vraiment, ne prend toute sa signification qu'à partir du moment où il crée une famille. Les catholiques, les pratiquants (mais également les protestants, cette fois) sont également plus nombreux proportionnellement à attacher du prix à la possibilité de se survivre à eux-mêmes à travers leurs enfants; c'est que l'idée de survie est consubstantielle à ces deux religions.

On observera en outre que les personnes appartenant à d'autres religions, ou sans religion, et celles qui ne pratiquent pas mentionnent proportionnellement moins souvent la plupart des raisons proposées d'avoir un enfant, sans que nous puissions en fournir une explication.

Enfin, les personnes qui ont déclaré appartenir à une religion mais qui ne la pratiquent pas sont significativement moins attachées que les personnes qui pratiquent leur religion à trois sens de l'enfant: la consolidation de la relation conjugale, la protection contre la solitude du grand âge et, surtout, la survie individuelle. Nous n'en avons pas d'explication.

2.2.6 *Significations de l'enfant selon le pays de socialisation et la nationalité de la mère*

Parce qu'elles proviennent de cultures plus familialistes que la nôtre, les personnes dont la mère est originaire d'un pays se situant hors de l'Europe du Nord, de l'Europe de l'Ouest ou d'Amérique du Nord devraient attacher plus d'importance à la continuation de leurs lignées que les personnes dont la mère est suissesse. Parce qu'elles ont fréquemment de moins bonnes chances de vie en Suisse que ces dernières, elles pourraient compter davantage sur leurs enfants pour réussir une ascension sociale. C'est bien ce que fait ressortir le tableau 3.15. Mais il montre également qu'elles sont nettement plus attachées à l'idée que l'enfant constitue une protection contre une possible solitude au cours des vieux jours et qu'il constitue une forme de survie à soi-même. Que l'enfant ait pour fonction d'entourer les parents âgés peut être interprété à la fois comme le corollaire d'un traditionalisme évoquant la grande famille et ses relations intenses et nombreuses et comme le résultat de la migration et de l'installation dans un pays étranger, où le cercle des connaissances est limité et fréquemment centré sur la parenté.

2.2.7 *Les variations du sens de l'enfant selon le lieu de résidence*

On aurait pu penser que les résidents des zones rurales et des localités relativement petites sont plus traditionalistes et, par conséquent, plus familialistes. Mais les différences observées entre ruraux et urbains (les urbains attachent plus d'importance à la joie de vivre mais un peu moins à la survie individuelle) ne font pas vraiment sens sociologiquement. En revanche, l'attachement plus fort des résidents des localités de moins de 10 000 habitants à l'idée de la continuation de la lignée et au renforcement du lien conjugal renvoie à des attitudes plus traditionalistes et familialistes[31].

2.3 *Pourquoi des enfants: brève synthèse*

Les données présentées dans cette section montrent très clairement que *«l'enfant du plaisir»* l'emporte dans tous les cas sur les autres sens de l'enfant. Que la personne n'ait pas encore de descendance, qu'elle soit déjà mère ou père, qu'elle hésite ou qu'elle soit certaine de son désir d'en avoir un ou encore un, la joie et les gratifications que l'enfant apporte viennent au premier rang: 90% ou davantage des répondantes et répon-

31 L'idée que la famille n'a pas de sens sans l'enfant nous est en effet apparue comme un trait constitutif des familles de type «Tradition» dans l'étude que nous avons conduite il y a quelques années sur la mémoire familiale (Coenen-Huther 1994).

dants affirment que ce sont là deux raisons motivant leur désir d'enfant au moment de l'enquête et trois personnes sur quatre les retiennent comme *la* raison *principale* (41% retiennent la joie de vivre; 35,8%, les gratifications).

Le souhait de *voir sa famille se perpétuer* à travers une descendance vient en second lieu; il est retenu par trois personnes sur quatre environ. Il s'agit avant tout d'une aspiration d'hommes, de conjoints mariés ou qui ont l'intention d'officialiser leur union dans les deux ans et de répondantes et répondants éduqués à l'étranger ou dont la mère est originaire du sud de l'Europe ou d'un pays se situant hors d'Europe et d'Amérique du Nord.

En d'autres termes, un attachement particulier à la perpétuation de la famille dans le temps relève de deux logiques:

a) une logique de «l'intérêt»: celles des hommes, qui transmettent leur patronyme;
b) une logique de la tradition, qui se manifeste ici par la volonté d'institutionnalisation de l'union conjugale, par la pratique religieuses (du catholicisme) et par l'appartenance à des cultures encore relativement traditionalistes (celles des pays n'appartenant pas à l'Europe du Nord, l'Europe de l'Ouest ou l'Amérique du Nord).

Consolider sa relation de couple à travers un enfant apparaît comme une motivation d'une personne sur deux environ. L'interprétation de ces réponses nous paraît double. En premier lieu, le fait qu'il s'agisse beaucoup plus souvent d'hommes que de femmes pourrait être un signe de la fragilisation du rôle du père et du mari face au renforcement de la position de la mère et de l'épouse. En second lieu, parce que cette raison d'avoir un enfant apparaît comme étant plus forte chez les personnes mariées ou qui ont l'intention de le faire prochainement, chez celles qui se déclarent catholiques et pratiquantes et chez les résidents des localités de moins de 10 000 habitants, il pourrait s'agir d'une attitude relevant du familialisme et de la tradition, pour lesquelles le couple n'existe vraiment qu'à partir du moment où il se donne un enfant.

Avoir un enfant pour *éviter la solitude du grand âge* est une raison retenue par deux personnes sur cinq environ. Il s'agit, un peu plus souvent, de personnes dont la mère est originaire d'un pays n'appartenant ni à l'Europe du Nord, ni à l'Europe de l'Ouest, ni à l'Amérique du Nord. On peut y voir un nouveau signe de familialisme et de traditionalisme:

l'attrait pour les grandes familles, aux relations intenses, dans le cadre d'un habitus de sociabilité centrée sur la parenté.

Dans une société aussi matérialiste et sécularisée que la nôtre, on peut se demander si l'idée de *se survivre à soi-même* à travers un enfant revêt encore un certain attrait. Les chiffres montrent que tel est bien le cas: près de deux personnes sur cinq également mentionnent cette raison comme étant une motivation de leur désir d'enfant. Ce sont avant tout des personnes n'ayant qu'un bas niveau de formation, pratiquantes et dont la mère est originaire d'un pays d'Europe du Sud ou d'un pays se situant hors d'Europe et d'Amérique du Nord.

Attribuer à l'enfant la responsabilité de *réaliser ses propres ambitions déçues* n'est le fait que d'une personne sur six environ. Il s'agit là, assez nettement, d'une motivation de personnes plus spécifiquement concernées par cette problématique de l'ascension sociale: les hommes (dont la conception traditionnelle du mariage veut qu'ils soient les premiers responsables du statut social de la famille), les personnes qui ne se situent pas au sommet de la hiérarchie sociale et n'ont qu'un faible niveau de formation, les personnes éduquées à l'étranger ou dont la mère est originaire d'un pays non compris dans l'Europe du Nord, l'Europe de l'Ouest ou l'Amérique du Nord (personnes qui, selon toute vraisemblance, ont moins de possibilités d'améliorer leur position que des personnes éduquées en Suisse et dont la mère est suissesse d'origine).

3. Pourquoi ne pas ou ne plus vouloir d'enfant?

Cinquante pour cent environ des femmes et des hommes sans enfant au moment de l'enquête ont déclaré ne *pas* vouloir d'enfant. En dessous de 30 ans, il s'agit de 6% des femmes et de 9% des hommes (8% des femmes, respectivement 9% des hommes de moins de 35 ans). A ces pourcentages s'ajoutent toutefois des personnes qui hésitent: 14% de femmes en dessous de 30 ans (16% en dessous de 35 ans); 15% d'hommes en dessous de 30 ans (17% en dessous de 35 ans). La proportion des personnes des deux sexes qui affirment, avec certitude, ne pas vouloir un enfant croit ensuite très fort: 50% des femmes de 30 ans au moins (73% de celles de

35 ans ou davantage); 30% des hommes de 30 ans ou plus (47% de ceux qui ont 35 ans ou davantage).

Trois quarts des femmes comme des hommes (aucune différence n'est observable entre les personnes des deux sexes) qui avaient déjà une descendance au moment de l'enquête ont également affirmé ne pas vouloir d'enfant supplémentaire, alors que 10% hésitaient. Les attitudes des personnes qui ont déjà un enfant au moins sont fortement liées à la grandeur de leur descendance, comme on pouvait s'y attendre. Ainsi, si la moitié des personnes qui ont *un* enfant souhaitent en avoir encore un au moins, ou tout au moins hésitent à ce propos, ce n'est plus le cas que de 20% des parents de *deux* enfants et de 10% des parents de *trois* enfants ou plus.

La question se pose alors de savoir pourquoi certaines personnes ne souhaitent pas avoir d'enfant du tout et pourquoi celles qui en ont déjà deux sont si peu nombreuses à en souhaiter un troisième, voire un quatrième? On peut, pour commencer, se demander quelle proportion d'entre ces personnes ne peuvent pas (ou plus) avoir d'enfant pour des raisons d'âge ou de santé.

3.1 *Les personnes ne pouvant avoir des enfants ou davantage d'enfant pour des raisons d'âge ou de santé*

La majorité des personnes qui ne veulent pas ou ne veulent plus d'enfant justifient ce refus par des raisons d'âge/de santé: près de 55% des sans enfant, quelque 64% des parents. Il apparaît d'abord (tableau 3.16), et cela n'est guère étonnant, que ces raisons sont d'autant plus souvent invoquées que l'âge de la personne est plus élevé. Ceci étant, on constate, comme pour le souhait d'enfant des personnes sans enfant, qu'une nette différence apparaît entre les femmes et les hommes à partir de trente ans. On observe le même décalage entre les femmes et les hommes parmi les personnes qui ont déjà un enfant au moins.

Les personnes qui ne souhaitaient pas ou plus d'enfant pour d'autres raisons que l'âge ou la santé devaient choisir, parmi une série d'items, ceux qui correspondaient le mieux à leurs raisons du moment (voir tableau 3.17 pour les énoncés[32]). Ce sont ces raisons que nous allons examiner maintenant.

Tableau 3.16. Personnes qui avancent des raisons de santé ou d'âge pour ne pas/ne plus vouloir d'enfant, selon le groupe d'âges et le sexe (en %)

Facteur important?	Femmes 19-24 ans	25-29 ans	30-34 ans	35-39 ans	40-44 ans	45-49 ans	Hommes 19-24 ans	25-29 ans	30-34 ans	35-39 ans	40-44 ans	45-49 ans
a) personnes sans enfant au moment de l'enquête												
Oui	(17,3)	(24,4)	(25,4)	(54,4)	82,0	(79,4)	(15,1)	(24,8)	(8,6)	(36,9)	(51,5)	(64,4)
Non	(82,7)	(75,6)	(74,6)	(45,6)	18,0	(20,6)	(84,9)	(75,2)	(91,4)	(63,1)	(48,5)	(35,6)
N=	34	17	37	63	104	69	26	16	16	22	30	40
b) personnes ayant déjà un enfant au moins au moment de l'enquête												
Oui	–	17,5	32,2	58,9	85,2	87,9	–	(16,4)	21,8	36,4	61,9	75,7
Non	(100)	82,5	67,8	41,1	14,8	12,1	(100)	(83,6)	78,2	63,6	38,1	24,3
N=	4	101	273	410	466	483	3	44	106	202	216	248

Lorsque le total de colonne est inférieur à 100, les nombres absolus sont en *italiques* si tous les totaux comparés sont inférieurs à 100; ils sont entre parenthèses si une partie seulement de ces totaux est inférieure à 100.

3.2 *Pourquoi ne pas/ne plus vouloir d'enfant lorsque l'âge et la santé le permettent?*

Un premier constat s'impose: ces motivations varient fortement selon que l'on n'a pas encore d'enfant ou selon qu'on en a déjà (tableau 3.17). Les différences ne sont toutefois significatives qu'en ce qui concerne les raisons importantes *(et non la plus importante)*. Ce sont donc uniquement les raisons jugées importantes que nous commenterons ci-dessous.

Observons tout d'abord que les personnes sans enfant accordent une importance prépondérante à trois raisons: la difficulté pour une femme de concilier activité professionnelle et enfants, le fait que ceux-ci prennent trop de temps (que l'on pourrait réserver à d'autres choses importantes) et les soucis et problèmes qu'apporte immanquablement la tâche d'élever des enfants. Le refus de procréation de ces personnes peut ainsi être interprété comme le choix d'une autre priorité dans l'existence que les enfants.

32 Comme c'était le cas pour le désir d'enfant, la personne devait donc se prononcer sur des raisons qui lui étaient proposées et par rapport à son propre non-désir d'enfant ou son non-désir d'enfant supplémentaire.

Tableau 3.17. Raisons de ne pas/ne plus vouloir d'enfant des personnes sans ou avec enfants (en %)

Raisons	Raison importante		Raison *la plus* importante	
	Personnes sans enfant N=236[1]	Personnes avec enfant N=987[1]	Personnes sans enfant N=140	Personnes avec enfant N=741
Les enfants coûtent cher, surtout lorsqu'ils grandissent	18,9**	43,2**	7,3	15,5
Pour une femme, il est très difficile d'avoir une activité professionnelle en ayant des enfants	*53,7*	58,7	24,8	17,9
Les grossesses/accouchements sont pénibles pour une femme	27,6*	34,2*	1,8	6,5
S'occuper de petits enfants n'est pas gratifiant	21,6	26,4	4,2	3,4
Les enfants ne laissent pas assez de temps pour d'autres choses importantes dans l'existence	*47,5***	26,4**	24,8	5,1
Elever des enfants amène de nombreux soucis et problèmes	*52,0***	42,3**	16.6	12,3
Mes conditions de logement ne sont pas appropriées pour une famille plus nombreuse	21,3**	29,8**	5,7	5,0
Ma relation avec mon/ma partenaire n'est pas très stable	24,6**	13,8**	9,2	3,1
Mes responsabilités familiales dont déjà assez lourdes	12,0**	55,9**	5,6	31,3

1 N maximum (variations dues aux non-réponses, ne sait pas, etc., non inclus).
* = relation significative à 0.10; ** = relation significative à 0.05; pas d'astérisque = relation non significative à l'un ou l'autre de ces intervalles (test utilisé: Chi-2).
Lorsque le total de colonne est inférieur à 100, les nombres absolus sont en *italiques* si tous les totaux comparés sont inférieurs à 100; ils sont entre parenthèses si une partie seulement de ces totaux est inférieure à 100.

Pour les personnes ayant au moins un enfant mais qui n'en veulent pas d'autres, deux raisons dominent les autres (plus de 55% de mentions): la lourdeur des responsabilités familiales déjà assumées et la difficulté, pour les femmes, de mener de front vie professionnelle et prise en charge d'enfants. L'importance attachée à cette difficulté est donc égale chez les femmes qui ont déjà une descendance et chez celles qui n'en ont pas. En d'autres termes, il n'est pas nécessaire de vivre cette situation pour en avoir conscience: elle est suffisamment connue pour que les personnes qui n'y sont pas – ou pas encore – confrontées la retiennent en grand nombre.

Il semble nécessaire, en revanche, d'avoir l'expérience d'enfant pour savoir combien ils peuvent coûter cher financièrement. En effet, plus de

40% des parents mentionnent cette raison, contre moins de 20% des personnes sans enfant qui n'en veulent pas. Avoir vécu une grossesse et un accouchement au moins inclinent aussi à attacher un peu plus d'importance (mais l'écart est faible) au caractère pénible qu'ils peuvent revêtir. Les parents soulignent également plus souvent l'inadéquation de leurs conditions de logement (30% contre 20% environ).

Les personnes sans enfant sont en revanche un peu plus nombreuses à déclarer que leur relation de couple est trop fragile pour avoir des enfants (une sur cinq environ, contre quelque 14% des personnes avec enfant).

Notons, finalement, que les personnes estimant qu'il n'est pas très gratifiant de s'occuper de petits enfants sont proportionnellement aussi nombreuses chez les non-parents que chez les parents.

Compte tenu de ces différences entre les personnes ayant déjà un enfant au moins et les personnes qui n'en ont pas encore, la suite des analyses doit distinguer entre les deux catégories.

3.2.1 *Raisons de refuser un enfant ou un enfant supplémentaire des femmes et des hommes*

Nous avons montré plus haut (point 2.2.1.) l'impact encore fort des critères de la famille bourgeoise sur les motivations du désir d'avoir des enfants. Aux rôles prioritaires de chaque genre correspondent ici encore des différences de réponses.

Gagne-pains principaux désignés, les hommes sont moins conscients que les femmes des difficultés que celles-ci rencontrent pour concilier vie professionnelle et enfant (l'écart est néanmoins moins marqué parmi les parents que les non-parents, voir tableaux 3.18 et 3.19). Quand ils n'ont pas d'enfant, les hommes ont également une légère tendance à sous-estimer le temps que prennent les enfants et à surestimer leur coût. Plus attentifs aux aspects matériels, ils sont encore proportionnellement plus nombreux que les femmes à mentionner l'inadéquation de leur logement. Et l'on retrouve également parmi eux une propension plus grande, surtout parmi ceux d'entre eux qui ne sont pas pères, à invoquer le manque de stabilité de leur couple.

Mais c'est une autre raison de ne pas avoir d'enfant qui distingue le plus les réponses des hommes de celles des femmes, qu'ils aient déjà ou non l'expérience de la parentalité: le caractère pénible que peuvent revêtir la grossesse et l'accouchement pour leur compagne. On pourrait voir dans cet écart de perception entre hommes et femmes le jeu de deux facteurs. Comme l'a montré notamment Vuille (1998), un certain tabou pèse sur la douleur de l'accouchement; les femmes ne sont pas vraiment censées en parler, d'ailleurs elles ne le font généralement pas (Romito 1990), par respect du tabou, pour ne pas effrayer d'autres femmes et parce que ces douleurs sont souvent vite oubliées. Les hommes, qui ne sont pas frappés du même interdit, pourraient en parler plus librement, d'autant plus qu'ils en sont les témoins directs dans la mesure où ils assistent presque toujours à l'accouchement aujourd'hui.

3.2.2 *Raisons de refuser un enfant ou un enfant supplémentaire selon l'âge*

L'âge intervient de manière relativement différente selon que l'on a déjà un enfant au moins ou non. Pour les personnes appartenant à la première catégorie, le coût élevé de l'enfant est proportionnellement beaucoup plus souvent retenu parmi les 25 à 34 ans que parmi les plus jeunes ou les plus âgés. Une double hypothèse peut être avancée: a) entre 25 à 34 ans, on a davantage d'enfants en moyenne qu'entre 19 et 24 ans, on en sent donc plus le poids au plan économique; b) entre 25 et 34 ans, les enfants sont plus jeunes que parmi les parents âgés de 35 ans au moins et la probabilité est grande que l'épouse soit au foyer ou ait fortement diminué son taux d'activité, entraînant une baisse de revenus pour le ménage. A cela s'ajoute peut-être aussi le fait que les hommes de plus de 35 ans ont probablement des positions professionnelles meilleures que les plus jeunes et, par conséquent, des salaires plus importants.

Parmi les personnes sans enfant, c'est l'inadéquation du logement qui distingue le plus les différentes catégories d'âge. Cette raison est d'autant plus fréquemment citée que la personne est plus jeune. Ainsi, les 35 ans et plus la mentionnent moins fréquemment que les 30-34 ans, qui la mentionnent à leur tour moins fréquemment que les 19-24 ans et les 25-29 ans. C'est là, de toute évidence, un autre effet du cycle de vie.

Les autres différences selon l'âge ne font guère sens (petits degrés de significativité en l'absence de systématicité). On retiendra pourtant une exception: parmi les sans enfant, les personnes de 25 à 29 ans mentionnent plus fréquemment que les autres six raisons sur neuf. Ne pourrait-on y voir une nécessité plus grande de se justifier de ne pas en vouloir à l'âge où, précisément, on les a généralement?

3.2.3 *Raisons de refuser un enfant ou un enfant supplémentaire selon le type de relation de couple*

On ne s'étonnera pas que la raison qui se différencie le plus selon la nature de la relation de couple soit l'insuffisante stabilité du couple, moins fréquemment invoquée par les personnes mariées, qu'elles aient ou non des enfants. Par contre, il faut relever à nouveau que les autres différences sont à la fois trop dispersées et trop peu significatives au plan statistique pour faire sens.

3.2.4 *Raisons de refuser un enfant ou un enfant supplémentaire selon le niveau de formation et la catégorie socio-professionnelle*

Les différences liées à ces deux catégories sont de faibles amplitudes, surtout parmi les sans enfant. Une seule mérite mention: les personnes avec enfants et qui ont une formation de niveau supérieur citent moins souvent le coût de ceux-ci comme raison de ne plus en avoir. Rien ne permet toutefois d'affirmer qu'il s'agit d'une question de revenu dans la mesure où cette différence ne se retrouve pas entre catégories socio-professionnelles.

3.2.5 *Raisons de refuser un enfant ou un enfant supplémentaire selon la religion et la pratique religieuse*

La religion et la pratique religieuse n'apparaissent pas non plus comme des facteurs discriminants des raisons du non-désir d'enfant ou d'enfant supplémentaire: les différences observées sont également de faible amplitude et ne font pas vraiment sens.

3.2.6 *Raisons de refuser un enfant ou un enfant supplémentaire selon le pays de socialisation et la nationalité de la mère*

Une distinction doit être faite, une fois encore, entre les personnes sans et avec enfant. Parmi les sans enfant, le pays d'éducation joue un rôle important: par rapport aux femmes et hommes éduqués en Suisse, les personnes éduquées à l'étranger retiennent plus souvent le coût de l'enfant; elles mentionnent également nettement plus fréquemment le caractère parfois pénible de la grossesse et de l'accouchement pour une femme, l'absence de gratifications liées à l'éducation de petits enfants, les soucis et problèmes que les enfants causent à leurs parents. Ces différences d'attitude des personnes éduquées à l'étranger par rapport aux personnes éduquées en Suisse traduisent très probablement le fait que les premières se trouvent, bien souvent, moins favorisées socialement que les nationaux d'origine. Les enfants sont par conséquent une plus lourde charge financière par rapport à leurs revenus; cela se traduit par davantage de soucis et de problèmes que dans des catégories sociales plus avantagées. De la même manière, la grossesse – davantage que l'accouchement – peut être plus pénible pour des femmes de condition modeste, dont l'activité professionnelle peut être plus dure et contraignante que celles de femmes plus favorisées.

Parmi les personnes ayant déjà un enfant, la différence se marque plutôt en fonction de la nationalité d'origine de la mère. Plus précisément, lorsque la mère est originaire d'un pays d'Europe du Sud ou d'un pays se situant hors d'Europe et d'Amérique du Nord, les obstacles à la venue d'un enfant supplémentaire cités plus que proportionnellement sont d'ordre matériel: le logement est inadéquat, il est difficile pour la femme de concilier son travail rémunéré et ses tâches de mère, les enfants coûtent cher; par conséquent, les enfants sont sources de soucis et de problèmes.

Tableau 3.18. Raisons du non-désir d'enfant des personnes qui n'en ont pas. Résultats de régressions logistiques

Caractéristiques	Les enfants coûtent cher N=252	Activ. prof. + enfants= difficile pr F N=251	Grossesses+ accouch.= pénible pr F N=234	Petits enfants pas gratifiants N=243	Enfants prennent trop de temps N=246	Enfants = soucis + problèmes N=248	Logement non approprié N=241	Couple pas assez stable N=218	Respons. familiales déjà lourdes N=239
Homme	.72 10%	-.82**	1.04**	-.38	-.53 10%	-.09	1.02*	1.36***	.52
19-24 ans	.66	.05	1.29*	.61	-.10	1.43**	2.37***	.20	.47
25-29 ans	1.80**	.37	.93 10%	1.58**	.57	.79 10%	2.30***	.48	1.72*
30-34 ans	.20	.23	-.15	-.38	.29	.19	1.85*	.77	1.14
Personne avec partenaire stable, mais sans cohabitation	-.64	.96*	.91*	-1.11*	.98*	-.33	.81 10%	-.69	.60
Vivant en cohabitation, sans mariage	-2.32*	-.38	.06	-1.60*	.54	-.56	-1.78*	-9.54	-9.15
Personne mariée depuis moins de 3 ans	-2.21*	-.06	-1.47	-1.39	.90	-.83	.20	-1.55 10%	1.42
Personne mariée depuis plus de 3 ans	.64	.55	.83	-.16	.04	.49	.94	-1.62**	1.28 10%
Souhaite se marier dans les deux ans	-.3.00	.61	-4.03	-4.12	-.1.04	.15	-3.47	1.120	1.20
Ne sait pas si souhaite se marier dans les deux ans	.35	.41	.65	-.16	-1.02	.52	.29	1.76*	1.549 10%
Niveau de formation inférieur	-.28	-.18	-.22	1.10 10%	.54	.05	.19	.25	1.34
Niveau de formation supérieur	-1.25 10%	-.36	-1.07 10%	-.031	.83 10%	-.26	.46	-.58	-1.44 10%
Catégorie socio-professionnelle supérieure	-.17	.34	.86	.33	-.15	.63	-.82	.50	1.00
Catégorie socio-professionnelle intermédiaire	.15	.49	.98	.68	-.34	.62	.72	1.06	2.87**

Personne protestante	.28	.48	.35	.75	.13	-.44	.69	.86	.02
Autres religions/sans religion	-.23	-.48	-.76	-.11	.86 10%	-.05	.45	1.42*	.44
Personne non pratiquante	-.15	.09	-.67	-.20	.24	.93**	-.21	.33	.28
Education à l'étranger	1.54*	-.15	3.18***	2.13**	-.61	1.78**	1.08	1.27	-.29
Mère originaire d'Europe (Ouest, Nord) ou d'Amérique (Nord)	-.49	.15	-1.70*	.92 10%	.67	-1.24	.49	-.11	1.50*
Mère originaire d'un autre pays, notamment de l'Europe du Sud	.81	.15	-.32	-.64	-.52	-1.15	-.65	-.63	-.55
Vivant en milieu rural	-.1.61*	.37	.047	.66	.07	.39	.1946	.28	2.74*
Vivant dans une localité de moins de 10 000 habitants	.40	-.93*	-.23	-.13	-.92*	-.59	-1.42*	-.11	-2.42*
Constante	-1.77***	.44	-2.04***	-1.64***	-.52	-.42	-3.73***	-2.44***	-4.34***

Degrés de significativité: * 5%; ** 1%; ***1‰; 10% 10%. En grisé clair: relation significative positive. En grisé foncé: relation significative négative.
Individu de référence: Femme, résidant en milieu urbain dans une localité de 10 000 habitants au minimum, ne souhaitant pas se marier dans les deux ans, ayant un niveau de formation moyen, appartenant à la catégorie socio-professionnelle la plus basse, catholique, pratiquante, éduquée en Suisse, dont la mère est d'origine suisse, âgée de 35-44 ans.

Tableau 3.19. Raisons des personnes qui ont déjà des enfants de ne pas en vouloir davantage. Résultats de régressions logistiques

Caractéristiques	Les enfants coûtent cher N=914	Activ. prof. + enfants= difficile pr F N=918	Grossesses+ accouch.= pénible pr F N=904	Petits enfants pas gratifiants N=915	Enfants prennent trop de temps N=906	Enfants = soucis + problèmes N=912	Logement non approprié N=919	Couple pas assez stable N=902	Respons. familiales déjà lourdes N=914
Homme	.16	-.45*	1.23***	.18	-.32	-.02	.42*	.48 $^{10\%}$	-.20
19-24 ans	.32	.60	.87	.39	1.33	1.48	-.041	2.07*	2.43 $^{10\%}$
25-29 ans	1.06***	-.14	.39	-.30	.10	.06	.32	.20	.25
30-34 ans	.44***	.09	-.12	-.04	.13	.29 $^{10\%}$	.28	-.49 $^{10\%}$	.24
Personne avec partenaire stable, mais sans cohabitation	-.01	.56	.78	-.74	.73	.83	-.72	-1.37 $^{10\%}$	-.50
Vivant en cohabitation, sans mariage	.45	.71	-.46	.26	1.29 $^{10\%}$	.79	.70	-.17	.41
Personne mariée depuis moins de 3 ans	.00	.30	.76	.38	-.11	-.67	.23	-1.82**	-1.10*
Personne mariée depuis plus de 3 ans	.52	.24	.73	-.08	.63	.24	-.28	-1.91***	-.57
Souhaite se marier dans les deux ans	.04	-2.08 $^{10\%}$	1.17	-5.27	-.80	-1.09	.63	-.17	-2.12
Ne sait pas si souhaite se marier dans les deux ans	-4.04	.29	2.85*	-5.04	-4.54	-5.33	2..30 $^{10\%}$	-5.35	-.42
Niveau de formation inférieur	.19	-.24	.52	.05	.13	.29	.33	.37	.28
Niveau de formation supérieur	-.69**	-.32	.14	-.55*	-.04	-.11	-.43 $^{10\%}$	-.42	.00
Catégorie socio-professionnelle supérieure	-.31	-.05	-.30	-.09	-.20	-.28	-.12	-.49	.06

Catégorie socio-professionnelle intermédiaire	.12	.34	-.15	.18	.67	.61*	-.04	.64	.22
Personne protestante	-.19	-.00	-.31 10%	.30 10%	-.40*	.07	-.30	-.24	-.07
Autres religions/sans religion	-.16	.25	-.03	.51	.18	.50*	-.21	-.40	.19
Personne non pratiquante	.06	.07	.02	-.25	-26	.20	.06	-.36	.10
Education à l'étranger	.17	.41	-.02	-.31	.08	.10	-.17	-.45	.26
Mère originaire d'Europe (Ouest, Nord) ou d'Amérique (Nord)	-.26	.55*	.43	.56 10%	.64*	.33	.29	-.02	-.05
Mère originaire d'un autre pays, notamment de l'Europe du Sud	.45 10%	.53*	.41	-.02	-.14	.73**	.73***	-.00	-.21
Vivant en milieu rural	.23	-.14	-.33	.67**	.36	.08	-.12	-.03	.13
Vivant dans une localité de moins de 10 000 habitants	-.43*	-.05	.18	-.64**	-.25	.26	-.75***	.06	.00
Constante	-.67	.34	-2.26***	-.9916*	-1.42***	-1.22***	-.69	-.04	.59

Degrés de significativité: * 5%; ** 1%; ***1‰; 10% 10%. [1]Europe du Nord, de l'Ouest et Amérique du Nord. En grisé clair: relation significative positive. En grisé foncé: relation significative négative. *Individu de référence:* Femme, résidant en milieu urbain dans une localité de 10 000 habitants au minimum, ne souhaitant pas se marier dans les deux ans, ayant un niveau de formation moyen, appartenant à la catégorie socio-professionnelle la plus basse, catholique, pratiquante, éduquée en Suisse, dont la mère est d'origine suisse, âgée de 35-44 ans.

3.2.7 *Raisons de refuser un enfant ou un enfant supplémentaire selon le lieu de résidence*

Les conditions de vie des petites agglomérations et du milieu rural se reflètent dans les réponses de leurs résidents sous la forme de mentions moins fréquentes d'un certain nombre de raisons de ne pas avoir d'enfant (supplémentaire): coût de l'enfant, difficulté pour les femmes de mener de front une activité professionnelle et leur rôle de mère, temps que prennent les enfants, inadéquation du logement, lourdeur des responsabilités familiales déjà existantes. On peut en effet rapprocher la moindre invocation de ces raisons par divers facteurs: la vie moins chère que dans les plus grandes localités, mères moins souvent professionnellement actives ou, si elles le sont, trouvant plus facilement des solutions pour la garde de leurs enfants (famille, voisine), logements généralement plus faciles à trouver et souvent plus grands.

4. Les raisons de ne pas/ne plus vouloir d'enfant: brève synthèse

Si le plaisir qu'on peut attendre des enfants constitue la motivation principale à en avoir, les problèmes qu'ils posent aux femmes en termes de *conciliation de leur rôle professionnel et de leur rôle de mère* est la principale raison avancée pour ne pas en avoir ou ne plus en avoir si l'on en a déjà un ou plusieurs (près de 54% des personnes sans enfant et de 60% des personnes qui en ont déjà la jugent importante; un quart des personnes sans enfant et 18% des personnes avec enfants la donnent comme leur raison *la* plus importante de ne pas en vouloir ou de ne pas en vouloir davantage). Les femmes sont nettement plus sensibles que les hommes à cet obstacle. Parmi les non-parents, les résidents des localités de plus de 10 000 habitants le sont également davantage que les résidents des localités plus petites. Parmi les parents, ceux dont la mère est d'origine étrangère le sont davantage que ceux dont la mère est Suissesse d'origine.

Le coût de l'enfant est avant tout perçu par les parents (deux sur cinq), surtout lorsqu'ils ont l'âge d'avoir des enfants en bas âge (25-39 ans). Il est plus fréquemment mentionné également parmi les personnes qui ont été éduquées à l'étranger ou dont la mère est originaire d'un pays d'Europe du Sud ou d'un pays se situant hors d'Europe et d'Amérique du Nord. En revanche, les personnes bénéficiant d'un niveau de formation supérieure et celles qui vivent en zone rurale ou dans de petites localités sont moins sensibles à cet aspect de la parentalité.

Autre entrave matérielle à l'arrivée d'un enfant, *l'inadéquation du logement* n'est pas évoquée très fréquemment. Quand elle l'est, c'est plus souvent par des personnes avec enfant (quelque 30% contre 20% des sans enfant), surtout lorsque la mère est originaire d'un pays d'Europe du Sud ou d'un pays se situant hors d'Europe et d'Amérique du Nord. C'est aussi plus souvent un argument d'hommes que de femmes, de résidents de localité de plus de 10 000 habitants, de jeunes qui n'ont pas encore d'enfant (argument d'autant plus souvent invoqué parmi ces personnes qu'elles sont jeunes).

La lourdeur des *responsabilités familiales* apparaît comme *la* raison essentielle de ne pas avoir d'enfant *supplémentaire* (deuxième rang parmi les raisons importantes, premier rang comme raison la plus importante).

L'inverse est vrai pour *le temps que prennent les enfants*: ce sont avant tout les personnes n'ayant pas encore d'enfants qui craignent cette conséquence de la parentalité (près d'une sur deux l'estime importante, une sur quatre la retient comme la raison *la* plus importante de renoncer aux enfants).

L'importance des *soucis et problèmes* découlant de l'éducation d'enfants est également grande parmi les personnes interviewées: elle est mentionnée par plus d'un non-parent sur deux et plus de deux parents sur cinq. Les personnes qui ont été éduquées à l'étranger (parmi les sans enfant) ou qui ont une mère originaire d'Europe du Sud ou d'un pays se situant hors d'Europe et d'Amérique du Nord (personnes avec enfants) sont plus attentives à ces difficultés, comme le sont les jeunes de moins de 24 ans sans enfant qui disent ne pas en vouloir.

Que *la prise en charge de petits enfants ne soit pas toujours gratifiante,* quelque 20-25% des répondantes et répondants le déclarent, mais 3-4% seulement comme raison *la* plus importante de ne pas ou de ne plus en avoir. On n'observe guère de différences significatives en fonction des caractéristiques individuelles.

Deux raisons de ne pas avoir d'enfant, ou de ne pas en avoir de supplémentaire, sont plus particulièrement masculines: le *caractère parfois pénible de la grossesse et/ou de l'accouchement pour les femmes* et *l'instabilité du couple*. La première de ces raisons est un peu plus fréquemment invoquée par les personnes qui ont déjà vécu cette expérience, mais c'est parmi les non-parents que s'observent le plus de différences significatives: les jeunes (moins de 30 ans) et les personnes éduquées à l'étranger perçoivent plus souvent la grossesse et l'accouchement comme des événements parfois assez désagréables. L'instabilité du couple apparaît davantage comme une raison de ne pas avoir d'enfant que comme une raison de ne pas en avoir un de plus. Cette raison est sur-représentée parmi les hommes. Elle est par contre sous-représentée parmi les personnes mariées.

5. Conclusion

Désir et refus d'enfant manifestés par les personnes interviewées dans le cadre de l'enquête sur la famille renvoient à des raisons qui traduisent à la fois l'esprit du temps et les conditions socio-culturelles caractéristiques de la société suisse et, plus généralement, des sociétés actuelles.

La première motivation à avoir des enfants – le plaisir qu'ils apportent en termes de joie de vivre et de gratification – s'inscrit ainsi bien dans le courant de valorisation de l'hédonisme qui traverse notre culture occidentale depuis quelques décennies et dans la tendance à considérer la famille comme un lieu d'expressivité et de réalisation de soi plutôt que comme une institution porteuse de droits mais également de devoirs.

Les principales raisons retenues pour refuser d'avoir un enfant, ou d'en avoir un de plus lorsqu'on en a déjà, sont, elles, plus proches des réalités: elles traduisent les contraintes de la vie quotidienne, les inégalités, les «ratés» de l'idéologie. Au premier rang de ces réalités[33] figurent le non-partage des tâches domestiques et de prise en charge des enfants entre les deux parents (ce qui posent aux femmes de difficiles dilemmes pour concilier vie professionnelle et vie familiale), le coût des enfants, le temps qu'ils prennent, les problèmes et les soucis qu'ils causent à leurs mère et à

33 Compte non tenu de l'âge et de la santé.

leur père. On comprend dès lors l'invocation extrêmement fréquente par les parents de la lourdeur de leurs tâches familiales pour ne pas avoir davantage d'enfants.

Les motivations du désir d'enfant autres que le plaisir d'en avoir, comme les raisons de ne pas ou ne plus procréer, varient en fonction de quatre grandes logiques: une logique du genre, une logique de la situation (sociale et géographique), une logique de la tradition et une logique du familialisme (qui se confondent d'ailleurs souvent).

La logique du genre renvoie aux conditions inégales de vie des femmes et des hommes et se traduit par différents traits. Au plan biologique, les femmes, davantage contraintes que les hommes, manifestent une baisse de leur désir d'enfant plus rapide (dès 30 ans) et plus forte que leur compagnon. Au plan des contraintes, elles sont plus sensibles qu'eux aux difficultés de concilier une vie professionnelle et des enfants ainsi qu'au temps que ceux-ci prennent, surtout quand elles n'en ont pas encore (et sont, de ce fait, engagées dans une formation ou une activité rémunérée à plein temps le plus souvent). Les hommes sont, eux, plus attentifs à ce qui relève de leur fonction de gagne-pain et de transmetteur du nom: perpétuation de la famille à travers les enfants, possibilité de reporter ses ambitions déçues sur eux, coût élevé, logement inadéquat. Mais ils attachent également plus d'importance au rôle de l'enfant comme ciment de la relation conjugale (signe de la fragilisation du rôle de père et d'époux?). Ils sont aussi proportionnellement plus nombreux à souligner le caractère parfois pénible de la grossesse et de l'accouchement pour leurs compagnes, rompant avec le tabou pesant sur la douleur de l'accouchement (il est plus facile de violer une norme quand elle ne nous concerne qu'indirectement), ce qui n'est probablement pas sans lien avec le fait qu'ils sont maintenant présents dans la «salle de travail».

La logique de la situation traduit les difficultés que certaines catégories de la population rencontrent dans l'existence, principalement les personnes qui ont été éduquées à l'étranger (et sont le plus souvent étrangères) et/ou celles dont la mère est originaire d'un pays d'Europe du Sud ou d'un pays se situant hors d'Europe et d'Amérique du Nord. Leur position désavantagée se reflète dans l'importance plus que proportionnelle qu'elles accordent à l'enfant porteur des ambitions déçues, à la double journée des femmes, au coût des enfants, aux soucis et problèmes qu'ils causent à leurs parents, à l'inadéquation du logement, au caractère parfois pénible de la grossesse et de l'accouchement. La logique de la situation géographique sépare, elle, les résidents des villes et villages de moins de 10 000 habitants des résidents des villes et agglomérations de plus grande taille (c'est parfois aussi l'opposition entre monde rural et monde urbain qui marque les différences). Vivre dans une localité relativement petite (ou en milieu rural) confère des avantages par rapport aux enfants: la vie est moins chère, les logements sont plus grands, les voisins, et la parenté souvent plus proche, assez disponibles pour aider à la prise en charge des enfants. L'inadéquation du logement, le coût des enfants et le temps qu'ils prennent sont de ce fait moins fréquemment évoqués.

La logique de la tradition revêt plusieurs aspects. D'abord, elle renvoie à une certaine conception du mariage et de la parentalité: pour avoir des enfants, il faut être marié; quand on se marie, c'est pour avoir des enfants. A cette conception correspondent de plus fréquents souhaits d'enfants parmi les personnes qui n'en ont pas encore et, parmi les parents comme les non-parents, une plus grande volonté de perpétuer sa famille dans le temps et une attention plus fréquente à la fonction de consolidation de la relation conjugale que revêt l'enfant.

Ensuite, logique de la tradition et familialisme se rejoignent dans deux situations: l'appartenance et la pratique religieuse d'une part, l'origine de la mère (ou le pays de socialisation) et le lieu de résidence, d'autre part. Les catholiques – et souvent les chrétiens pratiquants – sont ainsi plus nombreux à désirer avoir un jour un enfant. Ils attachent davantage d'importance à la perpétuation de la famille et à la consolidation de la relation conjugale, qui, pour le catholicisme mais aussi pour l'idéologie familiale traditionnelle (Coenen-Huther 1994), ne prend tout son sens que par l'arrivée des enfants.

Les personnes dont la mère est originaire d'un pays d'Europe du Sud ou d'un pays se situant hors d'Europe et d'Amérique du Nord ou qui ont été éduquées à l'étranger manifestent également plus souvent le souhait d'avoir un jour un enfant, attachent plus d'importance à la continuité familiale et à leur propre survie à travers leur descendance. On retrouve là également un écho de la religion et de la tradition. Parce qu'elles sont habituées à une sociabilité centrée sur la parenté avant tout, elles voient aussi dans l'enfant une protection contre la solitude dans la vieillesse.

Section III

Maîtrise de la fécondité et ambivalence du projet d'enfant à travers les comportements préventifs et de réajustement

Chapitre 4

Contraception et souhait d'enfant

Jean-Marie LE GOFF

Ce chapitre propose une analyse des modalités d'usage par les couples des techniques de contraception au milieu des années nonante. Plutôt que de répondre à un questionnement sur l'efficacité respective de chaque méthode, nous nous situerons dans la lignée des travaux de Bassand et Kellerhals (1975) et de Kühne (1984) dans lesquels les techniques contraceptives constituent des moyens qui permettent d'atteindre un ou plusieurs objectifs se rapportant à la maîtrise de la fécondité. Pour faire suite au chapitre précédent, nous nous demanderons notamment, si l'usage d'un moyen de contraception et le choix de ce moyen varie selon que les femmes souhaitent (encore) avoir un enfant ou non. Néanmoins, l'analyse de qui utilise quoi pose la double question de l'accessibilité d'une méthode par l'ensemble des groupes sociaux qui composent la Suisse ainsi que l'acceptabilité de ces méthodes par ces groupes sociaux.

Nous diviserons ce chapitre en quatre points. Le premier sera consacré à développer différentes hypothèses concernant le choix d'un moyen de contraception. Nous nous pencherons ainsi sur la problématique des liens entre souhait d'enfant et usage d'une technique. Nous détaillerons, en outre, les notions d'accessibilité et d'acceptabilité. Dans le deuxième point, nous dresserons un portrait général des méthodes utilisées au moment de la réalisation de l'enquête suisse sur la famille, après avoir précisé le contexte suisse de la contraception. Nous serons particulièrement attentifs aux différences selon l'âge, le nombre d'enfants mis au monde et le souhait d'autre(s) enfant(s) dans l'avenir. Le troisième point sera plus spécialement consacré aux techniques contraceptives des couples ayant déclaré souhaiter un enfant alors que le quatrième détaillera la situation des couples qui ne souhaitent pas ou plus d'enfant.

1. La contraception et la prévention des naissances

1.1 *Maîtrise de la fécondité et temporalité des techniques contraceptives*

L'usage d'une technique contraceptive répond à un objectif général de dissociation entre sexualité et procréation. Elle crée une situation d'infécondité volontaire, c'est-à-dire une situation dans laquelle le *«risque de grossesse»* (Narring *et al.* 1997, p. 88) est atténué de façon volontaire à partir d'un processus de dissociation entre sexualité et fécondité. De nombreux travaux réalisés en démographie historique ont montré que trois types de conduite de limitation des naissances ont été mises en œuvre dans les sociétés du passé (Perrenoud 1988).

Une première stratégie consistait à différer la constitution de la descendance, c'est-à-dire à retarder le calendrier de la fécondité. Dans les sociétés occidentales traditionnelles, le mariage jouait un rôle de régulateur de l'entrée dans la vie sexuelle et dans la vie reproductive. Le retardement du moment de constitution de la descendance reposait alors sur un mariage tardif. Si l'époque actuelle se caractérise par un phénomène de retardement des naissances, le mariage ne constitue plus un régulateur de l'entrée dans la sexualité[1]. En conséquence, les objectifs de retardement des naissances doivent être assurés par les couples non-mariés au moyen d'une méthode de contraception.

La deuxième conduite de limitation des naissances consiste à adopter un comportement d'espacement des naissances (contraception d'espacement), alors que la troisième correspond à limiter le nombre de naissances lorsqu'un certain nombre d'enfants a été mis au monde (contraception d'arrêt). Les travaux concernant les sociétés des siècles précédents, par exemple, la société genevoise du XVIIIe siècle, montrent des différences selon l'appartenance sociale des couples dans l'adoption d'une conduite d'espacement ou d'une conduite d'arrêt des naissances (Perrenoud 1988).

Dans le cadre de nos sociétés contemporaines, on peut supposer que ce clivage entre conduites d'espacement et conduites d'arrêt ne se distribue pas de la même manière. Notre hypothèse est qu'à la succession des pé-

1 Cf. chapitre 2 de cet ouvrage.

riodes au cours desquelles les couples souhaitent puis ne souhaitent plus d'enfant correspond une succession de conduites contraceptives: au souhait d'enfant s'associe ainsi une conduite de retardement ou d'espacement des naissances alors que le non-souhait d'enfant se traduit par l'adoption d'une conduite de contraception d'arrêt. Deux éléments viennent étayer cette hypothèse. En premier lieu, le nombre d'enfants est nettement moins élevé actuellement que dans les sociétés des siècles précédents. En second lieu, ainsi que l'a montré le chapitre deux, le souhait d'enfant est fortement dépendant du nombre d'enfants déjà nés.

Dans le cas de conduites d'espacement, la prévention des naissances porte sur un court ou sur un moyen terme. Aux conduites de contraception d'arrêt correspond, par contre, un souhait de limiter le risque de grossesse de manière définitive, c'est-à-dire sur un très long terme. Aux conduites de retardement des naissances peuvent être associées un objectif d'atténuation du risque de grossesse portant sur un moyen terme, éventuellement sur un long terme. Une classification des méthodes contraceptives proposée par Bassand et Kellerhals (1975) s'avère particulièrement pertinente pour l'analyse des liens entre conduite de prévention des naissances et usage d'une technique de contraception. Cette typologie présente, en effet, l'intérêt de s'appuyer sur un critère de *temporalité* pouvant être associé à chacune des techniques contraceptives. Les auteurs distinguent ainsi les techniques du *long terme* qui permettent aux couples de prévoir leur comportement sur plusieurs années (dispositif intra-utérin). Les techniques du *moyen terme*, en revanche, impliquent une prévision sur seulement quelques mois (méthode des rythmes, méthodes des températures, pilule). Une troisième catégorie regroupe les techniques du court terme ou les techniques de *l'instant* (préservatif, spermicide, etc.).

La typologie de Bassand et Kellerhals (1975) a été construite dans le cadre de travaux portant sur l'usage de méthodes contraceptives à Genève à la fin des années soixante. Son utilisation dans le contexte du milieu des années nonante nécessite qu'elle intègre aussi le recours à la stérilisation volontaire féminine et masculine en tant que moyen de contraception. Les résultats de Kühne (1984) pour le début des années quatre-vingt, de même que les premiers résultats de l'enquête sur la famille (OFS 1998; Gabadinho et Wanner 1999), auxquels on peut ajouter ceux obtenus à partir des enquêtes sur la santé de 1992 et 1997 (Zemp 1996; Zemp et Kessler 2000), montrent un processus de diffusion de la stérilisation au sein de la population suisse. Les techniques de stérilisation féminine et masculine ne constituent pas seulement des méthodes de long terme, au sens de la typologie de Bassand et Kellerhals (1975), mais possèdent aussi une propriété de quasi-irréversibilité, qui vient s'opposer au critère de réversibilité associé à l'ensemble des autres méthodes contraceptives, réversibilité voulant dire ici non-permanence de l'infécondité induite par la technique utilisée.

Au travers des notions de temporalité et de réversibilité des méthodes contraceptives, l'un des objectifs de ce présent chapitre va consister à préciser les liens entre souhait d'enfant, conduites et techniques contraceptives. Un souhait d'enfant est-il associé à l'usage d'une méthode de court et de moyen terme? A l'opposé, les couples qui ne souhaitent pas d'enfant se caractérisent-ils par un usage plus fréquent d'une méthode de long terme ou d'une méthode irréversible? En d'autres termes, en quoi le critère de temporalité des techniques contraceptives constitue-t-il un critère pertinent dans l'analyse des liens entre conduites et usage d'une de ces techniques?

Ce premier questionnement portant sur l'adéquation entre conduites et techniques contraceptives nécessite cependant d'être complété. On peut, en effet, envisager l'existence d'une inadéquation, qui dans le cas présent correspondrait à l'adoption d'un comportement dans lequel la temporalité induite par l'usage d'une méthode contraceptive ne s'ajuste pas aux objectifs de prévention des naissances qui sont poursuivis (retardement, espacement ou arrêt des naissances). Des normes sociales diffuses, par exemple les normes qui concernent le nombre d'enfants, peuvent constituer une clef pour l'analyse des inadéquations entre conduites et pratiques. Les résultats du chapitre sur les tendances générales de la fécondité montrent une forte proportion de couples ayant mis au monde deux enfants. De même, le chapitre sur le souhait d'enfant montre une inversion dans la proportion des femmes qui souhaitent ou qui ne souhaitent pas d'enfant lorsque le nombre d'enfants mis au monde est de deux[2]. On peut dès lors se demander s'il n'existe pas une tension conflictuelle entre norme et souhait d'enfant et si cette tension ne se traduit pas par une source d'ambiguïté dans les comportements contraceptifs. Nous porterons ainsi particulièrement notre attention au cas des couples ayant déclaré ne pas souhaiter d'enfant alors qu'ils n'ont pas eu deux enfants ainsi qu'à celui des couples ayant mis au monde deux enfants ou plus et qui déclarent encore

2 Cf. chapitres 2 et 3 de ce même ouvrage.

souhaiter procréer. Les comportements contraceptifs dépendent-ils plus fortement du souhait d'enfant ou du nombre d'enfants?

Un questionnement sur l'usage de techniques contraceptives ne peut toutefois être limité à des interrogations sur les liens entre conduites et techniques. Ces interrogations reviennent, en effet, à aborder les techniques contraceptives sous un angle purement rationnel (ou irrationnel), en les considérant seulement en tant que moyen en vue de servir une fin. L'histoire de la contraception montre que les notions de prévention des naissances et de dissociation entre sexualité et procréation ont constamment été l'objet de débats politiques, éthiques et moraux, des sociétés antiques à nos jours (Mac Laren 1996). En outre, cette histoire est celle de l'histoire de la possibilité d'accès aux techniques contraceptives (Coale 1973). Ces derniers aspects de la contraception nous amènent à nous interroger sur les attitudes vis-à-vis des différentes techniques contraceptives ainsi que sur leur disponibilité.

1.2 *Attitudes vis-à-vis de la contraception et disponibilité des techniques contraceptives*

Les travaux de Bassand et Kellerhals (1975), qui, rappelons-le, s'appuyaient sur une enquête menée à Genève à la fin des années soixante, montraient que l'usage des moyens modernes de contraception (pilule, stérilet, préservatif, stérilisation volontaire) était encore peu fréquent à cette époque. Les résultats présentés par ces auteurs portaient sur les différences dans la prévalence contraceptive ainsi que dans le choix d'une technique contraceptive, non seulement en fonction du cycle de vie, mais aussi en fonction de *l'acceptabilité* de ces méthodes par les femmes ou les couples. Cette acceptabilité dépendait de différents critères socioculturels, tels que l'appartenance et la pratique religieuse ainsi que le milieu social.

Plusieurs typologies des techniques contraceptives s'appuient sur cette notion d'acceptabilité. Ainsi, une classification des techniques contraceptives repose sur une catégorisation des méthodes selon un critère de tradition-modernité. Selon le plus simple des regroupements possibles, les méthodes les plus anciennes (retrait, abstinence, allaitement prolongé, voire des méthodes faisant appel à la magie ou à l'herboristerie traditionnelle) constituent les méthodes traditionnelles alors que les méthodes modernes regroupent l'ensemble des techniques apparues depuis le début du XXe siècle, auquel s'ajoute le préservatif, bien que ce dernier ait été inventé dès la fin du XVIIIe siècle. Le facteur principal associé à l'établissement d'une échelle de classification tradition-modernité est celui de l'efficacité de chacune des techniques de contraception.

Néanmoins, cette notion d'efficacité doit être replacée dans un contexte sociologique. Ainsi, selon Bassand et Kellerhals (1975), un des aspects importants du clivage entre méthodes traditionnelles et méthodes modernes est celui du type de rationalité auquel se rattache l'acceptabilité de ces méthodes, *«l'évolution vers le modernisme consistant précisément à adopter des stratégies dont la liaison aux objectifs soit de plus en plus démontrable scientifiquement»* (p. 150). Selon ces auteurs, à l'échelle tradition-modernité peut être associée le degré de connaissances exigées en matière de physiologie de la sexualité et de la reproduction, ces connaissances allant du plus simple au plus complexe. Ils observaient ainsi des différences dans l'usage des différentes techniques contraceptives, en fonction, notamment, du niveau d'études et de la catégorie socio-professionnelle des femmes qu'ils avaient enquêté.

A l'échelle tradition-modernité peut venir se superposer une subdivision mettant à part les méthodes dites naturelles, c'est-à-dire un ensemble de méthodes apparues au cours du XXe siècle, mais qui se situent dans la lignée des méthodes traditionnelles, car elles s'appuient sur une abstinence périodique (méthode des rythmes et des températures, cf. Matos 2001). On sait que l'église catholique réprouve l'idée d'une dissociation entre sexualité et procréation (Lacroix 1999). Si elle a même pendant longtemps condamné l'idée d'une limitation des naissances, les seules techniques contraceptives qu'elle permet d'utiliser aujourd'hui sont ce type de méthodes, c'est-à-dire des méthodes qui «inhibent» les relations sexuelles (Westoff et Ryder 1977). Bassand et Kellerhals (1975) ont montré que ces techniques étaient fréquemment utilisées à Genève à la fin des années soixante par les couples catholiques les plus pratiquants. Néanmoins, des résultats portant sur l'usage des méthodes contraceptives au début des années nonante en France, pays de forte tradition catholique, montrent que l'usage de ces techniques est devenu très rare depuis la diffusion de la pilule et du stérilet (Toulemon et Leridon 1992).

Les travaux de Kühne (1984), qui se sont appuyés sur une enquête réalisée en 1980 auprès d'un échantillon représentatif de couples suisses, montrent un usage assez répandu, aussi bien des méthodes modernes de contraception (pilule, stérilet, stérilisation volontaire) que des méthodes traditionnelles (diaphragme, retrait, etc.). Bien que la notion d'acceptabilité ait été reprise par cet auteur, ses résultats lui font introduire un autre facteur susceptible d'intervenir dans le choix d'une technique contraceptive, ce facteur étant celui de *l'accessibilité* aux moyens de contraception, c'est-à-dire de leur disponibilité. Dans la notion d'accessibilité aux techniques contraceptives intervient le contexte sociétal dans lequel les différentes techniques sont rendues disponibles et sont adoptées par une partie de la population. Murphy utilise ainsi l'expression de *«facteurs de macro-contraception»* (1993, p. 236, note 49) afin de souligner le rôle, non seulement des opinions et des attitudes vis-à-vis de chaque méthode, mais aussi celui des contextes légaux et économiques ainsi que des milieux professionnels concernés par la diffusion de la contraception, qu'il s'agisse des instances médicales ou des réseaux de centres de planning familial. Actuellement, dans la plupart des pays occidentaux, l'ensemble des techniques modernes de contraception nécessite une prescription médicale[3], à l'exception du préservatif. Le corps médical ne se limite toutefois pas à prescrire, mais exerce aussi des activités de conseil en matière de contraception, de sexualité et de procréation (Leridon 1995).

Le préservatif occupe une place particulière. Selon l'historien de la contraception Mac Laren (1996), il était déjà utilisé au début du XXe siècle en tant que moyen de protection à l'encontre des maladies sexuellement transmissibles. Depuis le milieu des années quatre-vingt, il est considéré comme la meilleure des protections à l'encontre de la transmission du Sida, et en conséquence, bénéficie d'une forte médiatisation et d'une grande liberté d'accès. Notons néanmoins qu'il s'agit d'une méthode masculine et qu'il n'existe pas de méthode féminine ayant le même statut (Spencer 1999).

Il est toutefois important de noter pour notre analyse qu'un tel contexte contraceptif contraste fortement avec celui des années antérieures à l'apparition de la pilule ou du stérilet. Le contexte d'alors était celui d'un refus des instances médicales à intervenir dans le domaine de la contraception[4]. Les femmes qui ont été interrogées dans le cadre de l'enquête sur

3 Nous préciserons les différentes dimensions du contexte suisse de la contraception dans le point suivant.

4 Cf. Mac Laren, 1996 pour l'ensemble de l'Europe et Gaillard et Mahaim (1983) pour le cas particulier de la Suisse sur les attitudes des médecins devant le contrôle des naissances au début du XXe siècle.

la famille sont nées entre 1945 et 1975. Le moment de leur entrée dans la vie sexuelle s'est échelonné entre le début des années soixante, moment au cours duquel les moyens modernes de contraception commençaient à peine leur diffusion et faisaient l'objet de débats passionnés, et le milieu des années nonante, contexte dans lequel ces moyens sont largement diffusés et ne font plus l'objet de discussions. Les résultats de l'enquête équivalente à l'enquête sur la famille qui a été réalisée en Espagne, pays dans lequel la pilule s'est diffusée seulement à partir du milieu des années septante, montre une forte différence dans l'usage des moyens de contraception par les couples selon les générations d'appartenance des femmes (Delgado et Castro Martín 1998). Ainsi, dans le cas des générations les plus âgées, c'est la méthode du retrait qui reste la plus fréquente, alors que la pilule est utilisée par les générations les plus jeunes.

La thèse défendue par Santow (1993) est que les couples espagnols, et plus généralement les couples des pays du sud de l'Europe, ont persisté plus longtemps dans l'usage de la méthode du retrait, qui était la méthode la plus répandue dans l'ensemble des pays européens avant l'apparition de la pilule, pour des raisons culturelles et, donc, d'acceptabilité des techniques contraceptives. Cependant, des raisons se rapportant à l'accessibilité aux moyens de contraception ont pu aussi intervenir. En effet, la diffusion des moyens modernes de contraception, notamment de la pilule, semble démarrer après l'abrogation en 1978 d'une loi qui avait été votée en 1941 par le régime franquiste et qui interdisait toute forme de contraception (Dourlen-Rollier 2000). Dès lors, l'existence d'un effet de génération dans le choix des techniques contraceptives en Espagne suggère une relation d'interaction entre accessibilité et acceptabilité des méthodes. Un comportement contraceptif type serait ainsi adopté par une génération de femmes lors de son entrée dans la sexualité et ceci dans un contexte donné d'accessibilité à différentes techniques. Ce comportement perdurerait alors au cours de l'existence des individus de cette génération, même lorsque le contexte d'accessibilité se transforme.

On peut dès lors se demander s'il n'existe pas des effets de génération similaires dans l'usage des moyens de contraception en Suisse. Toutefois, notre questionnement sur les notions d'acceptabilité et d'accessibilité ainsi que sur leurs éventuelles interactions ne se limitera pas à considérer ces seuls effets de génération. En Suisse, les résultats de l'enquête suisse sur la santé réalisée en 1992-1993 montrent, pour l'ensemble de la population féminine âgée de 15 à 49 ans, une forte fréquence d'usage de la pilule et du préservatif ainsi qu'une proportion importante de stérilisation, notamment chez les femmes les plus âgées (Zemp 1996). Dans ce nouveau contexte d'usage des techniques contraceptives, on peut s'interroger sur les éventuelles différences entre groupes socioculturels d'appartenance tant dans la prévalence contraceptive que dans l'usage d'un moyen de contraception spécifique. Ainsi, par exemple, si la pratique d'une religion peut constituer un critère d'acceptabilité d'une méthode contraceptive, il nous faut aussi considérer que la religion constitue un facteur d'accessibilité aux méthodes contraceptives, en ce sens qu'une méthode est rendue accessible ou non en fonction des préceptes des autorités cléricales en matière de contraception. Dès lors, on peut se demander plus généralement en quoi des différences selon les groupes sociaux traduisent des différences d'acceptabilité ou bien des différences d'accessibilité.

2. Le contexte de la contraception en Suisse au milieu des années nonante

Ce point a pour objet de dessiner le cadre général de l'usage des techniques contraceptives dans la Suisse contemporaine. Avant d'indiquer la fréquence de chacune des techniques, nous procédons à un examen du contexte sociétal délimitant les modalités d'accessibilité à la contraception.

2.1 *L'accessibilité aux méthodes de contraception en Suisse*

La Suisse fait partie des rares pays européens dans lesquels les législateurs ne sont jamais intervenus dans le domaine de la contraception depuis l'apparition et la diffusion de la pilule et du stérilet. Les pouvoirs publics n'ont ainsi jamais éprouvé la nécessité de mettre en œuvre une législation autorisant ou réglementant l'usage des techniques contraceptives[5] (Kühne 1984). Lieber fait état de deux hypothèses concernant cette absence d'intervention des pouvoirs publics (1997, pp. 34 et 35): la première se réfère à la forte présence du protestantisme en Suisse, religion nettement plus permissive à l'égard de la contraception que le catholicisme. La seconde interprétation souligne la forte implantation d'industries pharmaceutiques en Suisse, ces dernières ayant été très tôt fabricantes de contraceptifs, notamment de la pilule. Bien que séduisantes, ces deux hypothèses d'interprétation ne sont pas suffisantes. En effet, parmi les rares pays dans lesquels les législateurs ne sont pas intervenus en matière de contraception figure aussi l'Autriche, pays à forte majorité catholique et moins connu pour ses industries pharmaceutiques que la Suisse. Une troisième piste d'interprétation concernant cette absence de législation doit être proposée. On peut supposer que, à l'exemple de tout ce qui concerne la famille, l'usage de techniques contraceptives, et plus généralement ce qui concerne la sexualité et la planification des naissances, sont considérés par les législateurs faire strictement partie du domaine privé dans lequel l'Etat n'a pas à intervenir.

Les préservatifs sont très facilement accessibles. Ils sont, notamment, vendus dans les kiosques ainsi que dans les supermarchés. En outre, les cafés et les collèges sont actuellement pourvus en automates délivrant des préservatifs. Cette large accessibilité des préservatifs est bien sûr à corréler avec la lutte contre le sida. On notera, toutefois, qu'une enquête sur la sexualité des adolescents réalisée en Suisse à la fin des années nonante montre que l'usage d'un contraceptif par les jeunes de 16 à 20 ans, même lorsque celui-ci est un préservatif, est plus fréquemment motivé par le souci d'éviter une grossesse que par celui de se protéger du sida et des autres maladies sexuellement transmissibles (Narring *et al.* 1997).

Les autres moyens modernes de contraception nécessitent, à l'instar de la plupart des pays occidentaux, un suivi médical, par des médecins dans le cas des contraceptifs hormonaux, par des gynécologues pour le stérilet. Par ailleurs, les requêtes de stérilisation volontaires féminines et masculines peuvent être traitées seulement en milieu hospitalier. Selon Kühne (1984), c'est au cours de la première moitié des années septante que la

5 On notera, cependant, qu'en 1981, une loi fédérale a imposé aux cantons de créer des «services de conseil pour les femmes enceintes» ayant pour objectif de fournir gratuitement des informations et conseils concernant la grossesse ou l'avortement (Zemp 1996).

stérilisation volontaire à des fins contraceptives a fait l'objet d'un débat public, notamment dans les journaux de Suisse alémanique. Comme pour les autres méthodes de contraception, la stérilisation n'a jamais fait l'objet d'une législation. Cependant:

> La situation a été clarifiée le 17 novembre 1981 par une résolution de l'Académie médicale suisse, qui déclare que toute personne capable et adulte peut décider d'être stérilisée. Le médecin doit informer sa patiente que l'intervention est irréversible et s'assurer qu'elle a donné librement son consentement par écrit (Dourlen-Rollier 2000: 155).

Au cours des années quatre-vingt, les médecins et chirurgiens pratiquant ces opérations avaient pour attitude d'accepter les requêtes de stérilisation volontaire adressées par des femmes, seulement si celles-ci étaient des mères de famille ayant eu au moins deux ou trois enfants. L'étude de Kühne (1984) sur les techniques contraceptives utilisées en Suisse au début des années quatre-vingt confirme cette règle, la fréquence des stérilisations étant nettement plus élevée chez les mères de trois enfants que chez les femmes en ayant eu moins. Kühne (1984) mentionnait une grande disparité entre les cantons concernant leur libéralité face aux stérilisations au début des années quatre-vingt. Selon cet auteur, les cantons protestants étaient nettement plus permissifs que les cantons catholiques. Ce résultat tend à indiquer un différentiel dans l'accessibilité à la stérilisation selon les cantons.

La stérilisation masculine est très peu documentée en Suisse. Indiquons la publication d'un ouvrage ayant une vocation de vulgarisation de cette méthode dans lequel l'auteur proposait que celle-ci soit adoptée par des pères ayant eu une descendance nombreuse (Baroni 1972). L'opération de stérilisation devait aussi se dérouler après un entretien psychosociologique.

Aucune des techniques de contraception diffusées par l'intermédiaire du corps médical n'est remboursée par les assurances médicales[6] (Zemp 1996). Outre le réseau formé par le corps médical, il convient de mentionner l'implantation en Suisse de centres de planning familial, dont la création remonte parfois au milieu des années soixante. Au début des années nonante, les centres de planning familial, ainsi que quelques antennes d'information sida se sont constitués en réseau au travers, notamment, de

6 Seules peuvent être remboursées les opérations de stérilisation lorsqu'elles sont nécessitées par des raisons strictement médicales.

la création de l'Association suisse de planning familial et d'éducation sexuelle (ASPFES), association qui est affiliée à l'IPPF[7] *(International Planned Parenthood Federation).* L'étude de So-Barazetti *et al.* (1996), portant sur un recensement des activités et prestations pratiquées dans une quarantaine de centres offrant des consultations en planning familial ainsi que dans une quinzaine d'antennes sida, montre que ces établissements sont souvent fréquentés par des adolescentes, des femmes enceintes dont la grossesse n'a pas été souhaitée, voire des femmes souhaitant une aide sociale. En revanche, les centres sont très peu fréquentés par des hommes.

Cette étude montre, en outre, des différences selon les régions linguistiques pour ce qui concerne les conseils donnés en matière de contraception. Ainsi, le préservatif est moins conseillé en Suisse latine qu'en Suisse alémanique. De même, les entretiens et conseils sur l'usage du stérilet et le recours à la stérilisation sont plus rares en Suisse romande et au Tessin. Soulignons enfin que les personnels de ces centres sont parfois sollicités par les écoles et collèges afin d'animer des cours d'éducation sexuelle.

2.2 *Les questions sur la contraception dans l'enquête sur la famille*

Une analyse de la prévalence contraceptive ainsi que de la fréquence d'usage des différents moyens de contraception nécessitent que nous définissions au préalable la population prise en compte. Dans les travaux déjà signalés (Bassand et Kellerhals 1975; Kühne 1984; Zemp 1996; Zemp et Kessler 2000), force est de constater que chacun propose sa propre définition. Ainsi, l'étude de Bassand et Kellerhals (1975) portait sur un ensemble de femmes ou de couples ayant consulté le service de gynécologie de l'Hôpital de Genève en raison d'une grossesse. Les questions posées portaient sur les contraceptifs habituellement utilisés avant cette grossesse. Les travaux de Kühne (1984) s'appuyaient sur un échantillon représentatif de couples suisses enquêtés en 1980 et dont l'union avait débuté au cours des années septante. Les sous-échantillons qui ont été interrogés sur l'usage d'un moyen de contraception dans le cadre des enquêtes suisses sur la santé de 1992-93, 1997 et 2002 étaient composés d'hommes et de femmes

7 La Suisse est toutefois un des pays d'Europe qui s'est affilié le plus tardivement à l'IPPF. Signalons, par ailleurs, que depuis 2000, l'ASPFES est devenue PLANES, Fondation suisse pour la santé reproductive et sexuelle.

âgé(e)s de 15 à 75 ans (Zemp 1996; Zemp et Kessler 2000). Cette population concerne ainsi, d'une part les jeunes qui n'ont pas encore eu de relations sexuelles, et d'autre part, des personnes qui ne sont plus en âge fécond. Une telle disparité de définitions ne nous permettra malheureusement pas de réaliser des comparaisons précises en vue d'analyser les évolutions dans l'usage des moyens de contraception entre la fin des années soixante et le milieu des années nonante, puisque la définition de la population que nous prendrons en compte dans le traitement des données de l'enquête sur la famille différera des précédentes.

Cette enquête, rappelons-le, concerne des femmes et des hommes âgés de 19 à 49 ans à la fin de l'année 1994. Les questions sur la contraception ont été posées aux femmes non enceintes et aux hommes dont la partenaire n'était pas enceinte ayant déjà connu une première relation sexuelle. La première de ces questions portait sur la technique contraceptive réversible utilisée lorsqu'il y a eu une relation sexuelle au cours des quatre dernières semaines ayant précédé le moment de l'enquête. La deuxième est adressée aux personnes qui répondaient à la première question *«aucune de ces méthodes»*. Cette deuxième question vise à distinguer les personnes enquêtées selon que: 1) elles ou leur partenaire ont eu recours à une stérilisation pour des raisons de contraception ou pour des raisons médicales; 2) elles ou leur partenaire sont stériles de manière temporaire ou permanente; 3) elles n'ont pas eu de relation sexuelle au cours des quatre dernières semaines; 4) elles n'utilisent aucune technique contraceptive, en distinguant alors si cette absence d'utilisation répond à un souhait de procréation au moment de l'enquête ou non, ou encore, si elle s'inscrit dans le cadre d'une relation homosexuelle.

Ces deux questions étaient posées une seconde fois en vue de voir si les personnes faisaient recours à une deuxième méthode contraceptive, en complément à la première. En raison d'un très faible taux de deuxième réponse, nous ne décrirons ici que les premières réponses qui ont été données. Par ailleurs, notre analyse portera seulement sur le sous-échantillon des femmes qui vivaient en couple au moment de l'enquête (cohabitantes ou mariées). Selon le principe adopté par l'OFS (1998) à partir des données de la même enquête, la population prise en compte ici est composée de l'ensemble des femmes ayant répondu à ces questions (en incluant les quelques femmes n'ayant pas souhaité répondre) auxquelles sont ajoutées les femmes enceintes.

2.3 *Les techniques contraceptives et leur fréquence*

Un premier tableau croise classe d'âge et réponse aux deux questions concernant la contraception et le statut de fertilité (tableau 4.1). Quelle que soit la classe d'âge considérée, la méthode réversible la plus fréquemment utilisée est la pilule, suivie par le préservatif. La proportion d'utilisation de ces deux méthodes est la plus élevée chez les femmes âgées de 19 à 24 ans (respectivement 57,4% et 19,6%). On constate une diminution de l'utilisation de ces deux méthodes au fil des classes d'âge. Ainsi, chez les femmes âgées de 45 à 49 ans, l'usage de la pilule est près de quatre fois moins fréquent que chez les jeunes femmes âgées de 15 à 19 ans alors que le préservatif est presque deux fois moins utilisé. Cette diminution dans l'usage de ces deux moyens de contraception est fortement corrélée avec une augmentation de la proportion des stérilisations féminines ou masculines. Les stérilisations volontaires, extrêmement rares chez les femmes âgées de 19 à 24 ans, concernent aussi un tiers des couples dont la femme est âgée de 40 ans ou plus.

Le recours à la stérilisation volontaire peut être précisé en considérant non plus l'âge des femmes, mais leur nombre d'enfants (tableau 4.2). Plus le nombre d'enfants est élevé, plus les stérilisations volontaires sont nombreuses et moins l'usage de la pilule ou du préservatif est fréquent. Il existe une césure particulièrement forte dans les proportions de stérilisation volontaire des hommes ou des femmes selon que la descendance atteinte est de moins de deux enfants ou de deux enfants et plus. Les stérilisations volontaires féminines sont, néanmoins, nettement plus fréquentes chez les couples ayant mis au monde trois enfants ou plus que chez ceux dont la descendance est de deux enfants. Ce résultat, allant dans le même sens que ceux de Kühne (1984) pour le début des années quatre-vingt, montre que la stérilisation volontaire féminine est adoptée préférentiellement à des fins de contraception d'arrêt par des mères de familles ayant eu une descendance un peu plus élevée que la norme de deux enfants. Ceci est moins vrai chez les hommes, puisque les proportions de stérilisation volontaire masculine sont peu différentes selon que le nombre d'enfants est de deux ou de trois. On remarquera, en outre, que la part de stérilisation masculine dans les couples sans enfant est un plus élevée que celle des stérilisations féminines. Elle est, en outre, plus élevée que celle des stérilisations masculines des couples ayant mis au monde un enfant.

La corrélation entre la diminution de la fréquence des couples faisant usage de la pilule et l'augmentation de celle des couples dont l'un des partenaires a choisi de se faire stériliser ne signifie pas nécessairement que ces différents moyens se succèdent au cours du cycle de vie. Des effets de génération peuvent intervenir (tableaux 4.1 et 4.2). Les couples ayant trois enfants appartiennent, en effet, aux générations les plus âgées, c'est-à-dire aux générations qui ont débuté leur vie sexuelle, puis leur vie de couple, dans un contexte dans lequel les moyens modernes de contraception étaient encore peu diffusés. L'adoption de la stérilisation volontaire par l'un ou l'autre des partenaires peut alors faire suite à des conduites dans lesquels les couples ont vécu leur sexualité et ont procréé sans avoir utilisé auparavant de contraception moderne à des fins d'espacement des naissances.

Après la pilule, les préservatifs et les stérilisations volontaires masculines ou féminines, le moyen de contraception le plus utilisé est le stérilet. Son usage est le plus fréquent chez les femmes âgées de 30 à 39 ans ou chez les femmes ayant deux enfants (tableaux 4.1 et 4.2). Il apparaît ainsi plutôt jouer un rôle de contraception d'arrêt. Analysé en termes d'effets d'âge ou de cycle de vie, il pourrait être considéré comme un intermédiaire provisoire entre pilule ou préservatif et stérilisation. Mais en termes d'effets de génération, ce résultat signifierait que les générations intermédiaires font plus souvent usage de celui-ci en comparaison avec les générations précédentes.

L'usage d'une autre technique contraceptive est rare, quelle que soit la classe d'âge considérée. A l'exception du cas des injections, peu répandues en Suisse, il s'agit des techniques qui étaient utilisées antérieurement à l'apparition des moyens modernes de contraception. Si Bassand et Kellerhals (1975) montraient que l'usage de ces techniques traditionnelles était encore très fréquent à la fin des années soixante à Genève, elles ont été supplantées par les méthodes modernes au cours des trente dernières années.

Les méthodes utilisées apparaissent ainsi être nettement plus fréquemment des méthodes féminines (pilule, stérilet, stérilisation) que masculines (préservatif, stérilisation). Les principales méthodes féminines sont des techniques du moyen ou du long terme, selon la classification de Bassand et Kellerhals (1975). Les méthodes masculines se partagent respectivement en méthodes de l'instant et en méthodes de long terme, difficilement réversibles.

Tableau 4.1. Statut de fertilité et de contraception des couples selon l'âge (en %)

Age au 31.12.1994	19-24	25-29	30-34	35-39	40-44	45-49	Ensemble
Utilisent actuellement une méthode	*81,8*	*75,6*	*67,8*	*64,6*	*51,4*	*43,8*	*62,8*
dont:							
Pilule	57,4	49,7	36,8	30,1	25,3	16,4	34,0
Stérilet	1,4	2,8	7,8	10,6	6,4	3,2	5,9
Méthodes locales féminines	0,0	0,4	1,0	1,5	1,4	0,6	0,9
Injections	0,0	0,8	0,2	0,4	0,2	0,2	0,3
Préservatifs	19,6	17,8	14,3	14,9	9,8	11,8	14,2
Continence périodique	0,5	1,5	2,4	2,9	3,2	2,3	2,3
Retrait	1,0	1,1	1,9	2,0	2,8	3,4	2,1
Sans indication	1,9	1,5	3,4	2,2	2,2	5,9	2,9
Stérilisation	*1,0*	*1,7*	*12,3*	*24,2*	*40,6*	*44,4*	*22,1*
dont:							
Stérilisation de la femme (but contraceptif)	0,0	0,6	5,6	10,1	21,1	19,4	10,1
Stérilisation du partenaire (but contraceptif)	1,0	0,8	5,3	11,0	12,2	13,7	7,8
Stérilisation médicale de la femmes ou de son partenaire	0,0	0,4	1,4	3,1	7,2	11,4	4,1
N'utilisant pas de méthodes	*8,6*	*10,2*	*10,4*	*5,5*	*3,4*	*4,0*	*7,0*
dont:							
Souhait d'enfants	7,7	9,3	8,2	3,9	0,8	1,1	5,0
Pas de précaution en vue d'éviter une grossesse	1,0	0,9	2,2	1,7	2,6	2,9	2,0
Autre situation	*8,1*	*11,2*	*8,5*	*4,2*	*2,2*	*3,4*	*6,2*
dont:							
Stérile	0,0	0,2	0,9	1,1	1,0	2,1	0,9
Enceinte	6,7	10,8	6,8	2,4	0,2	0,0	4,4
Relation homosexuelle	0,0	0,0	0,0	0,0	0,2	0,0	0,0
Pas de relation sexuelle dans les 4 dernières semaines	1,4	0,2	0,9	0,7	0,8	1,3	0,8
Statut inconnu	*0,5*	*1,3*	*1,0*	*1,5*	*2,4*	*4,4*	*1,9*
Total	*100*	*100*	*100*	*100*	*100*	*100*	*100*
N	209	529	587	545	498	475	2843

Tableau 4.2. Statut de fertilité et de contraception des couples selon le nombre d'enfants (en %)

Nombre d'enfants biologiques	0	1	2	3 et +	Ensemble
Utilisent actuellement une méthode	*72,7*	*64,3*	*62,9*	*47,1*	*62,9*
dont:					
Pilule	48,5	34,7	30,3	20,2	34,1
Stérilet	2,5	4,1	8,9	7,0	6,0
Méthodes locales féminines	0,5	0,6	1,3	0,8	0,9
Injections	0,3	0,6	0,4	0,0	0,3
Préservatifs	15,5	14,9	14,3	11,8	14,3
Continence périodique	2,1	2,7	1,9	2,9	2,3
Retrait	0,8	2,9	2,9	1,6	2,1
Sans indication	2,4	3,7	2,9	2,9	2,9
Stérilisation	*5,7*	*8,8*	*29,1*	*45,0*	*22,1*
dont:					
Stérilisation de la femme (but contraceptif)	1,6	4,3	12,2	24,4	10,2
Stérilisation du partenaire (but contraceptif)	3,2	2,0	10,8	14,3	7,8
Stérilisation médicale de la femmes ou de son partenaire	0,9	2,5	6,1	6,2	4,1
N'utilisant pas de méthodes	*11,8*	*12,0*	*3,1*	*2,7*	*6,9*
dont:					
Souhait d'enfants	9,3	9,8	1,5	1,2	5,0
Pas de précaution en vue d'éviter une grossesse	2,5	2,2	1,6	1,6	1,9
Autre situation	*9,3*	*12,7*	*2,6*	*1,9*	*6,1*
dont:					
Stérile	2,1	1,0	0,4	0,2	0,9
Enceinte	6,1	10,4	1,7	1,4	4,4
Relation homosexuelle	0,1	0,0	0,0	0,0	0,0
Pas de relation sexuelle dans les 4 dernières semaines	0,9	1,4	0,6	0,4	0,8
Statut inconnu	*0,5*	*2,2*	*2,2*	*3,3*	*1,9*
Total	*100*	*100*	*100*	*100*	*100*
N	754	510	1057	516	2837

Kühne (1984) observait une faible proportion d'usage du préservatif chez les couples qu'il avait interrogés en 1980[8], c'est-à-dire juste avant le début

8 Ainsi que nous l'avons déjà mentionné, les résultats de Kühne ne peuvent être directement comparés avec ceux qui sont présentés ici, en raison de différences dans la dé-

de la période au cours de laquelle l'usage du préservatif a commencé à être recommandé, parallèlement à l'extension de l'épidémie du sida. On peut s'interroger sur les raisons de la diffusion de cette technique contraceptive chez les couples. Traduit-elle le fait que les moyens de contraception distribués par le corps médical soient toutes des techniques du moyen ou du long terme, par ailleurs susceptibles d'avoir des effets secondaires non-négligeables? Indique-t-elle une méfiance d'une partie des couples à l'encontre du corps médical en raison de son «quasi-monopole» pour ce qui concerne la problématique de la dissociation entre la sexualité et la reproduction? Souligne-t-elle un problème se rapportant au genre, l'ensemble des méthodes diffusées par les instances médicales, étant, à l'exception de la stérilisation volontaire masculine, des techniques féminines?

Les tableaux nous offrent aussi la possibilité d'examiner la situation des couples qui, au moment de l'enquête, ne font pas usage d'un moyen de contraception. Ceux qui n'utilisent aucune technique contraceptive alors qu'ils ne souhaitent pas procréer au moment de l'enquête sont peu nombreux, quelle que soit la classe d'âge considérée (tableau 4.1). Notons, en outre, que ce n'est pas dans les familles dont la descendance est la plus nombreuse que la prise de risque est la plus forte (tableau 4.2). La non-utilisation d'une technique contraceptive pour des raisons de souhait de procréation au moment de l'enquête est un peu plus élevée dans les couples dont la femme est âgée de 19 à 39 ans, plus particulièrement entre 25 et 35 ans (tableau 4.1). La proportion observée dans une classe d'âge apparaît être fortement corrélée avec l'intensité des grossesses en cours dans cette classe d'âge. La prévalence contraceptive est ainsi la moins élevée aux âges auxquels les femmes constituent leur descendance. Au milieu des années nonante, la norme pour les femmes ou pour les couples est ainsi d'être en situation d'infécondité volontaire, à l'exception des moments de procréation. Ceci souligne une adoption généralisée de conduites de retardement, d'espacement ou d'arrêt des naissances chez les

---

finition des populations. Les observations de cet auteur portent, en effet, sur l'usage de contraceptifs en 1980 par des couples suisses qui se sont unis au cours des années septante alors que les nôtres portent sur des couples qui se sont unis entre le milieu des années soixante et le milieu des années nonante. Néanmoins, ses résultats montrent, pour l'ensemble de sa population, que le préservatif se situait en quatrième position dans le classement des moyens de contraception les plus utilisés, après la pilule, la stérilisation et le stérilet.

couples[9]. Comment, dès lors, se distinguent-ils dans l'usage d'un moyen de contraception selon leur souhait d'enfant sur un plus long terme?

2.4 *Souhait d'enfant et méthode contraceptive*

Ainsi que nous l'avons vu précédemment, la fréquence du recours à la stérilisation volontaire augmente fortement en fonction du nombre d'enfants, surtout au-delà de deux enfants dans le cas des hommes et de trois enfants chez les femmes. Ce résultat confirme les attitudes traditionnelles du corps médical à l'égard de la stérilisation qui considère que les opérations de stérilisation doivent plutôt être pratiquées sur des mères ou des pères de famille nombreuse. Cet aspect de la stérilisation ne doit toutefois pas faire oublier qu'elle résulte d'une démarche volontaire de la part d'une personne. On peut donc se poser la question du lien entre stérilisation et souhait d'enfant et, plus généralement, entre l'ensemble des moyens de contraception et celui-ci. Dans ce point, nous nous consacrerons donc à l'analyse des moyens de contraception utilisés en fonction du souhait d'enfant, telle que cette question a été posée aux personnes enquêtées et qui a déjà été l'objet d'une analyse approfondie dans le chapitre précédent de cet ouvrage.

Afin de simplifier les résultats, nous ne prendrons plus en compte la même population que dans le point précédent. Le sous-échantillon désormais considéré est l'ensemble des couples fertiles dont le statut contraceptif au moment de l'enquête est connu précisément. Sont donc écartés les couples qui, précédemment, étaient classés dans une «autre situation» (tableaux 4.1 et 4.2), c'est-à-dire les couples dont l'un des deux partenaires a connu une opération de stérilisation pour des raisons médicales, ainsi que les couples ayant déclaré utiliser une technique contraceptive sans pour autant préciser de laquelle il s'agissait. Les techniques contraceptives les moins fréquentes ont été regroupées, à l'exception des injections. Cet ensemble comprend ainsi les techniques contraceptives les plus traditionnelles (méthodes locales féminines, continence périodique et retrait). Les rares femmes déclarant utiliser les injections ont été ajoutées à celles qui

9 C. Rossier montre toutefois dans le chapitre suivant qui est consacré à l'avortement l'un des envers de cette norme, c'est-à-dire lorsque les comportements contraceptifs n'ont pas correspondu aux conduites attendues (cf. chapitre 5).

utilisent la pilule, non seulement parce qu'il s'agit d'une technique hormonale, mais aussi parce qu'il s'agit d'une technique de moyen terme indépendante de la fréquence des rapports sexuels, au même titre que la pilule. Par ailleurs, nous regrouperons les femmes n'utilisant pas de méthodes contraceptives, que ce soit en raison d'un souhait de procréation au moment de l'enquête ou non.

Ainsi que l'on pouvait s'y attendre, la prévalence contraceptive et la fréquence d'utilisation des différentes méthodes contraceptives varient fortement selon que les couples souhaitent un enfant, hésitent ou n'en souhaitent pas ou plus (tableau 4.3). Ainsi, lorsqu'un enfant est désiré, la proportion de couples qui n'utilisent aucune méthode contraceptive est de près de 20%. Par ailleurs, les méthodes contraceptives utilisées se réduisent pratiquement à des techniques de l'instant et de moyen terme, essentiellement la pilule ou le préservatif. L'usage du stérilet est rare, plus rare même que l'utilisation d'une technique traditionnelle (qui est toujours une méthode de l'instant ou du moyen terme). Les cas de stérilisation féminine et masculine sont très peu fréquents chez les couples déclarant souhaiter un enfant.

La prévalence contraceptive est nettement plus élevée dans les couples qui ne souhaitent plus d'enfant. Les stérilisations volontaires sont devenues courantes et l'usage d'un stérilet est plus fréquent que dans le cas des couples qui souhaitent un enfant. Les techniques répondant normalement à des objectifs de court et de moyen terme restent toutefois souvent utilisées, puisqu'elles concernent 56% des couples qui ont recours à un contraceptif. Notons, à ce propos, qu'une femme sur trois utilise la pilule indiquant par là que cette technique aurait le double statut de technique de moyen et de long terme. On peut noter, à ce propos, qu'en France, pays dans lequel les requêtes de stérilisation masculine et féminine sont rares, l'usage de la pilule répond aussi bien à des objectifs d'espacement des naissances qu'à des objectifs d'arrêt de la fécondité (Toulemon et Leridon 1992).

Tableau 4.3. Techniques contraceptives et souhait d'enfant (en %)

Souhait d'enfant	Oui	Hésite	Non	Ensemble
Pilule	54,0	49,8	32,2	40,4
Préservatif	18,5	22,0	15,1	16,8
Stérilet	2,5	12,1	8,6	7,0
Autre méthode	4,4	7,6	7,0	6,3
Stérilisation femme	0,3	0,9	19,5	11,9
Stérilisation partenaire	0,4	0,9	15,0	9,3
Pas de méthode contraceptive	20,0	6,7	2,6	8,3
Total	*100*	*100*	*100*	*100*
N	*730*	*223*	*1459*	*2412*

Les couples qui hésitent à concevoir un nouvel enfant présentent un profil intermédiaire entre ceux qui souhaitent et ceux qui ne souhaitent pas d'enfant. La prévalence contraceptive est presque aussi élevée que dans le cas des couples qui souhaitent un enfant, mais les stérilisations volontaires des femmes ou de leur partenaire sont rares. Ces couples présentent la particularité, cependant, d'avoir la fréquence la plus élevée d'utilisation du stérilet (12,1%). L'usage de cette technique réversible du long terme souligne que le moment de l'enquête se situe pour eux dans une période moratoire au bout de laquelle l'hésitation dans le désir d'enfant se transforme en un non-souhait d'enfant catégorique.

L'ensemble des résultats en fonction du souhait d'enfant montre ainsi clairement un système d'opposition entre absence d'usage de méthodes contraceptives, usages de méthodes du long terme et usage de méthodes du court et moyen terme. Si l'usage des moyens contraceptifs selon le désir d'enfant semble assez cohérent, il se pose la question du lien entre nombre d'enfants, souhait d'enfant et usage d'une technique contraceptive. Ainsi que nous l'avons vu, la fréquence d'usage des différents moyens de contraception varie fortement en fonction du nombre d'enfants, notamment lorsque celui-ci dépasse deux. Dès lors, sous l'apparente cohérence dans le choix de méthodes contraceptives selon le souhait d'enfant, ne se cache-t-il pas des effets, voire des ambiguïtés ou des contradictions dans les comportements contraceptifs, dépendant de cette norme sociale de deux enfants? Par ailleurs, qu'en est-il des différences de pratiques contraceptives selon les appartenances socioculturelles?

Dans le point suivant, nous porterons plus particulièrement notre attention au rôle joué par les aspects de cycle de vie et les différences socioculturelles sur l'usage d'une méthode de contraception dans le cas des couples qui souhaitent un enfant.

3. Pratiques contraceptives des femmes vivant en couple et qui souhaitent un enfant

Dans ce point sont analysées les situations contraceptives des femmes qui vivent en couple et qui déclarent souhaiter un enfant à plus ou moins long terme ou qui déclarent hésiter dans leur désir d'enfant. Ces situations contraceptives seront considérées en fonction des événements vécus par les femmes ainsi qu'en fonction de leurs différentes appartenances socioculturelles.

3.1 *Aspects méthodologiques*

Notre analyse sera conduite selon une approche méthodologique qui nous est suggérée par les travaux de Lindstrom (1998). Cette approche se décompose en deux étapes. La première vise à analyser l'absence de recours à la contraception au moment de l'enquête, alors que la seconde a pour objet d'analyser la diversité des méthodes utilisées lorsqu'il est fait usage de l'une de ces méthodes.

3.1.1 *Analyse des femmes qui ne recourent pas à la contraception*

Une régression logistique introduisant diverses caractéristiques aura pour objet d'analyser les couples qui ne recourent pas à un moyen de contraception en opposition à ceux qui en utilisent un. Comme les données ne nous permettent pas de voir les méthodes utilisées au cours du parcours de vie des hommes et des femmes, la régression logistique aura pour objectif de: 1) déterminer les moments de l'existence ou du parcours de vie des femmes au cours duquel il y a souhait de procréation; 2) observer des différences en matière de prévalence contraceptive en fonction des caractéristiques des couples. Ce sont ainsi quatre grands types de caractéristiques qui seront pris en compte:

- Distinction entre souhait d'enfant et hésitation;
- Position dans le cycle de vie et événements vécus au cours de l'existence. Il s'agit notamment des classes d'âges quinquennales à l'exception de la dernière qui regroupe l'ensemble des femmes âgées de 35 à 49 ans[10]. Notons que ces catégories d'âge peuvent toutefois indiquer des différences dans le recours à la contraception qui correspondent à des effets de génération. Les autres caractéristiques prises en compte sont l'usage ou non d'une technique contraceptive lors de la première relation sexuelle, le statut du couple (non-marié ou marié) et le nombre d'enfants déjà mis au monde;
- Caractéristiques des couples au moment de l'enquête: nationalité de la femme et nationalité du partenaire, niveau de diplôme de la femme[11], revenu du ménage, statut d'activité professionnelle de la femme, religion en distinguant chez les catholiques et les protestantes les femmes qui pratiquent[12] ou non leur religion;
- Caractéristiques se rapportant au contexte: distinction selon que les couples vivent en milieu rural ou urbain d'une part, en Suisse alémanique ou en Suisse latine d'autre part. Par ailleurs, nous avons introduit une distinction des cantons de domicile selon leur degré de libéralité vis-à-vis de l'avortement. Ainsi qu'il le sera précisé dans le chapitre suivant, ce degré de libéralité se recoupe fortement avec celui de l'information sur la contraception. Cette catégorisation des cantons apparaît ainsi constituer un critère se rapportant à l'accessibilité aux différentes méthodes contraceptives. Selon cette classification, les cantons

10 En raison de la faible fréquence des femmes les plus âgées ayant répondu souhaiter ou hésiter mettre au monde un enfant dans le futur.

11 Malheureusement, nous ne disposons pas de la catégorie socioprofessionnelle du partenaire. Prendre la catégorie socioprofessionnelle des femmes nous semble peu pertinent, car cette approche reviendrait à classer dans une catégorie «inconnue» les femmes n'exerçant pas d'activité professionnelle au moment de l'enquête. Le revenu du ménage et le niveau de diplôme seront ici considérés constituer des critères qui permettent d'approcher les éventuelles dépendances entre situation contraceptive et milieu social d'appartenance.

12 Pratique régulière ou irrégulière.

sont divisés en trois catégories, cantons libéraux, semi-libéraux et cantons restrictifs.

3.1.2 *Analyse de la diversité des méthodes contraceptives utilisées*

Cette analyse sera menée à partir d'une régression logistique multinomiale dans laquelle seront introduites les mêmes caractéristiques que nous venons de décrire. Le principe de cette régression consiste à opposer les couples qui, durant le mois ayant précédé le moment de l'enquête, ont fait usage soit d'une méthode traditionnelle, soit de la pilule, soit du stérilet aux couples qui ont eu recours au préservatif. Dans cette analyse, sont écartées les quelques femmes ayant indiqué qu'elles, ou leur partenaire, ont eu recours à une stérilisation volontaire. Deux raisons ont présidé au choix d'opposer les différentes techniques à l'emploi du préservatif:

- La première raison est d'ordre pragmatique. Dans le cas de régressions logistiques multinomiales, les interprétations sur le rôle joué par les différentes caractéristiques peuvent s'avérer difficiles en ce sens qu'un résultat significatif peut correspondre à une variation aussi bien de la probabilité prise au numérateur que celle prise au dénominateur, voire à une variation des deux. Dans le cas présent, les fréquences observées dans l'usage du préservatif en fonction des différentes caractéristiques que nous prendrons en compte varient peu, à quelques exceptions près (cf. tableau 4.4). Prendre le préservatif en tant que situation de référence revient ainsi à analyser plutôt les variations dans la probabilité d'utilisation d'un autre contraceptif;
- La deuxième raison est d'ordre plus théorique. Le préservatif, méthode masculine et technique de l'instant se trouve opposé, d'une part aux méthodes traditionnelles qui, à l'exception du retrait, sont des techniques féminines et, d'autre part, à la pilule et au stérilet, ces deux méthodes étant des techniques féminines de moyen et de long termes.

Nous commentons plus en détail les résultats dans le paragraphe suivant. Afin d'avoir une vue d'ensemble, indiquons cependant que très peu de caractéristiques se rapportant aux différentes appartenances socioculturelles jouent un rôle significatif sur la probabilité de ne pas faire usage d'une méthode contraceptive (tableau 4.4). En revanche, le souhait d'enfant ainsi que les caractéristiques des femmes qui permettent de décrire la position des femmes dans leur parcours de vie, jouent un rôle sur l'absence d'utilisation d'une méthode contraceptive. Ces résultats vont dans le sens de notre hypothèse selon laquelle la prévalence contraceptive dépend ainsi fortement des étapes du cycle de vie.

Ajoutons, par ailleurs, que dans le cas de la régression logistique multinomiale visant à analyser les différentes techniques contraceptives utilisées, les écarts de proportion selon les différentes caractéristiques se rapportant aux groupes sociaux d'appartenance, sont, en général, de faible ampleur, même lorsque les différences sont significatives. Ces derniers résultats soulignent l'existence d'une certaine normativité des comportements contraceptifs pour l'ensemble des groupes et strates sociales de la Suisse.

3.2 *La motivation du souhait d'enfant*

Les résultats des régressions logistiques confirment les différences entre les couples selon la précision dans leur projet d'enfant. La prévalence contraceptive est ainsi plus élevée chez les couples qui hésitent à mettre au monde un nouvel enfant. Pour ces «couples hésitant», le moment de l'enquête se situe dans une sorte de période moratoire au cours de laquelle est adoptée une conduite contraceptive d'attente. A cette conduite s'associe alors parfois l'usage du stérilet, c'est-à-dire d'une méthode de long terme.

Tableau 4.4. Couples souhaitant un enfant. Non-usage de techniques contraceptives et usage de différentes techniques versus usage du préservatif (pourcentages observés et odds ratio)

	Pas de méthode versus usage d'une méthode			Méthodes traditionnelles / préservatif			Préservatif	Pilule / préservatif		Stérilet / préservatif	
	N	% observé	Odds ratio	N	% observé	Odds ratio	% observé	% observé	Odds ratio	% observé	Odds ratio
Ensemble	951	16,7		783	6,3		23,5	64,7		5,6	
Souhaite enfant	730	19,9	1,00	580	5,5	1,00	23,3	68,1	1,00	3,1	1,00
hésitation	222	6,8	0,21***	204	8,3	0,96	24,0	54,4	0,78	13,2	2,92**
19-24 ans	181	9,9	0,76	160	1,3	0,42	23,8	73,1	0,86	1,9	0,97
25-29 ans	380	13,9	1,00	327	3,4	1,00	23,9	70,3	1,00	2,4	1,00
30-34 ans	259	22,8	1,91***	200	8,0	2,47 *	25,0	58,0	0,87	9,0	2,77**
35-49 ans	132	22,7	2,30***	95	20,0	9,71 ***	18,9	45,3	0,86	15,8	5,62***
Pas de protection lors de la première relation sexuelle	187	33,2	3,41***	120	11,7	4,15 ***	14,2	64,5	2,10**	9,2	2,65*
Protection	764	12,8	1,00	665	5,3	1,00	25,1	65,0	1,00	5,1	1,00
Cohabitant	633	6,6	0,27***	296	2,4	0,48	22,3	73,0	1,16	2,4	0,81
Mariée	318	22,0	1,00	489	8,6	1,00	24,1	59,5	1,00	7,8	1,00
Aucun enfant	503	15,1	0,86	426	4,0	1,00	22,5	70,7	1,00	2,8	1,00
Un enfant	235	24,3	1,00	177	10,7	0,61	26,6	58,8	0,75	4,0	0,50
Deux enfants et plus	213	12,7	0,46**	183	7,1	0,28 **	23,0	55,7	0,91	14,2	1,51
Suissesse	689	15,1	1,00	577	6,2	1,00	22,2	65,5	1,00	6,1	1,00
Etrangère	263	21,3	1,10	208	6,3	0,50	26,9	62,0	0,62**	4,8	0,27**
Partenaire suisse	698	14,5	1,00	589	5,6	1,00	24,4	64,7	1,00	5,3	1,00
Partenaire étranger	254	23,2	1,68**	195	8,2	1,96	20,5	64,1	1,41	7,2	1,49
Niveau école obligatoire	103	24,3	0,98	77	10,4	1,23	20,8	54,5	0,93	14,3	6,64***
Niveau formation professionnelle	689	15,1	1,00	579	5,4	1,00	22,3	68,6	1,00	3,8	1,00
Niveau enseignement supérieur	160	19,4	1,12	128	7,0	0,82	31,3	53,1	0,52***	8,6	1,78
Revenu du ménage de 5000F et moins	249	17,3	0,98	204	6,9	0,98	26,5	59,8	0,80	6,9	0,91

Revenu du ménage de 5001F à 8000F	403	16,6	1,00	331	6,3	1,00	23,9	63,7	1,00	6,0	1,00
Revenu du ménage supérieur à 8000F	245	17,1	1,08	202	5,4	0,87	19,3	71,8	1,46	3,5	0,39*
Revenu inconnu	55	14,5	0,45	47	6,4	0,39	25,5	59,6	1,05	8,5	1,43
Femme exerçant une activité professionnelle	609	16,3	1,00	505	5,0	1,00	22,6	68,3	1,00	4,2	1,00
Femme n'exerçant pas d'activité professionnelle	343	17,8	0,93	278	8,6	1,61	25,2	57,9	0,98	8,3	1,20
Catholique pratiquante	300	14,3	1,00	255	8,6	1,00	25,1	62,7	1,00	3,5	1,00
Catholique non-pratiquante	220	14,1	1,33	184	4,3	0,92	20,7	70,7	1,26	4,3	2,20
Protestante pratiquante	149	21,5	1,91**	115	7,0	0,95	29,6	59,1	0,71	4,3	1,01
Protestante non pratiquante	176	15,9	1,79*	147	3,4	0,90	20,4	70,1	1,21	6,1	3,33**
Autre religion	60	30,0	1,87*	41	7,3	1,86	17,1	63,4	1,39	12,2	8,29***
Pas de religion	47	17,0	1,46	40	5,0	0,81	27,5	47,5	0,79	20,0	6,75***
Urbain	679	15,8	1,00	567	5,3	1,00	22,8	65,6	1,00	6,3	1,00
Rural	273	19,4	1,46*	217	8,8	1,54	25,3	61,8	0,99	4,1	0,46
Suisse alémanique	653	18,8	1,00	526	6,5	1,00	24,9	63,1	1,00	5,5	1,00
Suisse latine	298	12,4	0,47***	258	5,8	0,85	20,5	67,4	1,45*	6,2	1,14
Canton libéral	685	17,4	1,00	560	4,5	1,00	23,6	66,4	1,00	5,5	1,00
Canton semi-libéral	210	15,7	1,03	177	9,0	2,50 **	21,5	63,3	1,08	6,2	1,59
Canton restrictif	57	14,0	1,05	47	17,0	3,32 **	27,7	48,9	0,47*	6,4	0,54
Constante			-1,85***			-2,19***			1,12***		-3,54***
LMV		695,69					1274,33				

*: significatif au seuil de 10%; **: -5%; ***: -1%.

Sont reportés l'exponentiel des coefficients estimés. Ces derniers, les *«odds»*, permettent de mesurer directement l'effet d'une caractéristique sur le rapport des chances d'utiliser un moyen de contraception qui n'est pas le préservatif sur la probabilité d'usage de ce dernier.

3.3 *Le cycle de vie et le moment de la fécondité*

Dans le deuxième point de ce chapitre, nous avons vu que la prévalence contraceptive était la plus élevée aux âges au cours desquels la fécondité est la plus élevée. Dans le cas de la régression logistique appliquée ici, le rôle joué par l'âge est estimé toutes choses égales par ailleurs, c'est-à-dire en fonction des autres caractéristiques introduites dans le modèle. La prise en compte de ces caractéristiques, notamment, celles se rapportant au cycle de vie a pour conséquence de transformer l'effet d'âge en effet de génération, en ce sens que l'absence d'usage d'une technique contraceptive devient croissante avec l'âge.

Cet effet de génération est ici confirmé par la concordance entre l'absence de recours à la contraception au moment de l'enquête et l'absence de protection prise par ces femmes lors de leur premier rapport sexuel. La prévalence contraceptive lors du premier rapport sexuel dépend, en effet, aussi de la génération d'appartenance des femmes. L'usage d'un moyen de contraception lors du premier rapport sexuel était ainsi respectivement de 60,4%, 75,9% et 81,6% chez les femmes nées entre 1945 et 1954, 1955 et 1964, 1965 et 1975[13].

En conséquence, l'effet de génération en matière de prévalence contraceptive résulte d'une interaction entre accessibilité et acceptabilité des méthodes contraceptives. Les femmes appartenant aux générations les plus anciennes ont débuté leur vie sexuelle alors que les méthodes modernes étaient encore peu diffusées et, donc, peu accessibles. Mais dans le contexte des années nonante, leur moindre recours à un moyen de contraception souligne leur moindre acceptabilité de ces méthodes. Les générations les plus récentes ont, en revanche, connu leur première expérience sexuelle dans un contexte dans lequel les moyens modernes de contraception étaient plus disponibles, et pour les plus jeunes d'entre elles, dans un contexte de lutte contre le sida ayant favorisé la visibilité du préservatif.

Lorsqu'il y a utilisation d'une technique contraceptive, on peut noter que les femmes âgées de 35 ans et plus font plus souvent appel aux techniques traditionnelles ainsi qu'au stérilet que les femmes plus jeunes, ceci

13 Statistique établie en prenant en compte l'ensemble des couples interrogées quel que soit leur projet d'enfant.

au détriment de l'usage de la pilule et du préservatif[14]. L'usage plus fréquent de méthodes traditionnelles chez ces femmes semble ainsi confirmer des différences de conduites contraceptives selon les générations. En revanche, le recours plus fréquent au stérilet apparaît contradictoire avec le souhait d'enfant, puisque, en tant que méthodes de long terme, les dispositifs intra-utérins semblent, en effet, plus adéquats à des conduites contraceptives d'arrêt des naissances.

Les couples dans lesquels la femme ne s'était pas protégée lors de son premier rapport sexuel, mais qui utilisent un moyen de contraception au moment de l'enquête font peu usage du préservatif, par comparaison avec les couples dont la femme s'était protégée.

Le moment de l'enquête correspond moins souvent pour les couples vivant en union libre à un moment de procréation en comparaison avec les couples mariés. Ce résultat, auquel on peut mettre en parallèle la faible fécondité hors-mariage en Suisse[15] souligne l'importance des liens entre le mariage et la procréation. La période de cohabitation constitue un épisode de l'existence au cours de laquelle les couples adoptent des conduites d'évitement ou de retardement des naissances. Mais, au contraire de la distinction des couples selon leur motivation du souhait d'enfant, les couples vivant en union libre ne se distinguent pas des couples mariés quant au type de méthode utilisée.

La prévalence contraceptive des couples ayant au moins deux enfants est plus élevée que celle des couples sans enfant ou ayant mis au monde un enfant. Comme le moment de l'enquête correspond ainsi moins souvent à une période de souhait de procréation chez ces couples ayant atteint ou dépassé la norme sociale de deux enfants, ce résultat montre qu'il existe une dépendance entre contraception et normes de procréations, au-delà des projets d'enfants exprimés par les femmes ou les couples. Notons néanmoins, que ces couples se distinguent peu des couples de moins de deux enfants du point de vue du choix de la méthode contraceptive, si ce n'est par un recours moins fréquent à une méthode traditionnelle.

14 Le rapport de la fréquence d'usage de la pilule sur celle d'usage du préservatif reste en revanche inchangé selon l'âge.

15 Cf. chapitre 2 de cet ouvrage.

3.4 *Appartenances socioculturelles et religieuses*

Le niveau de revenu des couples et la situation professionnelle des femmes ne jouent aucun rôle, ni sur la prévalence contraceptive, ni sur le choix d'une méthode. Cette absence de différenciation entre les groupes sociaux montre ainsi que la contraception est acceptée dans tous les milieux sociaux.

Il existe, toutefois, quelques différences de comportement lorsque les femmes ou leur partenaire ne sont pas de nationalité suisse. La prévalence contraceptive des étrangères diffère peu, toutes choses égales par ailleurs, de celle des Suissesses. En revanche, lorsqu'elles font usage d'une méthode contraceptive, elles utilisent plus souvent un préservatif ou une méthode traditionnelle que les Suissesses. Ce résultat peut témoigner aussi bien d'une moindre acceptabilité que d'une moins bonne accessibilité aux méthodes modernes. Mais l'usage plus fréquent du préservatif nous fait pencher en faveur d'une interprétation en termes d'accessibilité. Il a été en effet montré que les étrangères, particulièrement les migrantes récemment arrivées en Suisse ne disposent pas de tous les réseaux d'information permettant d'accéder à l'ensemble des moyens modernes de contraception (So-Barazzetti *et al.* 1996). Le préservatif étant la méthode la plus facilement accessible, son usage plus fréquent par les étrangères peut témoigner d'une moindre possibilité d'accès aux méthodes diffusées par l'intermédiaire des instances médicales.

Les comportements des couples dont le partenaire est étranger se distinguent de ceux dont le partenaire est suisse par une moindre prévalence contraceptive. Il n'y a, en revanche, pas de différences dans la technique contraceptive utilisée. La moindre prévalence contraceptive apparaît plutôt correspondre à une moindre acceptabilité d'un moyen de contraception quel qu'il soit.

Les femmes ne se distinguent pas du point de vue de la prévalence contraceptive selon leur niveau de formation. Ce résultat témoigne d'une acceptation de l'idée de conduites contraceptives qui est généralisée dans l'ensemble des strates et groupes sociaux de la Suisse. Il existe cependant quelques différences pour ce qui concerne les moyens utilisés. Les femmes n'ayant pas dépassé l'école obligatoire adoptent un peu plus fréquemment un dispositif intra-utérin. On peut se demander si ce comportement, a priori peu adéquat avec un objectif de retardement ou d'espacement des naissances, ne correspond pas à une moins grande acceptabilité des autres méthodes en raison, notamment, des contraintes spécifiques associées à leur usage.

Les couples dont la femme a un niveau d'études supérieures, quant à eux, semblent faire plus souvent usage du préservatif que de la pilule, par comparaison avec les couples dont la femme a un niveau d'études correspondant à une formation professionnelle. Il y a donc une plus grande utilisation du préservatif de la part des universitaires.

La prévalence contraceptive apparaît la plus élevée chez les catholiques, particulièrement chez les plus pratiquantes d'entre elles. Ce résultat inattendu amène un commentaire. En effet, nous avons pu constater que les femmes se déclarant catholique et qui pratiquent régulièrement leur culte, sont, en proportion, un peu plus nombreuses (3%) à ne pas avoir répondu aux questions sur la contraception alors que parmi les autres femmes, la proportion de non-répondantes ne dépasse pas 0,6%. Ce résultat pourrait ainsi témoigner de l'existence d'une réticence des catholiques pratiquantes à l'encontre de la notion de contraception. Notons cependant que les différences portant sur des proportions très faibles, cette observation ne remet pas en cause le principe d'une diffusion de la contraception quelles que soient les appartenances religieuses.

Remarquons par ailleurs que les contraceptifs adoptés diffèrent peu en fonction de la religion, si ce n'est pour ce qui concerne l'usage du stérilet. Celui-ci semble plus souvent accepté par les femmes protestantes non pratiquantes, et surtout par les femmes déclarant ne pas appartenir à une religion, ainsi que celles déclarant adhérer à une autre religion que les cultes catholique et protestant. Bien que ce résultat soit peu aisé à interpréter, on peut supposer qu'il correspond à une moindre acceptabilité des autres méthodes.

3.5 *Contexte de vie*

La prévalence contraceptive des couples vivant en milieu urbain est plus élevée que celle des couples vivant en milieu rural. Il n'y a pas de différences, en revanche, quant à la méthode utilisée. Il ne nous est pas possible de déterminer si la moindre prévalence contraceptive résulte d'une moindre acceptabilité ou d'une moindre accessibilité aux méthodes contraceptives.

Les couples de Suisse latine ont une prévalence contraceptive plus élevée et utilisent préférentiellement la pilule, en comparaison avec les couples de Suisse alémanique. Dans le cas présent, on peut peut-être voir dans cette différence dans la prévalence contraceptive une influence de la crise économique des années nonante plutôt qu'un effet culturel. La période qui va de 1994 à 1996 constitue, en effet, la période au cours de laquelle cette crise a été la plus aiguë, les répercussions sur l'emploi et le chômage ayant été plus forte dans les cantons latins que dans les cantons alémaniques (Raemy 1997). Face à cette crise, les couples latins auraient ainsi plus souvent adopté des comportements de retardement des naissances que les couples alémaniques, en utilisant une technique de moyen terme.

Si les cantons ne se distinguent pas du point de vue de la prévalence contraceptive, l'usage d'une méthode traditionnelle est plus fréquent dans le cas des cantons semi-libéraux ou restrictifs en matière de libéralité vis-à-vis de l'avortement et de la disponibilité des différentes méthodes contraceptives. Dans le cas des cantons restrictifs, à cet usage plus fréquent des méthodes traditionnelles s'associe une moindre utilisation de la pilule. L'acceptabilité aux différentes méthodes est donc semblable selon le canton de résidence, mais les cantons se différencient selon le degré d'accessibilité aux différentes méthodes.

4. Pratiques contraceptives des couples qui ne souhaitent pas ou plus d'enfant

4.1 *Aspects méthodologiques*

Dans ce point, nous examinons les comportements de prévention des naissances des couples qui ne souhaitent pas ou qui ne souhaitent plus d'enfant. Les disparités dans l'usage de l'une ou l'autre des techniques contraceptives en fonction des différentes caractéristiques des couples sont ici envisagées sous l'angle de conduites de contraception d'arrêt. Notre préoccupation consiste à détailler l'usage de chacune des méthodes appartenant au groupe des techniques du long terme (stérilet, stérilisation féminine et masculine) ainsi que l'usage des autres méthodes (méthodes traditionnelles, préservatif, pilule). L'usage de ces différentes méthodes concerne-t-il des sous-populations particulières?

Pour répondre à cette question, nous avons de nouveau utilisé des techniques de régression logistique. Dans le cas présent, nous n'avons toutefois pas refait une analyse de la prévalence contraceptive, l'effectif des couples ne faisant pas usage d'une technique contraceptive ne s'élevant ici qu'à une trentaine. Une régression logistique multinomiale opposant les différentes méthodes contraceptives au préservatif a, par contre, de nouveau été estimée. Cette fois-ci, sont pris en compte les couples ayant fait recours à une stérilisation masculine ou féminine. Dans le cas présent, le recours à une technique traditionnelle ou à une technique de moyen ou de long terme est opposé au recours à une technique de l'instant, cette dernière apparaissant la moins adéquate dans le cas de conduite de contraception d'arrêt.

Notons que la composition de la population prise en compte ici se distingue de la population analysée dans le point précédent. Les femmes ayant déclaré ne plus souhaiter d'enfant sont, ainsi, en moyenne plus âgées (39,8 ans contre 29,8 ans dans le cas des femmes qui ont déclaré vouloir souhaiter un enfant ou hésiter). En conséquence, ces couples sont plus souvent mariés et leur descendance est, en moyenne plus élevée. Les mêmes caractéristiques que précédemment ont été prises en compte à ceci près que, dans le cas présent, les jeunes femmes âgées de 20 à 35 ans sont réunies ensemble alors que les femmes plus âgées sont distinguées en trois groupes d'âge quinquennal (tableau 4.5). En outre, le nombre d'enfants est distingué selon que les femmes sont sans enfant ou selon qu'elles ont mis au monde un, deux ou trois enfants au moins.

4.2 *La position dans le cycle de vie*

Les variations dans les proportions d'usage des différentes méthodes en fonction de l'âge mettent en opposition méthodes réversibles et stérilisation volontaire féminine. Les requêtes de stérilisation féminine se font aux dépends de l'usage du préservatif, de la pilule, mais aussi du stérilet. Dans une interprétation s'appuyant sur l'existence d'un effet de génération, l'usage plus fréquent du dispositif intra-utérin chez les plus jeunes signifierait que cette méthode connaît actuellement une phase de diffusion qui, dans ce cas, pouvait faire entrevoir à l'avenir une diminution des requêtes de stérilisation féminine.

Il n'y a pas de différences significatives en ce qui concerne les recours à la stérilisation des partenaires masculins en fonction de l'âge des femmes. De nouveau, en adoptant une interprétation en termes d'effet de génération, ce résultat signifie un rajeunissement du recours à cette technique. On peut aussi s'attendre, dans le futur, à un accroissement de la proportion des personnes de ces jeunes générations, qui fait recours à la stérilisation masculine. En conséquence, les prochaines années pourraient voir un accroissement de la stérilisation masculine.

Les femmes qui ne se sont pas protégées lors de leur premier rapport sexuel adoptent moins souvent le préservatif en tant que méthode de contraception. Ce résultat est semblable à celui que nous avions décrit dans le cas des femmes ayant déclaré vouloir souhaiter un enfant. L'usage plus fréquent du préservatif en tant que moyen de contraception en 1994, en comparaison avec 1980 (cf. Kühne 1984), apparaît ainsi se corréler aux précautions contraceptives prises ou non par les femmes lors de leur entrée dans la sexualité.

Il n'y a pas de différences significatives selon que les couples sont mariés ou non, si ce n'est une moindre fréquence de recours à la stérilisation dans les couples vivant en union libre. Les stérilisations féminines augmentent en fonction du nombre d'enfants, au détriment de l'usage des méthodes du court et du moyen terme. Ainsi que nous l'avions mentionné dans le deuxième point de ce chapitre, les proportions de ces stérilisations sont nettement plus élevées chez les femmes ayant mis au monde trois enfants ou plus que chez celles qui ont une descendance moins nombreuse.

Les résultats concernant la stérilisation des partenaires masculins diffèrent assez sensiblement de ceux qui concernent la stérilisation féminine en ce qui concerne la dépendance au nombre d'enfants. Les couples dans lesquels ce sont les hommes qui ont effectué une requête de stérilisation semblent appartenir à deux populations bien distinctes. La première sous-population est constituée de couples sans enfant alors que la seconde population est composée de couples ayant mis au monde au moins deux enfants. En d'autres termes, les disparités selon le nombre d'enfants entre les stérilisations masculines et féminines font entrevoir que l'accessibilité

Tableau 4.5. Couples ne souhaitant pas d'enfant. Contraceptives et usage de différentes techniques versus usage du préservatif (pourcentages observés et odds ratio)

		Méthodes traditionnelles / pilule		*Préservatif / Pilule*		*Pilule*	*Stérilet / pilule*		*Stérilisation féminine / pilule*		*Stérilisation masculine / pilule*	
	N	% observé	Odds ratio	% observé	Odds ratio	% observé	% observé	Odds ratio	% observé	Odds ratio	% observé	Odds ratio
Ensemble	1429	7,0		15,3		34,0	8,7		19,8		15,3	
19-34 ans	324	6,2	1,00	15,4	1,00	45,7	10,8	1,00	11,1	1,00	10,8	1,00
35-39 ans	374	5,1	1,12	17,6	1,57*	35,8	11,5	1,14	14,4	1,73**	15,5	1,73**
40-44 ans	397	8,3	2,22**	11,6	1,33	31,5	7,6	0,74	25,9	3,96***	15,1	2,17***
45-49 ans	334	8,4	3,08***	16,8	2,76***	23,7	4,5	0,62	27,2	5,29***	19,5	3,80***
Cohabitant	102	5,9	1,24	19,6	1,45	40,2	7,8	1,25	17,6	1,71	15,7	0,62
Mariée	1327	7,1	1,00	14,9	1,00	33,5	8,7	1,00	20,0	1,00	8,8	1,00
Aucun enfant	138	6,5	0,98	15,9	0,68	47,8	5,1	0,28**	8,0	0,35***	16,7	0,75
Un enfant	158	8,2	0,99	18,4	0,92	46,2	8,2	0,66	13,3	0,55**	5,7	0,28***
Deux enfants	744	7,1	1,00	14,8	1,00	35,6	10,2	1,00	17,1	1,00	15,2	1,00
Trois enfants et plus	390	6,2	1,50	14,9	1,83***	21,0	7,2	1,32	32,1	3,37***	18,7	2,03***
Pas de protection lors de la première relation sexuelle	458	8,1	1,68**	18,6	0,77	20,3	7,4	3,16***	13,4	4,00***	18,6	2,87***
Protection	972	6,6	1,00	8,3	1,00	40,4	11,1	1,00	33,4	1,00	13,6	1,00
Suissesse	1202	6,2	1,00	15,2	1,00	34,1	7,7	1,00	19,6	1,00	17,2	1,00
Etrangère	226	11,5	1,27	15,5	0,95	33,2	13,7	1,85	21,2	1,25	4,9	0,70***
Partenaire suisse	1102	5,9	1,00	14,6	1,00	33,6	7,7	1,00	19,9	1,00	18,3	1,00
Partenaire étranger	327	10,7	1,22	17,4	1,22	35,5	11,9	0,71	19,6	0,69	4,9	0,27
Niveau école obligatoire	243	9,9	1,14	9,5	0,54**	31,3	8,6	0,80	26,3	0,89***	14,4	1,01
Niveau formation professionnelle	1004	6,2	1,00	16,7	1,00	34,5	7,6	1,00	19,6	1,00	15,4	1,00
Niveau enseignement supérieur	181	7,7	1,37	14,9	1,00	34,8	14,9	1,88**	12,2	0,78***	15,5	1,21
Revenu du ménage de 5000 F et moins	246	5,7	0,74	19,1	1,74**	30,1	8,5	1,00	22,0	1,26	14,6	1,18
Revenu du ménage de 5001F à 8000F	635	8,0	1,00	13,9	1,00	33,2	8,8	1,00	20,2	1,00	15,9	1,00

Revenu du ménage supérieur à 8000F	436	7,1	0,74	14,7	0,77	37,4	9,6	0,98	16,5	0,66**	14,7	0,68*
Revenu inconnu	113	3,5	0,33**	17,7	1,05	33,6	4,4	0,48	24,8	0,72	15,9	0,63
Femme exerçant une activité professionnelle	768	7,2	1,00	15,6	1,00	32,7	9,4	1,00	19,9	1,00	15,2	1,00
Femme n'exerçant pas d'activité professionnelle	663	6,9	0,79	14,9	0,76	35,4	7,8	0,69*	19,6	0,70**	15,2	0,69**
Catholique pratiquante	441	10,2	1,00	14,7	1,00	32,4	7,5	1,00	20,2	1,00	15,0	1,00
Catholique non-pratiquante	193	6,7	0,73	14,0	0,98	34,7	9,3	1,23	20,7	1,45	14,5	1,38
Protestante pratiquante	375	5,3	0,62	14,4	0,84	32,8	8,5	1,65	21,1	1,01	17,9	0,98
Protestante non pratiquante	223	3,6	0,37**	17,0	0,92	40,8	7,2	1,07	20,6	1,24	10,8	0,69
Autre religion	98	12,2	1,48	21,4	1,64	25,5	11,2	1,47	19,4	0,99**	10,2	0,94
Pas de religion	101	3,0	0,28*	13,9	0,87	36,6	14,9	2,48**	8,9	0,83***	22,8	1,97*
Urbain	937	6,4	1,00	16,1	1,00	35,1	9,3	1,00	18,7	1,00	14,4	1,00
Rural	491	8,1	1,39	13,6	0,87	31,8	7,5	1,01	22,0	1,18**	16,9	1,00
Suisse alémanique	1088	7,1	1,00	15,3	1,00	33,0	6,4	1,00	20,5	1,00	17,7	1,00
Suisse latine	341	6,7	0,52**	15,2	0,74	37,2	15,8	1,88***	17,6	0,56***	7,3	0,29***
Canton libéral	1007	5,9	1,00	15,4	1,00	34,7	10,1	1,00	19,2	1,00	14,8	1,00
Canton semi-libéral	343	8,7	1,30	15,2	0,99	32,9	4,4	0,55**	21,9	0,92	16,9	0,88
Canton restrictif	76	15,8	3,27***	13,2	0,95	30,3	7,9	0,89	18,4	1,17	14,5	2,07
Constante			-1,99***		-0,95***			-1,77***		-1,84***		-1,07***
LMV						4532,83						

*: significatif au seuil de 10%; **: -5%; ***: -1%.

à cette technique contraceptive diffère quelque peu entre les hommes et les femmes. La règle selon laquelle la demande de stérilisation est acceptée par les instances médicales lorsque le nombre d'enfants est élevé semble ainsi être appliquée plus strictement dans le cas des femmes que dans celui des hommes.

Mise à part la forte fréquence de stérilisation masculine, les couples sans enfant présentent un profil d'usage de moyens de contraception qui ressemblerait plus à celui des couples ayant déclaré souhaiter un enfant. Il en est de même pour ce qui concerne l'ensemble des couples ayant un enfant, ces couples ayant peu fait appel à la stérilisation volontaire masculine. Les conduites contraceptives de ces couples diffèrent ainsi sensiblement de celles des couples ayant mis au monde au moins deux enfants. Ceci donne à penser que l'on se trouverait ici de nouveau en présence d'une situation de tension entre souhait et norme du nombre d'enfants, cette tension jouant alors un rôle sur les conduites contraceptives.

4.3 *Différenciations selon les groupes sociaux d'appartenance*

Il n'y a pas de différences significatives entre les Suissesses et les étrangères du point de vue de l'usage d'une méthode de contraception réversible ou irréversible. Il n'en est pas de même dans le cas des couples dans lesquels le partenaire est étranger. Ces derniers apparaissent ainsi avoir nettement moins recours à la stérilisation féminine et masculine. La moindre fréquence des stérilisations masculines n'est pas sans nous faire envisager les représentations négatives associées à cette technique, notamment le symbole de l'atteinte à la puissance masculine auquel les ressortissants des pays latins seraient particulièrement sensibles (Bourmeau 2000).

La régression logistique multinomiale permet aussi de distinguer des effets spécifiques du niveau d'études et les effets du revenu des ménages. Les couples dont la partenaire a un niveau de formation équivalent à celui de l'école obligatoire utilisent moins fréquemment le préservatif en tant que méthode de contraception d'arrêt, en comparaison avec les couples dont la femme a un niveau d'étude correspondant à celui de l'apprentissage ou de l'école professionnelle. Ce moindre usage est compensé par un usage plus fréquent des autres méthodes, avec toutefois une préférence pour le recours à la stérilisation masculine ou féminine plutôt que l'adoption du stérilet. Ce sont aussi dans ces couples que l'on trouve une plus forte fréquence d'usage des méthodes traditionnelles.

Les femmes ayant un niveau d'études supérieures, quant à elles, font plus souvent appel au dispositif intra-utérin, au détriment de chacune des autres méthodes, notamment de la stérilisation féminine. De manière générale il apparaît que le niveau d'études joue un rôle qui s'exprime en termes d'acceptabilité des méthodes contraceptives: moindre acceptation des préservatifs dans les couples dont la femme est de niveau d'étude ne dépassant pas l'école obligatoire, meilleure acceptation du stérilet dans le cas des femmes ayant un niveau d'études supérieures.

Les ménages ayant les plus bas revenus font plus souvent usage du préservatif, au détriment de la pilule et du stérilet. Ce résultat, quelque peu contradictoire avec celui relatif au niveau d'études pourrait être interprété cette fois-ci, en termes d'accessibilité aux méthodes contraceptives. On peut, en effet supposer que les petits revenus ne permettent pas une utilisation régulière des méthodes réversibles délivrées par le corps médical, ceci dans un contexte sociétal dans lequel la contraception n'est pas remboursée par les assurances maladies.

Comme dans le cas des couples qui souhaitent un enfant, on peut noter une absence de différences significatives pour ce qui concerne la méthode contraceptive utilisée selon que les femmes exercent une activité professionnelle ou non au moment de l'enquête. En d'autres termes, les comportements contraceptifs ne se distinguent pas en fonction de la participation à la vie active ou non.

Les différences dans le choix d'un moyen de contraception en fonction de la religion d'appartenance et de sa pratique distinguent surtout les couples dont la femme déclare adhérer à un culte, quel qu'il soit, de ceux dont la femme déclare ne pas avoir de religion. Ces derniers privilégient plus souvent le stérilet et surtout la stérilisation masculine que les autres méthodes, notamment la stérilisation féminine. Ce résultat n'est pas sans paraître paradoxal, puisqu'il signifie aussi que la stérilisation féminine et l'usage de la pilule sont plus fréquents dans les couples dont la partenaire a déclaré appartenir à une religion. La maîtrise de la contraception semble être plus souvent dévolue aux femmes dans ces couples, alors qu'elle est plus partagée dans les couples dont la femme n'a pas déclaré une religion.

4.4 *Contexte de vie*

Il n'y a pas de différences pour ce qui concerne la fréquence d'usage des différentes techniques contraceptives selon que les couples vivent en milieu rural ou en milieu urbain, si ce n'est que les premiers utilisent un peu plus souvent les techniques traditionnelles au détriment de chacune des techniques modernes. On peut supposer que cette légère différence se rapporte à une acceptabilité des différents moyens modernes de contraception un peu moindre que dans le cas des couples vivant en milieu urbain.

Tout comme les couples de Suisse alémanique, les couples de Suisse latine adoptent en grand nombre les méthodes de long terme lorsqu'ils ne souhaitent pas ou plus d'enfant. Mais les méthodes privilégiées ne sont pas les mêmes selon les régions linguistiques. En premier lieu, les recours à la stérilisation masculine sont nettement plus rares. En second lieu, cette moindre proportion de stérilisation masculine est compensée par un usage plus fréquent du stérilet. En revanche, la fréquence des recours à la stérilisation féminine est semblable dans chacune des deux grandes régions linguistiques. On peut supposer que la moindre fréquence de recours à la stérilisation masculine est la conséquence d'une moins forte acceptation par les hommes de Suisse latine de cette méthode. Mais le fait que cette moindre fréquence de la stérilisation masculine est compensée par un usage plus fréquent du dispositif intra-utérin donne à penser que la contraception en Suisse latine est plus souvent une affaire de femmes qu'une affaire partagée entre hommes et femmes.

Les différences selon le degré de libéralité du canton de résidence vis-à-vis de l'avortement ne sont pas aussi tranchées que dans le cas des couples qui souhaitent un enfant ou qui hésitent. Les couples vivant dans les cantons restrictifs utilisent un peu plus souvent des méthodes traditionnelles, par comparaison à ceux qui habitent dans les cantons libéraux alors que l'accès au stérilet semble un peu plus difficile dans les cantons semi-libéraux. On peut noter qu'il n'existe pas de différences notables pour ce qui concerne les recours à la stérilisation de la part des femmes ou de leur partenaire. Il est vrai que les requêtes peuvent éventuellement être traitées dans des cantons voisins.

5. Conclusion

Durant les années nonante, les couples vivant en Suisse présentent une prévalence contraceptive très élevée. Ce résultat signifie que le principe d'une dissociation entre sexualité et procréation est accepté par l'ensemble des couples interrogés dans le cadre de l'enquête suisse sur la famille, quelles que soient leur appartenance sociale et leur contexte de vie.

Deux types de raison peuvent être associées à l'absence d'usage d'une méthode contraceptive. En premier lieu, le moment de l'enquête s'inscrit dans une période dans laquelle les couples souhaitent procréer. Ce sont alors essentiellement des caractéristiques se rapportant aux événements du cycle de vie qui jouent un rôle dans la fréquence de cette situation. En second lieu, le non-usage d'une méthode contraceptive reflète un comportement traditionnel dans lequel il n'y a pas adoption d'une conduite d'espacement des naissances. Ce comportement traditionnel concerne une partie des générations les plus anciennes ainsi que les couples dont la femme n'a pas fait usage d'un moyen de contraception lors de sa première expérience sexuelle, ce dernier comportement étant, par ailleurs, devenu fort rare dans les jeunes générations. Ces effets de génération font supposer que ces comportements traditionnels sont en «voie de disparition».

Le souhait d'enfant joue un rôle essentiel dans l'usage d'une méthode contraceptive. La majorité des couples qui souhaitent un enfant fait usage de la pilule ou du préservatif et dans une moindre mesure du stérilet et d'une méthode traditionnelle. Les conduites de retardement des naissances (couples vivant en union libre, effets de la conjoncture économique) sont plutôt soutenues avec des techniques de court et de moyen termes. Les conduites d'espacement des naissances s'appuient sur l'usage de ces mêmes méthodes. Les stratégies de contraception d'arrêt des couples qui ne souhaitent pas ou plus d'enfant sont conduites avec ces méthodes, mais aussi, dans une large mesure, avec les différentes techniques de long terme, plus particulièrement, les stérilisations masculines et féminines. Les comportement de contraception apparaissent ainsi être en grande partie en adéquation avec le critère de temporalité des techniques contraceptives.

Il arrive néanmoins que la prévalence contraceptive ou la technique de contraception adoptée soit en contradiction avec la conduite contraceptive attendue selon le souhait d'enfant. C'est le cas, notamment, des couples qui déclarent ne plus souhaiter d'enfant alors que leur descendance au moment de l'enquête se situe en dessous de la norme sociale de deux enfants. Réciproquement, il s'agit aussi des couples qui déclarent souhaiter un enfant alors que leur descendance est égale ou dépasse cette norme. Les comportements de ces couples témoignent ainsi d'une ambivalence entre un projet d'enfant et la norme sociale du nombre d'enfant.

Si l'usage d'une technique contraceptive dépend de la position des femmes dans leur cycle de vie fécond, il existe, en revanche, peu de différences selon les caractéristiques d'appartenance sociale. Ceci semble indiquer que l'acceptabilité des différentes méthodes est semblable quels que soient les groupes socioculturels composant la Suisse. Ainsi, la confession religieuse et la pratique régulière d'une religion, dont on aurait pu penser qu'elles constituent des barrières importantes dans l'acceptation de la contraception et dans le choix de la méthode, ne jouent finalement qu'un faible rôle de différenciation entre les couples.

Signalons toutefois que la stérilisation masculine est sans doute la technique dont l'acceptabilité est la plus variable, ainsi que le montre la moindre adoption de cette technique par les couples dont le partenaire est étranger ou par les couples qui vivent en Suisse latine. Cette acceptabilité différenciée de la stérilisation masculine s'explique, d'une part par les aspects symboliques en termes de puissance sexuelle se rattachant à cette méthode, et, d'autre part par l'attribution de la maîtrise de la fécondité et de la contraception entre partenaires au sein des couples.

Des différences dans l'usage d'une technique contraceptive ou dans la prévalence contraceptive soulignent parfois des problèmes d'accessibilité à la contraception. C'est ainsi que les étrangères font moins souvent usage d'une méthode contraceptive. De même, les couples aux petits revenus et ne souhaitant plus d'enfant semblent avoir moins souvent accès à la pilule et au stérilet.

Les deux techniques masculines que sont la stérilisation des hommes et l'usage du préservatif sont, sans doute, les méthodes qui posent le plus question. La stérilisation masculine concerne, notamment, des couples sans enfant et qui n'en souhaitent pas. Cela est nettement moins le cas des stérilisations féminines, ces dernières concernant presque seulement des couples ayant mis au monde deux et surtout trois enfants. Ces disparités peuvent témoigner d'attitudes différentes au sein du corps médical dans le traitement et l'acceptation d'une requête de stérilisation, selon que celle-ci est effectuée par un homme ou par une femme. Le préservatif, quant à lui, semble avoir été fréquemment adopté en tant que moyen de contraception, bien que les représentants des milieux de la santé le considèrent plutôt en tant que moyen de protection à l'encontre des maladies sexuellement transmissibles, notamment du sida, en Suisse tout comme dans plusieurs pays européens (Narring *et al.* 1997; Spira 1999).

Chapitre 5

Les comportements et attitudes en matière d'interruptions de grossesse

Valeurs, contraintes et enchaînement de situations floues

Clémentine ROSSIER

Dans un pays comme la Suisse où l'avortement n'est pas un moyen de régulation des naissances, mais une pratique réservée aux situations d'échecs contraceptifs, ce comportement révèle une faillite dans la mise en œuvre des projets conjugaux et reproductifs des individus. L'étude de la décision d'avortement permet de comprendre les difficultés rencontrées par les individus dans la réalisation de projets familiaux et, en particulier, dans la coordination des événements féconds avec la vie conjugale et professionnelle. L'étude de la décision d'avortement permet aussi, par un effet de miroir, de se pencher sur les facteurs qui peuvent entraîner les couples à accepter l'aléa d'une grossesse non planifiée. L'étude de l'échec contraceptif, quant à elle, révèle les tensions rencontrées par les individus cherchant à planifier leur vie reproductive, c'est-à-dire à avoir des enfants à un moment choisi. Une couverture contraceptive optimale requiert un alignement parfait des comportements sexuels, de l'utilisation de la contraception et du (non) désir d'enfant de la part des partenaires. Or, cet alignement peut se voir brouillé à de multiples occasions, en particulier, lorsqu'il y a ambiguïté du désir d'enfant (Luker 1975), lorsqu'il y a inadéquation entre méthode contraceptive et mode de vie sexuel, lorsqu'il y a inadéquation entre les représentations du projet conjugal et familial des partenaires, ou bien lorsque les individus essayent de concilier plusieurs cadres de références différents concernant la sexualité, la place de la maternité dans l'identité féminine et la place de l'enfant dans la société (Bajos et Ferrand 2002).

Nous approcherons la question de la décision d'avortement et de l'échec contraceptif avec les données de l'enquête suisse sur la famille en examinant dans un premier temps les tendances du recours à l'interruption de grossesse des femmes en fonction de leur appartenance à une série de catégories socio-démographiques. Ensuite, nous analyserons la répartition des attitudes des individus face à l'avortement, ainsi que leurs fondements. Ces deux analyses sont précédées d'une description de la loi et de la pratique de l'avortement en Suisse, ainsi que d'un historique du débat public sur la question dans ce pays.

1. Législation, pratique, et le débat public sur la question

Les Suisses ont approuvé en juin 2002 une modification de la législation réglementant l'avortement (articles 118-121 du code pénal): les femmes peuvent aujourd'hui interrompre leur grossesse, dans un délai de douze semaines à dater de leurs dernières règles, sans faire l'objet de poursuites pénales. Cette nouvelle réglementation remplace un texte de 1937 (entré en vigueur en 1942) qui définissait l'avortement comme un acte punissable, exception faite des cas où la santé de la femme était gravement mise en danger par la grossesse.

Bien que cette modification législative marque un important changement symbolique dans la gestion publique des interruptions de grossesse en Suisse, elle n'a que peu d'implications sur la réalité de cette pratique. De nombreux cantons appliquaient en effet déjà le système du délai dans les années 1990, et un «tourisme gynécologique» inter-cantonal répandu permettait aux femmes de l'ensemble du territoire suisse d'accéder aux services d'interruptions de grossesse des cantons libéraux.

La répartition des compétences entre l'Etat fédéral et les cantons explique la libéralisation de la pratique de l'avortement observée en Suisse, en dépit d'une loi restée longtemps restrictive. Rappelons que l'application du code pénal revient aux autorités cantonales et que cette responsabilité inclut l'interprétation de la loi lorsque cette dernière est vague. Dans le cas de l'article 118 du code pénal de 1937, les termes de *gravement* et de *santé de la mère* ont fait l'objet d'une interprétation plus ou moins stricte selon les cantons, interprétation qui a d'ailleurs grandement évolué au cours des années (Locher 1988).

Tableau 5.1. Les cantons suisses selon leur application de la loi sur l'avortement entre 1966 et 1994

	Libéral	*Moins restrictif*	*Restrictif*
1966-72	ZH, BE, VD, BS, GE, NE	BL, AG, GL, TI, SH, SO, GR, TG, SG, AR	LU, FR, SZ, VS, ZG, AI, OW, NW, UR
1973-78	ZH, BE, VD, BS, GE, NE	BL, AG, GL, TI, SH, SO, GR, TG, SG, AR, LU	FR, SZ, VS, ZG, AI, OW, NW, UR
1979-81	ZH, BE, VD, BS, GE, NE, BL, AG, GL	TI, JU, SH, SO, GR, TG, SG, AR, LU	FR, SZ, VS, ZG, AI, OW, NW, UR
1982-85	ZH, BE, VD, BS, GE, NE, BL, AG, GL, TI	JU, SH, SO, GR, TG, SG, AR, LU, FR, SZ	VS, ZG, AI, OW, NW, UR
1986	ZH, BE, VD, BS, GE, NE, BL, AG, GL, LI	JU, SH, SO, GR, TG, SG, AR, LU, FR, SZ, VS	ZG, AI, OW, NW, UR
1987-90	ZH, BE, VD, BS, GE, NE, BL, AG, GL, TI	JU, SH, SO, GR, TG, SG, AR, LU, FR, SZ, VSZG	AI, OW, NW, UR
1991-94	ZH, BE, VD, BS, GE, NE, BL, AG, GL, TI, JU, SH, SO	GR, TG, SG, AR, LU, FR, SZ, VS, ZG	AI, OW, NW, UR

Sources: Dondénaz *et al.* 1989, 1992, 1996.

On a pu observer un double mouvement de libéralisation de l'avortement à partir des années 1960 (Dondénaz et *al.* 1989, 1992; Dondénaz 1996). Tout d'abord, de plus en plus de cantons ont adopté une position libérale dans l'interprétation de la loi sur l'avortement (tableau 5.1). En 1966, neuf des 25 cantons et demi-cantons suisses étaient très restrictifs face à la pratique de l'avortement, ce qui donnait lieu à un important tourisme gynécologique inter-cantonal vers les six cantons libéraux de l'époque. En 1994, on comptait 13 cantons libéraux, 9 cantons semi-libéraux, et 4 cantons restrictifs, et le tourisme gynécologique inter-cantonal avait fortement baissé (définitions de Dondénaz 1996). Parallèlement à cette évolution, les cantons libéraux eux-mêmes ont progressivement élargi les indications autorisant une interruption légale, pour en arriver à une pratique qui s'apparente à celle du délai (interruption accordée quelles que soient les circonstances dans un certain délai légal) (Stucki 1979; Gloor *et al.* 1984).

En 1950, 548 femmes ont été condamnées pour avoir eu un avortement illégal, au sens de l'ancien article 118 du code pénal; ce chiffre tombe à 0 dans les années 80. Le nombre de condamnations d'avorteurs (article 119) évolue similairement (Locher 1988). Ces tendances sont des indicateurs de la baisse du nombre d'avortements illégaux entre les années 1950 et 1980, mais aussi de l'élargissement au niveau cantonal de la définition de l'avortement légal. Dondénaz (1996) estime que les avortements illégaux ont disparu dans les années 1990, alors qu'ils étaient peut-être plus nombreux que les interruptions légales dans les années 1950, quoique ce dernier point reste débattu (Hagmann 1975). Le même auteur estime qu'une diminution marquée de l'effectif des avortements illégaux est intervenue dès 1965.

Le nombre total d'interruptions légales de grossesse a baissé depuis les années 60 en Suisse. En 1966, on estime à 16 978 le nombre d'interruptions légales pratiquées (femmes domiciliées en Suisse seulement). En 1994, ce chiffre est tombé à 11 813 (Dondénaz 1996). Cette baisse serait le résultat d'une meilleure éducation sexuelle et de l'introduction des moyens de contraception modernes (Dondénaz 1996; Locher 1988). Les taux d'avortements en Suisse sont bas comparés à ceux d'autres pays occidentaux (Henshaw 1990). Notons que le tourisme gynécologique international (étrangères venant demander une interruption de grossesse en Suisse) a fortement baissé depuis l'introduction dans les années 1970 de lois libérales dans les pays qui nous entourent. Avant cela, la pratique des cantons libéraux était souvent plus permissive que celle des pays voisins. Le nombre de Suissesses voyageant à l'étranger pour obtenir une interruption est également pratiquement négligeable aujourd'hui (Dondénaz 1996).

C'est à la fin du XIXe siècle que les débats autour de la législation ont commencé. On assiste à une première période de débat sur la question de l'avortement au niveau national entre 1898 et 1937, c'est-à-dire entre l'année où l'on décida d'élaborer un code pénal unifié pour l'ensemble de la Suisse et le moment où l'on adopta ce nouveau code pénal (qui sera mis en vigueur en 1942). L'avortement était alors interdit dans tous les cantons. Bien que les avis des parlementaires concordent en général sur le caractère punissable de l'avortement, les exceptions qu'il conviendrait d'apporter à cette règle (comme par exemple les cas de viol ou d'inceste, de déformation de l'embryon, de détresse économique de la mère, etc.) divisent les experts des commissions et les parlementaires (Graven 1975). Les arguments invoqués en faveur d'une condamnation de l'avortement insistent sur l'affaiblissement moral de la collectivité que provoquerait une dépénalisation. L'avortement est perçu comme menaçant une constellation de valeurs touchant au statut de l'embryon, au rôle de la famille, à la place de la sexualité et aux devoirs de l'individu.

Après l'entrée en vigueur du code pénal en 1942, la question de l'avortement disparaît du débat public, pour n'y ressurgir qu'au début des années 1970, avec le lancement d'une initiative populaire visant à décriminaliser l'avortement (Dondénaz 1985). Pendant les quinze années qui suivent, les opposants dans ce débat s'affrontent à coup d'initiatives populaires, les uns défendant la libéralisation de l'avortement, les autres, le droit à la vie de l'embryon (tableau 5.2). Les groupes de pression des deux bords proposent chacun des initiatives sur la question, dont trois feront l'objet de votations (en 1977, 1984 et 1985): elles seront toutes refusées par le peuple et les cantons. Les chambres fédérales, de leur côté, réagissent en élaborant un projet de réforme consensuel (loi du 22 juin 1977). Comme cette nouvelle loi ne satisfait réellement aucun des deux bords du débat sur l'avortement, elle fait l'objet d'un referendum, qui aboutit: la nouvelle loi passe en votation et est refusée par le Peuple en 1978. Les chambres discutent ensuite de plusieurs projets visant à fédéraliser la loi sur l'avortement, c'est à dire à en laisser l'initiative aux cantons, projets qui échouent à leur tour.

La teneur de la polémique sur l'avortement lancée au début des années 70 diffère du contenu du débat qui avait entouré antérieurement l'élaboration du code pénal. Deux visions s'affrontent désormais: l'une qui met en avant le droit des femmes à décider de leur vie reproductive et l'importance de mettre au monde des enfants désirés; l'autre qui défend le droit à la vie de l'embryon. Ce débat est centré non plus sur les exceptions à apporter à un principe admis (la punissabilité de l'avortement), mais sur ce principe même: les défenseurs d'une décriminalisation de l'avortement remettent en question la représentation de l'avortement comme un acte déviant, au nom de la liberté des femmes à contrôler leur vie reproductive. La plupart des tenants d'une libéralisation de l'avortement mettent en avant le fait que la décriminalisation préconisée, accompagnée d'une politique sociale de prévention (planning familial), serait le moyen le plus

Tableau 5.2. Processus de réforme de la loi suisse sur l'avortement, 1971-2002

Parlementaires	*Peuple*
Une commission d'experts est chargée de la révision des articles 118-121 du code pénal (mars 1971)	
	Dépôt de l'initiative «Pour la décriminalisation de l'avortement» (décembre 1971), qui sera retirée Dépôt de la pétition «Oui à la vie» (septembre 1972) Dépôt de l'initiative «Pour la solution du délai» (février 1976)
Publication de la «LF sur la protection de la grossesse et le caractère punissable de son interruption» (juin 1977)	
	Votation: rejet de l'initiative «Pour la solution du délai» (septembre 1977) Votation: rejet de la LF de juin 1977 (mai 1978)
Dépôt de quatre initiatives parlementaires et quatre initiatives cantonales en faveur de la solution fédéraliste (1978-79); les débats parlementaires n'aboutiront pas à un projet de loi	
	Dépôt de l'initiative «Pour la protection de la maternité» (janvier 1980) Dépôt de l'initiative «Pour le droit à la vie» (1980) Votation: rejet de l'initiative «Pour la protection de la maternité» (décembre 1984) Votation: rejet de l'initiative «Pour le droit à la vie» (juin 1985)
Dépôt d'une initiative parlementaire en faveur de la solution du délai (avril 1993)	
	Dépôt de l'initiative «Pour la mère et l'enfant» (novembre 1999)
Modification des articles 118-121 du code pénal suisse dans le sens du système du délai approuvé par les chambres en mars 2001	
	Votation: acceptation du régime du délai et rejet de l'initiative «Pour la mère et l'enfant» (juin 2002)

sûr de réduire le nombre d'avortements (Dossier de presse sur l'avortement, Centre de documentation de la faculté des Sciences Politiques, Université de Lausanne). Comme le soulignent Kellerhals et Pasini (1976), il est donc possible d'être favorable à la libéralisation de l'avortement, tout en gardant des sentiments ambivalents par rapport à un comportement qui peut «angoisser parce qu'il pose à tout moment la question de droit de la société et des individus à définir la vie humaine et à en contrôler l'exercice», et aller à l'encontre d'une «certaine logique rationnelle qui voudrait que la prévention des conceptions l'emporte sur l'interruption de la grossesse» (p. 11). Pour certains, l'avortement continue à susciter des oppositions fortes, parce que c'est un acte qui remet profondément en question le primat de la maternité dans l'identité féminine (Luker 1984).

Après une dizaine d'années d'accalmie dans le débat législatif et public sur l'avortement, une proposition de révision des articles 188-121 du code pénal a été avancée par un groupe de parlementaires en 1993, et, s'appuyant sur leur travail, un projet de révision optant pour le régime du délai a été proposé par une commission du Conseil national en novembre 1996. Cette révision a été approuvée par les parlementaires en 2001. L'opposition, bien qu'affaiblie, introduit un référendum pour soumettre la révision de loi au vote populaire, ainsi qu'une initiative populaire qui propose l'interdiction de fait de l'avortement. Le Peuple et les cantons approuvent en juin 2002 par une large majorité la modification de la loi sur l'avortement dans le sens du régime du délai (interruption accordée quelles que soient les circonstances dans un délai de douze semaines après les dernières règles) et rejette l'initiative contre la libéralisation de l'avortement.

Cent ans de débat public sur l'avortement ont donc vu un retournement complet d'attitude, passant d'une perception de l'avortement comme un crime, à une vision qui reconnaît aux femmes le droit d'interrompre leur grossesse sans se justifier au cours des premiers mois de gestation.

2. Recours différentiel à l'avortement selon la position dans le parcours de vie, l'appartenance sociale et le lieu de vie

L'enquête suisse sur la famille a collecté de nombreuses informations quantitatives résumant les biographies familiale, reproductive, professionnelle et migratoire d'un échantillon représentatif de femmes vivant en Suisse en 1994, dont des informations sur leurs grossesses et les issues de ces grossesses. Ces données nous permettent de situer l'avortement dans la vie des femmes d'aujourd'hui et, ce faisant, de nous interroger sur les facteurs qui poussent la femme ou le couple à interrompre une grossesse.

L'interruption de grossesse est un phénomène à la causalité complexe et souvent incomplètement comprise. Nous commencerons ici par proposer un cadre conceptuel conçu sur la base de la littérature relative aux déterminants du recours à l'avortement dans les sociétés occidentales contemporaines (2.1). Ensuite, nous estimerons la fiabilité des données sur l'interruption volontaire de grossesse collectées dans l'enquête suisse sur la famille (2.2). Enfin, nous procéderons à une analyse biographique univariée (2.3), puis multivariée (2.4), de la probabilité d'avortement en fonction de catégories démographiques et d'appartenance sociale.

2.1 *La chaîne de comportements menant à un avortement*

En nous plaçant dans une perspective microsociologique, nous stipulons que l'avortement est le résultat d'un processus fait d'actions ou d'événements individuels, d'interactions entre individus, et d'interactions entre individus et représentants du système de soins. On peut modéliser l'avortement comme l'aboutissement de la succession d'une relation sexuelle, d'un comportement contraceptif (ou d'une absence de contraception), d'une grossesse (le plus souvent accidentelle ou non prévue), de la décision d'interrompre la grossesse, de démarches d'accès à l'avortement et, finalement, de l'acte d'interrompre la grossesse. Puisqu'il découle d'autres actions qui le précèdent, l'avortement a une dimension de durée; la causalité de l'avortement doit donc être décrite en terme de processus.

En schématisant quelque peu, on peut dire que chaque moment du processus décrit plus haut est nécessaire à la survenue d'un avortement et que chaque étape de ce processus dépend de la précédente, c'est-à-dire qu'un lien de conditionnalité relie les différentes étapes du processus qui mène à l'avortement.

La plupart des chercheurs qui se sont penchés sur la question de l'avortement limitent toutefois leur argumentaire explicatif en ne faisant référence qu'à un seul ou deux des maillons de cette chaîne. Par exemple, certains chercheurs pensent pouvoir expliquer la cause des avortements en les ramenant à la seule problématique de l'échec contraceptif et des grossesses non prévues. D'autres chercheurs se centrent sur la seule décision d'avorter, laissant dans l'ombre les conditions de la conception. Rares sont les recherches qui intègrent dans un cadre théorique les liens entre échec contraceptif, grossesse non prévue et décision d'avorter (Bajos et Ferrand 2002). Signalons enfin que les «extrémités» de la chaîne du recours à l'avortement sont fort peu étudiées jusqu'ici, c'est-à-dire que le rôle des comportements sexuels et celui des conditions d'accès aux services d'avortement sont peu explorés. Nous résumons ici la littérature portant sur les maillons centraux de la chaîne de comportements menant à l'avortement (l'échec contraceptif, les grossesses non prévues, la décision d'avorter), ainsi que les études examinant la répartition et la fréquence des interruptions de grossesses.

2.1.1 *L'échec contraceptif*

Les études portant sur les causes des échecs contraceptifs[1] dans les pays riches soulignent tous que le maintien d'une couverture contraceptive parfaite pendant l'ensemble des années au cours desquelles une femme ne désire pas d'enfant (75% de la vie reproductive d'une femme selon Forrest, 1993) est un but difficile à atteindre, aucune méthode n'assurant une protection totale (Hatcher *et al.* 1994; Ross 1989; Jones et Forrest 1992). On a calculé que la probabilité de conception accidentelle (cumulée sur un certain nombre d'années) est élevée même pour un couple qui utilise correctement et sans interruption une méthode de contraception moderne.

1 Les échecs contraceptifs sont définis comme l'occurrence d'une grossesse non prévue en raison, soit de l'absence d'usage d'un moyen de contraception, soit d'un échec de la méthode, soit d'une mauvaise utilisation de la méthode.

Ainsi, un jeune couple, utilisant pendant dix ans une méthode contraceptive dont le risque d'échec est estimé à 1% par cycle mensuel, a une probabilité de 70% d'occurrence d'une grossesse accidentelle pendant cette période (Ross 1989).

Un échec contraceptif dû à la méthode même est donc toujours possible et cela est d'autant plus vrai quand les couples utilisent des méthodes non médicalisées[2] (préservatif, abstinence périodique, retrait, méthodes locales féminines). Le choix de la méthode dépend en partie de l'information dont disposent les couples sur les risques et avantages des différentes méthodes contraceptives. Une utilisation appropriée de la méthode choisie nécessite également un minimum de connaissances sur les mécanismes biologiques de la fécondité (Zabin *et al.* 1991; Balassone 1989). Cette maîtrise ne va pas de soi non plus, surtout pour les techniques médicalisées, comme le souligne le chapitre précédent de cet ouvrage.

Le chapitre 4 met aussi en avant le rôle que joue l'accessibilité des moyens de contraception dans les échecs contraceptifs. Les comparaisons internationales des taux de grossesses non-souhaitées et des taux d'avortements démontrent l'importance des politiques de planning familial dans ce domaine (Jones *et al.* 1986; Miller 1988; Westoff 1988). Les difficultés d'accès à la contraception peuvent être liées aux coûts des moyens de contraception, à la présence insuffisante d'un personnel habilité à fournir des prestations contraceptives et, aux difficultés institutionnelles entravant l'obtention d'un moyen de contraception (Brown et Eisenberg eds 1995).

Mis à part les problèmes de connaissance et d'accès, des facteurs personnels et interpersonnels peuvent compromettre l'adéquation entre comportements contraceptifs et objectifs de prévention des naissances. Une grande partie des recherches psychologiques, sociologiques et démographiques dans ce domaine s'appuient sur un modèle qui visualise l'effort contraceptif des couples comme le résultat d'un calcul constant entre les coûts de la pratique contraceptive et les bénéfices d'une grossesse (Brown et Eisenberg 1995), se basant sur le modèle béhavioriste des comportements féconds. Luker (1975) a été l'un des premiers auteurs à articuler en ces termes les comportements contraceptifs individuels, pour expliquer pourquoi (et à quel moment) les couples ou les femmes prennent des «risques contraceptifs». Outre les efforts requis pour assurer une pratique contraceptive optimale, ce modèle met en exergue à quel point le désir d'en-

2 Les méthodes de contraception médicalisée impliquent l'intervention d'un agent de santé.

fant ou de grossesse, qui peut être ambivalent ou inconscient, influe sur la motivation à mettre en place ou maintenir une protection contraceptive (Zabin *et al.* 1993; Miller 1992).

Certains traits de personnalité, tel que l'estime de soi (McKinney *et al.* 1984; Neel *et al.* 1985), et l'aptitude d'un individu à contrôler ses comportements afin d'atteindre un but (Heinrich 1993) semblent en particulier être corrélés négativement avec un échec contraceptif. Par ailleurs, des sentiments tels que la honte, la peur ou la culpabilité face à l'acte sexuel ont un effet négatif sur la mise en place d'une couverture contraceptive en empêchant la pratique quotidienne des gestes contraceptifs et la planification des rapports sexuels (Byrne 1983; Sawyer et Beck 1988); ce facteur dépend essentiellement des normes sociales en vigueur en matière de sexualité et de genre. La perception que les femmes ont de leur propre fertilité a également un effet sur leur vigilance contraceptive (Rainey *et al.* 1993; Tsui *et al.* 1991). La difficulté à planifier les rapports sexuels est un autre facteur incitant à la prise de risque contraceptive (Brown & Eisenberg 1995), et est particulièrement prégnante pour les individus en début de leur vie sexuelle, ou après la rupture d'une relation stable avec un partenaire. D'autre part, les attitudes des individus par rapport aux différentes méthodes de contraception elles-mêmes (telles que le degré de satisfaction, la crainte d'effets secondaires) sont des prédicteurs importants de l'efficacité d'utilisation (Balassone 1989; Miller 1986). Enfin, de nombreuses études ont mis en avant l'importance de la qualité de la relation de couple et des attitudes du partenaire face à la contraception dans la problématique du succès contraceptif (Miller 1986).

L'ambivalence du désir d'enfant reste un sujet peu exploré (Miller 1994). Luker (1975) met en avant un certain nombre de facteurs propres à exacerber le désir de grossesse et à relâcher la vigilance contraceptive, alors même qu'un enfant ne sera en définitive pas le bienvenu dans la vie de la femme. Elle souligne tout d'abord que la maternité offre la possibilité aux femmes d'acquérir un nouveau rôle ou une nouvelle assise sociale, rôle qui peut paraître d'autant plus attrayant quand d'autres choix de vie font défaut, ou quand la femme est en période de transition entre deux phases de vie. Une grossesse peut également permettre à une femme de clarifier la position de son partenaire par rapport à leur projet de couple. En conséquence, le désir d'enfant pourrait alors être exacerbé au moment de la formation ou de la dissolution du couple. Enfin, une grossesse peut être une forme d'appel au secours, si la femme traverse une période de difficultés matérielles ou psychologiques. Il semble en particulier que les traumatismes de séparation augmentent le désir inconscient de grossesse, grossesse par la suite non désirée (Lanoy *et al.* 1975).

Une autre lecture moins psychologisante de la problématique de l'échec contraceptif explique le flou qui caractérise le processus qui y mène non par l'ambivalence, mais comme l'expression de tensions normatives (Bajos et Ferrand 2002). Les individus sont confrontés à des cadres de références pluriels concernant la sexualité, les relations de genre, le rôle de la reproduction, et les échecs contraceptifs peuvent naître de conflits entre représentations divergentes. Les difficultés que rencontrent les immigrées dans la gestion de leur contraception sont un exemple de ce phénomène.

Tous les facteurs de l'échec contraceptif que nous avons évoqués jusqu'ici dépendent de la position du couple dans le cycle de vie, de ses ressources, ainsi que des infrastructures en matière de planning familial à proximité de son lieu de domicile (Brown et Eisenberg 1995). Les études quantitatives analysant la pratique contraceptive de femmes appartenant à différentes catégories socio-démographiques ont effectivement mis en avant des liens entre comportement contraceptif, position dans le cycle de vie, insertion géographique, et groupes sociaux d'appartenance (Kühne 1984; Henshaw et Silverman 1988; Toulemon et Leridon 1992; Baccaïni 1995, ainsi que chapitre précédent).

2.1.2 *Grossesse non prévue*

Les études sur les grossesses non prévues ou accidentelles[3] s'appuient pour la plupart sur des enquêtes démographiques qui enregistrent, d'une part, l'histoire féconde des femmes et, d'autre part, leur appréciation quant à la nature planifiée des différentes grossesses. Des problèmes méthodologiques importants sont liés à la quantification de ce paramètre: nous avons souligné plus haut que le désir d'enfant d'une femme ou d'un couple est fréquemment inconscient ou non exprimé, et que ce désir est, de plus, sujet à l'ambiguïté et à des fluctuations. Le début d'une grossesse peut dès lors fournir une occasion au couple de clarifier ses intentions: le statut de la grossesse (est-elle prévue ou non, souhaitée ou non) est vérita-

3 On définit par ce terme l'ensemble des grossesses non souhaitées, ainsi que les grossesses souhaitées mais qui n'étaient pas planifiées au moment de la conception.

blement précisé lorsqu'on l'identifie et cette définition peut faire l'objet d'une négociation individuelle et dans le couple. Ainsi, le dialogue entre partenaires fera évoluer une grossesse perçue au départ comme accidentelle vers une naissance souhaitée ou, à l'inverse, montrera qu'une grossesse planifiée n'est finalement pas souhaitée. Les questions relativement simples utilisées dans les questionnaires démographiques pour saisir ce processus ne peuvent rendre compte de cette complexité. A cette difficulté, s'ajoute le fait que les enquêtes sur le sujet sont le plus souvent rétrospectives, et que l'on demande donc aux femmes de ré-interpréter à posteriori un ensemble de perceptions, d'émotions et, de décisions passées qui ont pu être mélangées sur le moment. Cette ré-interprétation dépend de la suite du parcours de vie de la femme ou du couple, notamment de sa biographie féconde.

Malgré ces faiblesses méthodologiques, les grossesses étiquetées comme non prévues, ont fait l'objet d'un nombre important d'études. On s'accorde tout d'abord à dire que la fréquence des grossesses non prévues reste importante malgré la diffusion depuis 30 ans des moyens médicaux de contraception: Toulemon et Leridon (1992), utilisant des données rétrospectives, estiment qu'en France chaque femme fait l'expérience en moyenne d'une grossesse accidentelle au cours de sa vie. Brown et Eisenberg (1995) estiment qu'aux Etats-Unis, plus de la moitié des grossesses ne sont pas prévues. Environ la moitié de ces grossesses accidentelles se terminent par un avortement (Toulemon et Leridon 1992; Brown et Eisenberg 1995). Bien que des femmes de toutes appartenances sociales et qui se trouvent à tous les stades du cycle de vie familial, connaissent des grossesses accidentelles, il a été démontré que leur occurrence varie avec l'âge, le statut matrimonial et le statut économique des femmes. Ainsi, les femmes aux deux extrêmes de leur vie reproductive connaissent une plus grande proportion de grossesses accidentelles. Il en est de même des femmes non-mariées et des femmes qui disposent de peu de ressources économiques et culturelles (Brown et Eisenberg 1995). Pour expliquer ces tendances, il faut prendre en compte, d'une part, les différences dans la prise de risque contraceptive explorées plus haut et, d'autre part, les variations dans le désir d'enfant des femmes et des couples au gré du cycle de vie familial décrites dans le chapitre 3.

2.1.3 *La décision de recourir à l'avortement*

Il existe un motif de recours à l'avortement qui est plus ou moins indépendant d'un processus de décision individuel: il s'agit d'une interruption requise par l'état de santé de la mère ou par une anomalie de l'embryon. On peut estimer qu'entre 10% et 15% environ des avortements sont de cette nature en Suisse (Kellerhals et Pasini[4] 1976; Cornaz[5] 1991). En d'autres termes, la grande majorité des avortements en Suisse sont le produit d'une décision prise en l'absence d'un impératif médical et sont donc des interruptions volontaires de grossesse. On peut se demander en préambule dans quelle mesure cette décision «volontaire», parfois conflictuelle, résulte effectivement d'un choix individuel plutôt que de pressions plus ou moins explicites exercées par l'entourage. Kellerhals et Pasini (1976) ont pu déterminer que la plupart des femmes prend cette décision seule (la plupart d'entre elles déclare avoir bénéficié toutefois du soutien moral de leur partenaire).

Torres et Forrest (1988) ainsi que Kellerhals et Pasini (1976) ont exploré (dans des études quantitatives et qualitatives) les motivations des femmes telles qu'elles les expriment elles-mêmes un peu avant, ou un peu après, l'interruption de grossesse. Les principales motivations évoquées par les répondantes sont, dans l'étude de Torres et Forrest (1988), les changements, non désirés, qu'un enfant créerait dans la vie de la femme, la charge financière que sa venue impliquerait, et le fait que la relation de

4 Les motifs des 906 demandes d'IG analysées (canton de Genève, 1970-71) par Kellerhals et Pasini (1976) ont été établis à partir d'une interview des personnes requérantes: une question ouverte permettait d'enregistrer les motifs de la demande d'IG, question qui a été ensuite codée par les enquêteurs. Nous prenons en compte ici les motifs «somatiques» (la personne est victime d'une atteinte grave à sa santé physique, d'une atteinte qu'elle-même juge grave et qui entraîne le recours à l'avortement) qui concernent 11% des requérantes, les motifs «psychologiques» (la personne est psychiquement malade et est traitée pour cette maladie) qui concernent 3% des requérantes et, parmi les motifs «eugéniques», ceux qui font référence à des craintes de malformations physiques de l'embryon, motifs qui concernent 2,3% des requérantes.

5 Les motifs des 2 094 IG analysées (CHUV, Lausanne, 1981-84) par Cornaz (1991) ont été établis à partir de leur dossier médical. Nous prenons en compte ici les cas où l'avortement est dû à une maladie d'origine physique ou psychiatrique qui affecte la santé de la mère (seuls les problèmes psychologiques défini comme une maladie psychiatrique sont pris en compte ici) et qui caractérisent 3% des patientes et les cas où la santé de l'embryon est menacée (embryopathie, malformation génétique, exposition à des radiations, prise de médicaments à risque tératogène), situations qui touchent 8% des patientes.

couple ne se prête pas à la venue d'un enfant. Kellerhals et Pasini concluent que: «La majorité des requêtes [d'interruptions de grossesse] ont des motifs liés à l'épanouissement de la personne ou du couple» (1976, p. 134). Ces deux études montrent cependant que la grande majorité des femmes évoquent plusieurs raisons hétérogènes pour expliquer leur interruption de grossesse. Ce résultat souligne la complexité des paramètres pris en compte par les individus au moment de leur décision de recourir à l'avortement.

2.1.4 *Le recours à l'avortement*

Les études citées jusqu'à présent ne prennent pas en compte l'ensemble de la chaîne de comportements et de décisions qui mènent à un avortement. Elles permettent en revanche de saisir avec un certain degré de finesse les mécanismes à l'œuvre à chacune des étapes du processus. Les analyses qui se penchent de manière quantitative sur le résultat final, l'avortement lui-même, ou plutôt sa fréquence dans une population, perdent cette qualité de détail. Elles se basent en effet pour la plupart sur des statistiques officielles d'interruptions de grossesse (ou sur des enquêtes transversales auprès d'un échantillon de femmes ayant eu recours à l'avortement et qui recueillent le même type d'information). Le contenu de ce genre de données est limité: elles incluent le plus souvent certaines informations médicales (durée de la gestation, méthode d'interruption, institution réalisant l'intervention médicale), ainsi qu'un nombre restreint de caractéristiques socio-démographiques (âge de la femme à l'avortement, état-civil, nombre d'enfants, rang de l'avortement, nationalité, etc.). Ce type de données ne contient pas d'information sur le comportement contraceptif durant les rapports précédant la conception accidentelle et sur les nombreux facteurs qui l'influencent, ni sur les motifs de l'interruption.

Les statistiques officielles des interruptions de grossesse permettent de mesurer l'incidence du comportement abortif dans une population, son évolution dans le temps, sa distribution géographique et la sensibilité de la fréquence des avortements à différentes mesures politiques; en utilisant en outre les informations fournies par le recensement sur les caractéristiques de l'ensemble de la population des femmes, ce type de données conduit à calculer des taux différentiels d'avortement. Les facteurs socio-démographiques suivants semblent liés à une probabilité accrue de recourir à l'avortement: un revenu et un niveau d'éducation plus élevé (Garbacz

1990), le fait d'avoir un emploi (Medoff 1997), l'âge, la parité et l'état civil (Henshaw et Van Vort 1994; David 1992; Skjeldestad et Borgan 1994; Blayo 1995; Bettarini et D'Andrea 1996; Henshaw 1990). L'insertion géographique (le lieu de résidence des femmes) aurait aussi une incidence (Matthews *et al.* 1997; Shelton *et al.* 1976; Garbacz 1990), vraisemblablement liée à des variations dans la facilité d'accès aux services offrant des interruptions de grossesse et de la contraception ou à des différences importantes dans la composition de la population.

En Suisse, l'analyse des statistiques cantonales, ainsi que différentes études épidémiologiques localisées affichent des résultats comparables entre eux (Dondénaz 1996; Cornaz 1991; Grob 1990; Hurni 1981; Kellerhals et Pasini 1976). Il ressort de ces analyses que la plupart des avortements dans ce pays ont lieu aux âges les plus féconds (entre 20 et 35 ans); qu'ils sont grosso modo aussi souvent le fait de célibataires que de femmes mariées; que les étrangères domiciliés en Suisse recourent plus souvent à l'avortement que les Suissesses; et qu'environ la moitié des femmes n'ont pas d'enfant au moment de l'avortement. Ces tendances ne semblent pas avoir évolué entre les années 1970 et les années 1990 (Cornaz 1991), et sont proches de celles qui caractérisent les autres pays occidentaux.

2.2 *L'interruption de grossesse dans l'enquête suisse sur la famille*

Les données de l'enquête sur la famille permettent d'estimer pour la première fois en Suisse des probabilités différentielles de recours à l'avortement selon le moment dans le cycle de vie, l'appartenance sociale et le lieu de vie. Quelles catégories de femmes ont plus d'avortements? Y a-t-il des moments de la vie et des inscriptions géographiques qui sont marqués par un recours plus fort à cette pratique? Nous nous attacherons dans un premier temps à décrire ces différences et à les comparer avec le résultat d'études similaires.

Pour expliquer les différences observées, nous considérerons une version simplifiée du modèle causal esquissé plus haut, dans lequel le processus qui mène à l'avortement est schématisé en deux temps: l'échec contraceptif est le premier de ces moments, et la décision d'avorter le deuxième. Nous examinerons donc, à la lumière de la littérature existante, le lien entre les variables considérées et la probabilité d'occurrence d'une grossesse non prévue, d'une part, puis le lien entre ces variables et la probabilité d'interrompre les grossesses accidentelles, d'autre part.

Il est possible que certaines catégories de femmes aient plus d'avortements que les autres, non parce qu'elles décident plus souvent d'avorter en cas de grossesse non prévue, mais parce qu'elles ont plus de grossesses accidentelles que les autres. Ce genre de configurations renvoient à des problèmes de contraception, d'exposition au risque de grossesses non prévues (sexualité, fécondabilité), ainsi qu'au flou qui peut entourer les intentions de fécondité et leur réalisation. D'autres catégories de femmes peuvent avoir plus d'avortements, non parce qu'elles ont plus de grossesses accidentelles, mais parce qu'elles décident plus souvent d'interrompre leurs grossesses non prévues. Ces cas de figure, eux, renvoient aux contraintes matérielles qui peuvent peser sur l'acceptation d'une grossesse non prévue, ainsi qu'aux valeurs qui guident une décision de cet ordre.

Pour éclairer les mécanismes en jeu aux deux moments du processus d'avortement, ainsi que la manière dont ils s'articulent en fonction de l'appartenance sociale des femmes, leur lieu de résidence et place dans le cycle de vie, nous utiliserons certains résultats de l'analyse des attitudes relatives à l'avortement (partie 3 de ce chapitre), du chapitre 4 portant sur les comportements contraceptifs des femmes qui ne souhaitent pas d'enfant, ainsi que quelques informations sur le comportement contraceptif pré-avortement des femmes, tel que reporté dans l'enquête suisse sur la famille.

2.2.1 *Comportement contraceptif pré-avortement*

On a posé dans l'enquête suisse sur la famille la question suivante aux femmes qui ont déclaré un ou plusieurs avortements: «Au moment où vous êtes devenue enceinte, est-ce que vous preniez, vous-même ou votre partenaire, des précautions afin d'éviter une grossesse?» Dans l'affirmative, la répondante était priée de préciser la méthode utilisée à ce moment. Nous estimons cependant que la formulation de cette question est ambiguë et a fait l'objet d'interprétations diverses de la part des répondantes. Prenons, par exemple, le cas d'une femme qui utilise la pilule mais l'oublie, devient enceinte, puis interrompt volontairement sa grossesse: elle peut aussi bien répondre par l'affirmative que par la négative à la question sur le comportement contraceptif précédant l'avortement: «Oui, je prenais des précautions (mais j'ai oublié la pilule ce jour-là)», ou «Non, durant le rapport sexuel ayant mené à une grossesse, je ne bénéficiais pas d'une couverture contraceptive». Par conséquent, on n'obtient pas ici d'indication précise sur l'utilisation d'une méthode contraceptive ou non avant l'avortement, mais des renseignements sur la perception d'avoir fait quelque chose ou non pour éviter une grossesse. Cette information est donc à utiliser avec prudence. Plus de la moitié des avortements enregistrés dans l'enquête ont fait suite à des relations sexuelles perçues comme non protégées (tableau 5.4).

Tableau 5.4. Comportements contraceptifs déclarés avant un avortement. Données rétrospectives, 1960-1994, enquête suisse sur la famille, 1994 (en %)

	Méthode utilisée avant l'avortement
Aucun moyen de contraception	61,1
Pilule	12,4
Préservatif	10,0
Stérilet	7,5
Diaphragme, gelée, éponge	3,9
Continence périodique	3,8
Coït interrompu (retrait)	0,8
Stérilisation	0,5
Injection	0

La catégorie «autre moyen de contraception» (4 cas) été écartés de l'analyse (N = 271 avortements).

Comme on pouvait s'y attendre, l'usage de la contraception s'intensifie avec le temps, reflétant la diffusion des moyens modernes et l'introduction de l'éducation sexuelle. Entre 1965 et 1974, 69,4% des avortements ont fait suite à des rapports non protégés. Ce chiffre tombe à 55,6% entre 1985 et 1995. Cette baisse est due notamment à une plus grande prise de contraception médicalisée (pilule) et surtout à une plus grande utilisation du préservatif. Parmi les femmes ayant interrompu une grossesse après des rapports perçus comme protégés, environ un tiers prenait la pilule, un quart a utilisé des préservatifs, un cinquième utilisait un stérilet, un dixième recourrait au diaphragme, à une éponge, et/ou à une gelée, et un autre dixième utilisaient une méthode de continence périodique.

2.2.2 *Le sous-enregistrement des avortements déclarés dans l'enquête suisse sur la famille*

Les enquêtes démographiques comprenant une biographie génésique complète sont rarement utilisées pour l'analyse des différentiels socio-démographiques du recours à l'avortement. Cette lacune tient au fait que les chercheurs sont retenus par le taux important de sous-enregistrement des avortements qui affectent ce type de relevés (Rossier 2003). Bien que ce soit effectivement le cas dans l'enquête suisse sur la famille, les données recueillies sont dignes d'intérêt car représentatives de l'ensemble des avortements ayant lieu en Suisse sur la période couverte par l'enquête. Le but de cette section est d'établir le bien-fondé de cette affirmation, condition préliminaire à la suite de notre démarche.

Deux facteurs peuvent être à la source du sous-enregistrement: 1) la sous-déclaration des avortements et 2) la sous-représentation (ou l'absence) des groupes à risque dans l'échantillon. Jones et Forrest (1992) affirment que «le problème de la sous-déclaration des avortements est commun à pratiquement toutes les enquêtes sur la fécondité du monde entier». Les femmes interrogées éprouvent en effet de la difficulté à reporter un comportement faisant l'objet de représentations sociales négatives[6]. Il est également possible que les femmes appartenant aux groupes les plus susceptibles de recourir à l'avortement soient sous-représentées dans l'échantillon de l'enquête suisse sur la famille[7].

Pour quantifier le sous-enregistrement des avortements dans l'enquête suisse sur la famille, nous comparons les résultats aux statistiques disponibles en Suisse (Jones et Forrest 1992). Aucun système officiel de collecte annuelle des statistiques de l'avortement n'existe au niveau national

6 Les résultats de Hurni (1981) sont éclairants à cet égard. Cet auteur a interrogé en 1979, soit quinze ans après les faits, 94 femmes qui avaient fait une requête d'interruption de grossesse à la maternité de Lausanne en 1964, sa connaissance du comportement abortif antérieur des interviewées leur restant cachée. Il observe que 50% des femmes ne mentionnent pas leur avortement au cours de l'enquête de 1979. Parmi les autres, 22% reportent une fausse-couche à la place, et seules 28% disent avoir eu un avortement.

7 En effet, les pondérations introduites pour remédier aux biais d'échantillonnage ont été construites de manière à ce que l'échantillon pondéré soit représentatif de la distribution par sexe, âge, nationalité (Suisse/non Suisse), et lieu de résidence (ville/campagne) de la population résidante en Suisse en 1994. La représentativité par rapport à ces quelques variables ne garantit cependant pas la représentativité de l'échantillon par rapport aux variables déterminantes dans le cas de l'avortement.

en Suisse. Cependant, la plupart des cantons tiennent une comptabilité des interruptions de grossesse (avortements légaux) pratiquées sur leur territoire. Un groupe de travail s'est, à plusieurs reprises, attelé à rassembler les différentes données cantonales, dans le but d'établir une estimation du nombre total annuel d'interruptions de grossesse (IG) pratiquées en Suisse (Gloor *et al.* 1982 et 1984; Dondénaz *et al.* 1989, 1992; Dondénaz 1996). Utilisant en partie des données rétrospectives, ces auteurs ont calculé le nombre total d'IG pratiquées en Suisse pour les années 1966, 1970, 1973, puis pour chaque année entre 1978 et 1994. La collecte de l'effectif des interruptions de grossesses pratiquées dans chaque canton a posé un certain nombre de problèmes méthodologiques au groupe de travail (incompatibilité des données, manque de données, etc.) En outre, ces estimations ne tiennent compte que des avortements légaux et sous-estiment probablement l'effectif total des avortements (légaux et illégaux). En combinant ces données avec les effectifs annuels des femmes de 15 à 44 ans et les effectifs annuels des naissances vivantes en Suisse pour la période concernée, nous obtenons des estimations des taux annuels d'IG pour 1 000 femmes de 15 à 44 ans et des ratios annuels d'IG pour 100 naissances vivantes, de 1966 à 1994 (tableau 5.5).

En comparant les données enregistrées dans l'enquête suisse sur la famille à la moyenne des taux d'avortement sur la période 1966-1994[8], on obtient un taux d'enregistrement de 35% (le même calcul fait à partir de l'échantillon non pondéré donne un taux d'enregistrement de 31%)[9].

8 La moyenne des taux annuels d'IG par femme sur la période 1966-1994 est de 10,7 IG pour 1 000 femmes de 15 à 44 ans. On applique ce taux moyen au nombre d'années que les femmes en âge reproductif ont vécu dans les données de l'enquête famille. Le total pondéré des femmes-années de l'échantillon est de 75 797,5; le nombre attendu d'interruptions de grossesse dans l'enquête famille s'élève donc à 833,8. Or seuls 293,8 avortements sont reportés par l'échantillon pondéré, ce qui représente environ 35% des IG attendues.

9 Le même calcul fait avec le ratio et non le taux d'IG donne des résultats similaires. L'utilisation du ratio permet d'éviter le biais de la structure par âge jeune des données rétrospectives les plus anciennes. La moyenne des taux annuels d'IG pour 100 naissances vivantes sur la période 1966-1994 est de 18 IG pour 100 naissances vivantes. L'échantillon pondéré des femmes a produit en tout 4 726,4 naissances. Ces femmes auraient donc dû avoir 850,8 interruptions de grossesses. Or le nombre d'avortements reportés dans l'échantillon pondéré de l'enquête famille se monte à 293,8 ce qui correspond à un taux d'enregistrement des interruptions de grossesse de 35% (dans l'échantillon non pondéré, cette méthode donne un taux d'enregistrement de 28%).

Tableau 5.5. Estimations du nombre total annuel d'interruptions de grossesse (IG) en Suisse de 1966 à 1994, femmes domiciliées en Suisse, taux annuels d'IG pour 1 000 femmes de 15 à 44 ans, et ratios annuels d'IG pour 100 naissances vivantes

Année	Dondénaz (1996)	Dondénaz *et al.* (1992)	Chiffres retenus	Femmes de 15 à 44 ans* (à mi-année)	Naissances vivantes	Taux d'IG pour 1000 femmes de 15 à 44 ans	Ratio d'IG pour 100 naissances vivantes
1966	16 978		16 978	1 282.9	109.7	13.2	15.5
1970	16 317	16 158	16 317	1 333.4	99.2	12.2	16.5
1973	16 587	16 587	16 587	1 364.7	87.5	12.2	19.0
1978	15 562	16 462	15 562	1 372.6	71.4	11.3	21.8
1979		17 000	15 500	1 383.9	72.0	11.2	21.5
1980	15 837	17 824	15 837	1 398.7	73.7	11.3	21.5
1981		17 450	16 450	1 415.5	73.7	11.6	22.3
1982		15 436	15 436	1 432.4	74.9	10.8	20.6
1983		15 150	15 150	1 445.3	73.7	10.5	20.6
1984		14 969	14 969	1 454.7	74.7	10.3	20.0
1985	14 144	14 548	14 144	1 463.5	74.7	9.7	18.9
1986		14 145	14 145	1 475.0	76.3	9.6	18.5
1987	12 432	12 434	12 432	1 485.1	76.5	8.4	16.3
1988		12 778	12 778	1 489.1	80.3	8.6	15.9
1989	12 759	12 790	12 759	1 494.6	81.2	8.5	15.7
1990	12 961	12 911	12 961	1 509.1	83.9	8.6	15.5
1991	12 941		12 941	1 521.2	86.2	8.5	15.0
1992	12 628		12 628	1 523.8	86.9	8.3	14.5
1993	12 132		12 132	1 525.9	83.8	8.0	14.5
1994	11 813		11 813	1 527.9	83.0	7.7	14.2

* en milliers. *Sources:* OFS et Dondénaz *et al.* 1992 et Dondénaz 1996.

Note: On remarque certaines variations annuelles dans les chiffres fournis par les deux dernières études de Dondénaz *et al.* (colonnes 1 et 2 du tableau). On peut négliger les différences de détail dues à des corrections introduites rétrospectivement par les cantons eux-mêmes dans leurs statistiques. Il faut tenir compte cependant de la révision à la baisse des estimations pour le canton de Zürich que Dondénaz *et al.* ont effectuée dans leur dernière étude. Les chiffres que nous retiendrons figurent dans la colonne 3 du tableau.

En écartant de nos calculs à la fois les avortements qui ont eu lieu à l'étranger (21% des avortements) et les années que les femmes ont passées à l'étranger, nous obtenons un taux d'enregistrement de 31%.

L'enquête suisse sur la famille présente donc un taux d'enregistrement des avortements d'environ un tiers. Ce taux est plutôt bas en comparaison avec les résultats d'enquêtes similaires. Dans une enquête menée en France par l'INED en 1988, on a estimé avoir recueilli 50 à 60% des avortements (Toulemon et Leridon 1992); on obtient des résultats similaires dans une seconde enquête en 2000 (Moreau *et al.* 2004). Jones et Forrest (1992) ont estimé le taux d'enregistrement des avortements variant entre 35 et 59% dans six enquêtes importantes menées au cours des dernières décennies aux Etats-Unis sur le comportement reproductif des femmes.

Pour jauger de la représentativité des avortements qui ont été recueillis dans l'enquête suisse sur la famille, nous comparons leurs caractéristiques à celles des avortements qui ont été enregistrés dans d'autres sources de données en Suisse. Notons tout d'abord que l'on observe dans l'enquête suisse sur la famille un sous-enregistrement plus marqué des avortements des générations les plus âgées, parmi lesquelles le souvenir d'un éventuel avortement est plus ancien.

La distribution des avortements de l'enquête selon le rang de l'avortement, l'âge, la parité, l'état civil et la nationalité de la femme est proche des distributions qui ont été observées par ailleurs en Suisse dans des populations ou échantillons plus localisés, surtout pour les cohortes nées entre 1955 et 1964 (tableau 5.6)[10]. Nous avons noté toutefois une sous-représentation plus marquée des avortements aux deux bouts du cycle de vie reproductive pour certaines cohortes et parmi les groupes culturels les plus opposés à l'avortement. Il s'agit de garder en tête ces biais pour la suite de l'analyse: chaque différentiel observé sera évalué à leur lumière. La représentativité des avortements de l'enquête suisse sur la famille nous a paru toutefois offrir des garanties suffisantes pour justifier une analyse des différentiels du recours à l'avortement.

10 Notons que seule l'hypothèse d'une stabilité dans le temps de la distribution des avortements nous permet de comparer ainsi des mesures de cohorte avec des mesures du moment. Seuls, les résultats pour les cohortes nées entre 1945-54 qui ont terminé leur vie reproductive, sont présentés ici.

Tableau 5.6. Pourcentages des interruptions de grossesse (IG) selon différentes caractéristiques des femmes et différentes sources

Variables	enquête fam. co. 45-54	GE 70-71	Hôpital Aigle 78-87	CHUV 81-84	Canton JU 79-90	Unisp. ZU 86-87	Canton BE 94	Canton GE 94
N	106	906	1079	2094	571	1397	1139	1740
rang IG								
rang 1	82.1	84.2		80.6		80.4	85.0	
rang 2	14.4	14.5		16.1		15.5	11.0	
rang 3 et +	3.6	1.3		3.3		4.1	4.0	
âge								
15-19	5.3	9.6*	17.6	13.9	17.5	8.8	7.8	11.7
20-24	39.9	33.2	31.4	31.6	25.6	28.4	20.0	22.5
25-29	26.3	25.8	24.7	24.8	21.0	23.6	29.0	27.0
30-34	14.9	13.8	15.9	15.8	17.0	19.8	21.0	20.0
35+	13.7	17.6	10.4	13.9	18.9	19.4	22.2	18.0
parité								
0 enfant	56.9			54.4		56.0	52.0	50.0
1 enfant	21.1			18.7		13.0	18.0	23.6
2 enf. et +	21.9			26.9		30.9	30.0	26.6
état civil								
célibataire	46.8	54.9	53.6	54.3	51.0	48.0	40.0	
mariée	49.0	37.5	41.2	38.7	41.0	43.3	49.0	
sép/veu/div	4.2	7.6	5.2	6.9	8.0	8.7	11.0	
occupation								
formation	4.5			14.5				
emploi	61.6	53.6		53.5				
foyer	28.0			24.9				
autres occ.	5.9			7.0				
nationalité								
Suisse	68.8	50.4	57.0	49.8	66.0	52.6	62.0	
non Suisse	31.2	49.6	43.0	50.1	34.0	47.4	38.0	
formation								
niveau I	10.8**	28.0***						
niveau II	58.0	43.0						
niveau III	31.2	29.0						
religion								
catholique	40.0	65.9	69.0					
protestante	37.6	28.0	23.0					
autres	10.6	6.1	4.7					
sans app.	11.8		3.2					

Sources: Kellerhals et Pasini (1976) pour le canton de Genève en 1970-71, Grob (1990) pour l'hôpital d'Aigle en 1978-87, Cornaz (1991) pour le Centre Hospitalier Universitaire Vaudois (CHUV) en 1981-84, et Dondénaz (1996).

* Les classes d'âge dans Kellerhals et Pasini (1976): 15-20, 21-25, 26-30, 31-35, 36 et +.

** Niveau de formation le plus élevé atteint (pas nécessairement achevé) au moment de l'IG.

*** Les niveaux de formation chez Kellerhals et Pasini (1976): 1) primaire 2) secondaire inférieur et professionnel 3) secondaire supérieur, technicum ou université.

Notons encore que les distributions des avortements dans les catégories socio-démographiques examinées semblent peu varier sur la période couverte par les données de l'enquête suisse sur la famille, mis à part un déplacement de l'âge modal à l'interruption. Cette stabilité de la distribution des avortements a été soulignée déjà par Cornaz (1991) et va de pair avec une baisse de la fréquence moyenne des avortements sur la période (Dondénaz 1996); ceci voudrait dire que la baisse de la fréquence des avortement observée au fil des années n'est pas plus le fait d'un groupe socio-démographique que d'un autre. Il s'ensuit que le sous-enregistrement plus prononcé des générations les plus anciennes et des années les plus éloignées de la date de l'enquête, ne porte pas à conséquence sur la suite de l'analyse.

2.3 *Quelles femmes recourent à l'avortement? Description univariée et hypothèses explicatives*

Les 275 interruptions de grossesse déclarées dans l'enquête suisse sur la famille ont eu lieu entre 1966 et 1995, et la plupart d'entre elles (84%) entre 1975 et 1995. Elles concernent des femmes âgées de 13 à 43 ans au moment de l'interruption; l'unique avortement qui a eu lieu avant 15 ans a été écarté de l'analyse.

L'analyse univariée consiste à calculer des taux d'avortements dans chaque catégorie socio-démographique d'intérêt. Les catégories prisent en compte indiquent la position de la femme dans le cycle de vie familial (âge, parité, situation de couple), ses appartenances sociales et culturelles (occupation, nationalité, appartenance et pratique religieuse, niveau de formation) et son insertion géographique (domicile à l'avortement selon différents critères: Suisse / étranger, urbain / rural, degré de libéralité du canton face à l'avortement). Chaque taux est calculé en reportant le nombre d'avortements auxquels ont recourus les femmes appartenant à la catégorie concernée sur le nombre d'années passées par toutes les répondantes dans cette catégorie. Notons que, pour des raisons d'effectifs, il n'est pas possible de faire de distinction des avortements selon leur rang, bien que les avortements ultérieurs semblent différer du premier de par leur nature (Kellerhals et Pasini 1976). Rappelons aussi que les taux d'avortements calculés ici sont grosso modo trois fois moins élevés que les taux réels dans la population résidant en Suisse et que rien ne permet de penser que le sous-enregistrement soit homogène à travers les catégories utilisées ici. Il n'est donc pas légitime d'extrapoler ces taux à l'ensemble de la population de la Suisse; ils sont utiles cependant pour donner une indication sur les tendances en matière de recours différentiel à l'avortement.

2.3.1 *Résultats de l'analyse univariée et hypothèses explicatives*

D'après nos résultats, les femmes ont une plus grande probabilité de recourir à l'avortement entre 20 et 29 ans et une probabilité plus faible d'y recourir en début et en fin de cycle reproductif (tableau 5.7). Une telle configuration du taux d'avortements par âge, semblable à l'évolution du taux de fécondité, est commune à tous les pays occidentaux (Henshaw 1990). Il est probable toutefois que nos données exagèrent quelque peu ces différences, au vu de la sous-représentation des avortements de femmes en début et fin de vie reproductive dans l'enquête suisse sur la famille. L'analyse par cohorte des taux par âge (Rossier 1999) révèle un retardement du calendrier des avortements, qui correspond au retardement du calendrier de la fécondité sur la période (chapitre 2).

De même, l'enquête suisse sur la famille montre que la probabilité d'avorter est à son niveau le plus élevé lorsque la femme a déjà un enfant: comme pour l'âge, l'évolution des taux d'avortements est calquée sur celle des taux de fécondité, qui est à son point le plus haut pour les femmes de parité une. Des comportements comparables sont observables dans tous les pays occidentaux (Henshaw 1990).

La plupart des avortements ont donc lieu en milieu de vie reproductive. Or, on sait que les femmes confrontées à une grossesse non prévue sont plus susceptibles d'opter pour l'avortement quand elles sont très jeunes ou en fin de carrière reproductive. La propension plus élevée à recourir à l'avortement en milieu de vie féconde ne peut donc s'expliquer que par une fréquence accrue des grossesses non prévues à cette période de l'existence. Comment expliquer ce phénomène, alors même que la couverture contraceptive des femmes qui veulent éviter une grossesse ne semble pas varier en fonction de l'âge (chapitre 4)? Plusieurs explications se présentent à l'esprit. Tout d'abord, la fréquence des rapports augmente avec l'entrée en cohabitation; les femmes très jeunes ont moins de rapports que les femmes plus âgées. De plus, la fécondabilité des couples diminue avec l'âge. Les âges moyens seraient donc ceux où les femmes ont à la fois le plus de rapports et sont les plus fécondes. On peut faire l'hypothèse également que les femmes qui utilisent la contraception durant les moments forts de la fécondité sont plus sujettes aux échecs contraceptifs, leur souhait de ne pas procréer étant alors aussi plus ambivalent.

Nos résultats montrent que les femmes célibataires ont un taux d'avortement un peu plus élevé que les femmes mariées. Surtout, celui des séparées, divorcées, veuves est, malgré leur sous-déclaration, nettement plus élevé que celui des deux catégories précédentes. Une tendance similaire est observée en Norvège (Skjeldestad et Borgan 1994). Ce n'est pas le cas en Italie (Bettarini et D'Andrea 1996), où les femmes mariées ont un taux d'avortements plus élevé que celui des femmes non mariées (cette différence semble s'être atténuée au cours des années 80). Par ailleurs, d'après nos données, le taux d'avortements augmente aux moments des débuts ou fins d'union (entre 6 mois et 6 mois après ces événements).

Un certain nombre d'hypothèses peuvent être avancées pour expliquer ces variations en fonction de la situation conjugale de la femme. Nous savons par la littérature que la proportion de grossesses non prévues qui se terminent par un avortement est bien plus élevée chez les femmes qui ne sont pas en couple stables que chez les autres. Les conditions requises pour accueillir un enfant sont plus susceptibles d'être réunies chez les couples cohabitant qui s'inscrivent dans la durée que chez les autres. On peut faire également l'hypothèse que les couples non cohabitant, ou aux relations sexuelles plus irrégulières, ont une gestion quotidienne de la contraception plus difficile et donc des grossesses non prévues plus fréquentes. Les données de l'enquête suisse sur la famille montrent que les femmes qui sont, soit en début, soit en fin d'union ont des taux d'avortements plus élevés que les autres. On peut penser que les périodes de fragilité du couple (installation, crises, rupture) sont marquées à la fois par une plus grande ambiguïté du désir d'enfant et par une gestion quotidienne plus difficile de la contraception et cela dans des contextes qui sont particulièrement peu propices à la venue d'un enfant. Ces périodes se caractériseraient donc à la fois par une augmentation de nombre de grossesses non prévues et par une propension plus grande à interrompre ces dernières lorsqu'elles surviennent.

D'après l'enquête suisse sur la famille, le taux d'avortement apparaît, en outre, moins important pour les femmes ayant une activité dans leur ménage que pour celles qui ont une activité rémunérée ou extérieure au foyer. Un résultat similaire a été mis en avant par Medoff (1997). Comment expliquer ce phénomène? L'effectif des interruptions de grossesse de l'enquête n'est pas suffisamment élevé pour permettre l'exploration de tous les types d'occupation qu'il aurait été intéressant de considérer.

Les résultats du chapitre 4 montrent que, lorsqu'elles sont en couple et ne veulent plus d'enfant, ces deux types de femmes ont des profils contraceptifs très similaires. On peut faire l'hypothèse que leur taux de grossesses non prévues est semblable. Ce serait alors plutôt les décisions d'avortement (c'est-à-dire la probabilité d'avoir un avortement en cas de grossesse non prévue) qui seraient à la source de la différence observée. L'activité professionnelle, en Suisse, constitue en effet un cadre bien moins accommodant à l'arrivée d'un enfant non souhaité que l'activité au foyer, comme on le verra ci-après, au point 2.4.

Les femmes de nationalité suisse prises dans leur ensemble ont un taux d'avortement moins élevé que les femmes originaires d'Europe ou d'Amérique du Nord, qui connaissent à leur tour une fréquence d'avortement moins élevée que les femmes d'origine extra-occidentale (cette catégorie inclut les femmes de l'ex-bloc soviétique). Ceci est vrai pour les deux cohortes les plus âgées de l'enquête (Rossier 1999). En France également, la probabilité d'avortement des étrangères est nettement plus élevée que celle des Françaises (Blayo 1995).

Les différentiels dans les taux d'avortements observés selon la nationalité peuvent s'expliquer en partie du moins par une occurrence plus élevée de grossesses non prévues pour les étrangères. Les données de l'enquête suisse sur la famille montrent que, si 48,2% des Suissesses estiment avoir utilisé un moyen de contraception durant les rapports précédents l'interruption, seules 23,7% des étrangères d'origine occidentale et 17,5% des étrangères d'origine extra-occidentale sont dans ce cas. Le chapitre 4 mettait aussi en avant des différences dans le comportement contraceptif des femmes en couple stable qui ne veulent pas d'enfant: les femmes étrangères utilisent des méthodes moins sûres que les Suissesses (plus de méthodes traditionnelles et moins de stérilisation masculine). Des valeurs différentes par rapport à la contraception, un accès plus difficile aux méthodes contraceptives, une éducation sexuelle formelle peut-être inexistante dans le pays d'origine (Grob 1990), ainsi qu'un rapport différent à l'avortement – si ces femmes viennent d'un pays où l'avortement est un moyen de prévention des naissances répandu, comme dans les pays

Tableau 5.7. Taux d'interruption de grossesse (IG) selon un certain nombre de catégories socio-démographiques. Analyse univariée. Enquête suisse sur la famille, 1994

Variables au moment de l'IG	Taux d'IG par femme
Age	
15-19	.0017
20-24	.0058
25-29	.0061
30-34	.0033
35+	.0023
Parité	
0 enfant	.0038
1 enfant	.0064
2 enfant ou plus	.0028
Etat civil	
célibataire	.0039
mariée	.0032
séparée, veuve, div.	.0103
*Proximité d'un début d'union**	
à 6 mois d'un début d'union	.0074
pas à 6 mois d'un début d'union	.0037
*Proximité d'une rupture d'union**	
à 6 mois d'une rupture d'union	(.0222)
pas à 6 mois d'une rupture d'union	.0036
Occupation +	
formation	.0025
emploi	.0051
foyer	.0027
autres occupations	(.0038)
transitions entre occupations	(.0040)
Nationalité + +	
Suisse, père suisse	.0030
Suisse, père non suisse	.0045
Europe N,S,O et Am.N	.0057
reste du monde	(.0136)
Appartenance religieuse	
catholique	.0030
protestante	.0036
autres rel. chrét. sauf orthodoxe	(.0024)
autres religions	(.0091)
sans appartenance	.0081

Tableau 5.7. (Suite)

Pratique religieuse	
pratique régulièrement	(.0011)
pratique non régulièrement	.0027
non pratiquant	.0055
Niveau de formation **	
niveau I	.003
niveau II	.003
niveau III	.007
Domicile en Suisse/à l'étranger ##	
Suisse	.0036
Etranger	.0071
Domicile urbain/rural ##	
rural	.0032
urbain	.0040
Zones de libéralité face à l'IG ##	
restrictif	(.0053)
moins restrictif	.0028
libéral	.0038

Données calculées à partir d'un échantillon de 3 881 femmes, qui ont eu 274 avortements entre 15 et 44 ans. (...) Effectif des avortements < 20 dans cette catégorie. * La proximité d'un début ou d'une rupture d'union signifie être à 6 mois ou moins avant ou après ces événements. + Nous n'avons tenu compte ici que des occupations principales déclarées par les femmes. La catégories «autres occupations» regroupent des activités telles que «s'occuper d'un membre de la famille», «apprendre une langue/être une jeune fille au pair», «aider à la maison de ses parents», «être en voyage», «avoir une activité bénévole/caritative». ++ La nationalité de la femme au moment de l'avortement a été estimée par sa nationalité au moment de l'enquête. ** Le niveau d'éducation est mesuré par le niveau de formation le plus élevé atteint (mais pas forcément achevé) à 22 ans, et est regroupé selon les 3 catégories de l'Office Fédéral de la Statistique: 1) niveau I (aucune formation ou école obligatoire) 2) niveau II (apprentissage, école professionnelle, école préparatoire à la maturité, école normale) 3) niveau III (école professionnelle supérieure, université, haute école, école polytechnique). Pour les femmes de moins de 22 ans, cette variable est définie comme le niveau de formation le plus élevé atteint à l'enquête. ## au moment de l'IG. Pour celles qui résidaient en Suisse, leur commune de domicile a été classée en urbain/rural selon leur situation dans la classification de l'OFS au moment de l'événement (OFS 1994). Enfin, pour ces mêmes femmes, nous avons classé leur canton de domicile à ce moment-là dans l'une des trois zones de libéralité face à l'avortement selon la typologie mise au point par Dondénaz *et al.* (1989, 1992, 1996).

de l'Est – peuvent rendre compte des différences observées dans le comportement contraceptif. Aucun élément ne nous permet en revanche de trancher sur la question de savoir si en cas de grossesse non prévue, la probabilité de l'interrompre varie en fonction des origines.

Les femmes de religion non chrétienne/orthodoxe (catégorie «autres religions») ont un risque d'avortement beaucoup plus élevé que les femmes ayant une appartenance religieuse chrétienne. Ce résultat peut être mis en rapport avec le taux d'avortements plus élevé des étrangères, pour lequel nous ne soupçonnons a priori pas de sous-déclaration particulière dans l'enquête suisse sur la famille. On remarque que les femmes sans appartenance religieuse ont elles aussi en moyenne un taux d'avortement plus élevé que les femmes qui ont déclaré avoir une appartenance religieuse chrétienne. De même, les femmes qui ont une appartenance religieuse mais ne pratiquent pas recourent plus souvent à l'IG que celles qui la pratiquent, que ce soit de façon régulière ou non. Cependant, nous avons vu que les avortements de femmes pratiquantes sont probablement particulièrement sous-déclarés dans l'enquête, biais qui pourrait diminuer voir annuler le différentiel observé.

Ces différences, si elles étaient confirmées, s'expliqueraient sans doute moins par une probabilité différentielle de grossesses accidentelles, que par une propension moindre des femmes pratiquantes à avorter en cas de grossesse non prévue. La religiosité est fortement liée aux attitudes sur l'avortement (voir point 3 de ce chapitre).

Les femmes de niveau d'éducation élevé se détachent du lot par un recours à l'avortement plus fréquent. Ce lien entre niveau d'éducation et taux d'avortements a été observé dans d'autres études basées sur des statistiques plus complètes (Powell-Griner et Trent 1987; Garbacz 1990). Cependant, nous avons vu que les avortements des femmes dont le niveau d'éducation est le moins élevé semblent être particulièrement sous-déclarés dans l'enquête; ce lien n'est donc peut-être qu'apparent.

Comment expliquer, si elles étaient confirmées, les différences observées dans le taux d'avortement en fonction du niveau de formation? L'analyse du chapitre 4, si elle montre que les femmes en couple stable qui ne veulent pas d'enfant n'utilisent pas la même méthode selon leur niveau d'éducation, ne permet pas de déterminer quel type de méthodes est le moins sujet à l'échec contraceptif (les femmes plus éduquées utilisent plus souvent le stérilet et le préservatif, les femmes ayant fait l'école obligatoire utilisent plus souvent les méthodes traditionnelles et la stérilisation féminine). On peut penser que le taux d'avortement plus élevé des femmes les plus diplômées résulte plutôt de différentiels dans la décision d'avortement.

Les taux d'avortements selon le lieu de résidence de la femme au moment de l'événement (il ne s'agit pas ici du lieu de pratique de l'avortement) présentent les variations escomptées: les femmes ont plus souvent recours à l'avortement à l'étranger, qu'elles y soient en séjour ou qu'elles y résident avant d'immigrer en Suisse. Rappelons que le taux d'avortement en Suisse est l'un des plus bas du monde. A un domicile en milieu urbain correspond un taux d'avortements accru, tout comme le fait de résider dans un canton qui se montre libéral face à l'avortement (par rapport à un canton qui opte pour une position semi-restrictive face à l'avortement). D'autres études menées dans les pays occidentaux ont trouvé un lien entre la fréquence des avortements et le fait de vivre en milieu urbain (Garbacz 1990), et entre la fréquence des avortements et la facilité d'accès aux infrastructures permettant un avortement (Shelton *et al.* 1976; Matthews *et al.* 1997). Bien que le nombre d'interruptions de grossesse dans les cantons restrictifs ne soit pas assez élevé dans l'enquête pour que les résultats de cette catégorie soient vraiment interprétables, il reste que nos chiffres suggèrent que les cantons les plus restrictifs ont des taux d'avortements plus élevés.

On peut attribuer ce résultat à un plus fort taux de grossesses non prévues dans ces zones. En effet, les données de l'enquête suisse sur la famille indiquent que les femmes de ces cantons perçoivent leurs efforts de prévention des naissances avant l'avortement comme particulièrement peu poussés: 28,1% des femmes des cantons les plus restrictifs disent avoir utilisé un moyen contraceptif avant l'avortement contre 47,7% des femmes des cantons libéraux. Le chapitre 4 confirme que les femmes en couple stable qui ne veulent pas d'enfant sont bien plus nombreuses à utiliser des méthodes traditionnelles dans les cantons restrictifs que dans les autres.

2.4 *Les facteurs de l'avortement en Suisse: interprétation des résultats de l'analyse multivariée*

La probabilité d'avortement a été mesurée jusqu'ici par le taux annuel moyen d'avortements dans la population interrogée. La comparaison de ces taux a permis d'établir la direction des différences entre les risques d'avortement selon les caractéristiques des femmes.

Les techniques d'analyse multivariée permettent d'analyser l'effet de chaque caractéristique «toutes choses égales par ailleurs», ce qui signifie conditionnellement aux autres variables en présence. Si nous disposions de données portant sur un seul point dans le temps, une régression linéaire multiple, par exemple, pourrait remplir cet office. Mais nos données sur l'occurrence des avortements et sur les différentes caractéristiques des femmes susceptibles de l'influencer, ont été recueillies (rétrospectivement) sur l'ensemble de leur vie féconde. Une analyse semi-paramétrique à risques proportionnels (régression de Cox) permet de pratiquer l'équivalent d'une régression linéaire multiple avec une variable dépendante qui varie au cours du temps (ici le risque d'occurrence d'un premier avortement qui varie au cours des âges reproductifs, soit entre 15 et 44 ans). Cette méthode permet également d'incorporer dans le modèle des variables indépendantes qui peuvent elles aussi varier au cours du temps (Allison 1984). Les modèles à risques proportionnels estiment l'influence moyenne de certaines caractéristiques des individus sur leur risque de connaître un événement, risque qui varie au cours du temps, par comparaison avec les individus qui ne possèdent pas ces caractéristiques (individus de référence). Pour être précis, on ne parlera pas ici de «risque», mais «d'intensité» (voire aussi l'annexe méthodologique en fin d'ouvrage). Dans la régression de Cox utilisée ici, on calcule la moyenne des différences entre deux groupes de l'intensité du recours à l'avortement estimée à chaque âge.

Nous n'avons inclus dans le modèle que le premier avortement, événement non répétable, pour des raisons de simplicité et parce que la grande majorité des avortements sont de rang 1. La période d'observation commence à 15 ans, ou à l'âge du premier rapport sexuel pour celles qui ont vécu cet événement après 15 ans. La période d'observation se termine au moment où la femme connaît un premier avortement (45 ans ou au moment de l'enquête si la femme ne connaît pas cet événement). Par ailleurs, on ne prend pas en compte les périodes durant lesquelles les femmes sont enceintes ou en phase post-aménorrhée et donc momentanément infertiles (c'est-à-dire sur la période minimale de 6 mois avant et 1 mois après une naissance).

Nous n'avons retenu dans l'analyse que les femmes qui présentent des données complètes sur chacune des dimensions considérées, soit 3 195 femmes; seuls les avortements qui ont eu lieu en Suisse et les moments vécus en Suisse ont été pris en compte dans l'analyse. Nous avons par ailleurs regroupé les modalités des variables de manière à avoir suffisamment d'interruptions de grossesse dans chaque catégorie: par exemple, la variable *«nationalité de la femme»* a été regroupée en trois catégories:

1) nationalité suisse, père suisse 2) nationalité suisse, père étranger, et 3) nationalité étrangère. Le facteur *«appartenance religieuse»* a été regroupé en deux catégories: 1) la femme a une appartenance religieuse 2) la femme n'a pas d'appartenance religieuse et ainsi de suite. On remarquera qu'on ne peut pas introduire l'âge comme facteur explicatif dans le modèle, puisque la variable dépendante (courbe du risque d'avortement par âge) inclut l'âge.

Nous examinerons tout d'abord les variables deux par deux (tableau 5.9) pour identifier les cas où il existe un effet d'interaction entre deux variables corrélées au recours à l'avortement. Nous présenterons ensuite le modèle qui inclut l'ensemble des variables considérées, ainsi que les effets d'interactions qui se seront révélés significatifs (tableau 5.10). Comme toutes les variables considérées ont un lien propre avec la variable dépendante, il suffit de présenter ici le modèle final de la régression. Nous pourrons alors esquisser une discussion sur l'importance relative du lien entre facteurs socio-démographiques considérés et le recours à l'avortement.

2.4.1 *Les interactions entre les variables socio-démographiques considérées*

La manière la plus simple de comprendre les effets d'interaction tels qu'ils sont présentés ici est de construire un tableau de contingence des deux variables, puis d'additionner les risques (tels que les coefficients béta appropriés) pour obtenir le coefficient de chaque cellule. Si l'on prend l'exemple du croisement entre cohorte et nationalité (tableau 5.8), après avoir calculé le coefficient de chaque cellule du tableau d'interaction, on dispose de coefficients comparables entre eux, puisqu'ils se réfèrent tous à la même catégorie de référence.

Ainsi, on voit que notre modèle estime que dans la cohorte la plus jeune, les Suissesses de père étranger ont une intensité d'avortement moins élevée (coefficient = -.690) que les Suissesses de père suisse (coefficient = -.190).

Tableau 5.8. Exemple du calcul des effets d'interaction (lecture du tableau 5.10)

Nationalité / Cohorte	1945-54	1955-64	1965-75
suisse, père suisse	-.193	0	-.190
suisse, père étranger	-.193+.095+.851 = .753	.095	-.190+.095-.595 = -.690
étrangère	-.193+.675+.151 = .633	.675	-.190+.675-.828 = -.343

Exemple de lecture: une femme étrangère née entre 1965 et 1975 a un risque d'avortement égal à exp(-.343) = 0.710, soit 71% de celui des Suissesses de père suisse née entre 1955 et 1964 (la catégorie de référence).

Le croisement des deux variables nationalité et cohorte donne deux effets d'interaction significatifs. Le premier montre une intensité supérieure aux Suissesses parmi les étrangères plus âgées, mais inférieure chez les plus jeunes. Le deuxième nous indique que les Suissesses de père étranger ont une intensité d'avortement plus élevée que les Suissesses de père suisse, mais que cela est vrai que pour la cohorte la plus âgée. Le croisement de l'état civil avec la nationalité met en lumière deux effets intéressants. Tout d'abord, on voit que les étrangères n'ont pas une intensité d'avortement accrue lorsqu'elles sont célibataires, contrairement aux Suissesses. Les étrangères ont d'ailleurs recours à l'avortement à un âge moyen plus avancé que les Suissesses. Cette tendance pourrait s'expliquer par l'entrée en vie sexuelle plus tardive des étrangères (résultats non présentés). D'autre part, on voit que l'effet d'être séparée ou divorcée sur l'intensité d'avortement est beaucoup plus prononcé chez les étrangères que chez les Suissesses, à tel point que l'intensité d'avortement des Suissesses séparées ou divorcées n'est plus significativement différente de celle des Suissesses mariées. Les étrangères semblent disposer de moins de ressources pour assurer une couverture contraceptive optimale après la rupture de leur couple. Nous garderons donc dans le modèle l'effet du divorce ou de la séparation pour les seules femmes de nationalité étrangère.

Tableau 5.9. Effets d'interactions, facteurs socio-démo et risque d'IG, enquête suisse sur la famille, 1994

Interactions	Coefficient ß
*cohorte*nationalité chi carré: 18.6 d.l.:8*	
cohorte 1 (1945-54)	-0.190
cohorte 2 (1955-64)	réf.
cohorte 3 (1965-75)	-0.193
suisse, père suisse	réf.
suisse, père étranger	0.095
étrangère	0.675**
cohorte 2*suisse, père suisse	réf.
cohorte 1*suisse, père étranger	-0.595
cohorte 3*suisse, père étranger	0.851*
cohorte 1*étrangère	-0.828
cohorte 3*étrangère	0.151
*cohorte*niveau de formation chi carré: 17.5 d. l.:5*	
cohorte 1 (1945-54)	-0.192
cohorte 2 (1955-64)	réf.
cohorte 3 (1965-75)	-0.139
niveau d'éducation I et II	réf.
niveau d'éducation III	0.454
cohorte 2*niveau d'éducation I et II	réf.
cohorte 1*niveau d'éducation III	-1.664
cohorte 3*niveau d'éducation III	0.585
*niveau de formation*appartenance religieuse chi carré: 18.4 d.f.: 3*	
niveau d'éducation I et II	réf.
niveau d'éducation III	0.650***
avec appartenance religieuse	réf.
sans appartenance religieuse	0.910***
niveau d'éducation I et II*avec appartenance religieuse	réf.
niveau d'éducation III*sans appartenance religieuse	-0.980*
*état civil*nationalité chi carré:* 37.5 d. l.:8	
célibataire	0.673***
mariée	réf.
séparée, divorcée, veuve	0.649
suisse, père suisse et cohortes 2 et 3*suisse, père étranger	réf.
cohorte 1*suisse, père étranger	1.330***
étrangère	0.977***
mariée*suisse, père suisse	réf.
célibataire*étrangère	-1.098**
célibataire*cohorte 1*suisse, père étranger	-.877
séparée, divorcée, veuve*étrangère	1.382**
séparée, divorcée, veuve*cohorte 1*suisse, père étranger	-0.565

Tableau 5.9. (Suite) Effets d'interactions, facteurs socio-démo et risque d'IG, enquête suisse sur la famille, 1994

*état civil*niveau de formation chi carré: 26.0 d. l.:5*	
célibataire	0.585***
mariée	réf.
séparée, divorcée, veuve	1.207***
niveau d'éducation I et II	réf.
niveau d'éducation III	1.329***
mariée*niveau d'éducation I et II	réf.
célibataire*niveau d'éducation III	-1.290***
séparée, divorcée, veuve*niveau d'éducation III	-1.279
*urbain/rural*appartenance religieuse chi carré: 22.3 d. l.: 3*	
urbain	0.657***
rural	réf.
sans appartenance religieuse	1.481***
avec appartenance religieuse	réf.
rural*avec appartenance religieuse	réf.
urbain*sans appartenance religieuse	-1.034**
*urbain/rural*proximité d'un début d'union chi carré: 16.9 d. l.: 3*	
urbain	0.441**
rural	réf.
proximité d'un début d'union	-0.969
non proximité d'un début d'union	réf.
urbain*proximité d'un début d'union	1.730*
rural*non proximité d'un début d'union	réf.
*degré de libéralité du canton*nationalité chi carré: 25.4 d. l.: 5*	
canton non libéral	réf.
canton libéral	0.882***
suisse, père suisse et cohorte 2 et 3, suisse père étranger	réf.
cohorte 1*suisse, père étranger	0.246
étrangère	1.159**
canton non libéral*suisse, père suisse et cohorte 2 et 3, suisse, père étranger	réf.
canton libéral*cohorte 3*suisse, père étranger	0.592
canton libéral*étrangère	-0.977
*degré de libéralité du canton*niveau de formation chi carré: 21.4 d. l.:3*	
canton non libéral	réf.
canton libéral	0.714***
niveau d'éducation I et II	réf.
niveau d'éducation III	-0.759
canton non libéral*niveau d'éducation I et II	réf.
canton libéral*niveau d'éducation III	1.240

Tableau 5.9. (Suite)

*degré de libéralité du canton*rupture d'union chi carré: 29.3 d. l.: 3*	
canton non libéral	réf.
canton libéral	0.901***
non proximité d'une rupture d'union	réf.
proximité d'une rupture d'union	2.361***
canton non libéral*non proximité d'une rupture d'union	réf.
canton libéral*proximité d'une rupture d'union	-1.346*

***: Significatif à un seuil de 1%, **: significatif à un seuil de 5%
*: significatif à un seuil de 10%.
Exemple de lecture: voir tableau 5.8.

En croisant le degré de libéralité du canton de domicile de la femme et sa nationalité, on observe que le fait d'être étrangère augmente l'intensité d'avortement, plus particulièrement lorsque la femme habite dans un canton non libéral vis-à-vis de l'avortement. On sait que ces cantons n'ont pas une politique de planning familial aussi progressive que les cantons libéraux: notre modèle semble donc indiquer que le problème d'accès à la contraception pourrait y être particulièrement aigu pour les femmes de nationalité étrangère.

On voit par ailleurs que le niveau de formation n'accroît pas l'intensité d'avortement des femmes de la cohorte la plus jeune de l'échantillon. Or, les femmes plus éduquées ont un âge moyen à l'avortement plus élevé que les autres, ceci pouvant expliquer cela. Les femmes plus éduquées entrent en vie sexuelle plus tard.

Un autre effet d'interaction intéressant est que le niveau de formation n'augmente pas l'intensité d'avortement des femmes célibataires: on peut en déduire que la probabilité d'interrompre une grossesse non prévue est tellement forte chez les célibataires que l'effet du niveau de formation ne joue plus aucun rôle.

Les autres effets d'interactions sont moins intéressants, car ils semblent surtout relever des problèmes d'effectifs (et donc du hasard). Nous les avons inclus dans le modèle cependant lorsqu'ils étaient significatifs, de manière à ce que le modèle rende compte plus fidèlement de la structure sous-jacente des données.

L'analyse multivariée (tableau 5.10) montre que chacune des variables que nous avons considérées dans l'analyse univariée a un lien propre avec l'intensité des avortements, sous réserve de certaines précisions mises en avant par les effets d'interactions que nous venons de détailler. La magnitude du lien entre les différentes variables socio-démographiques et l'avortement est estimée dans notre modèle par le coefficient β, ce qui nous permet de conclure sur le caractère prédictif des différentes caractéristiques considérées en matière d'avortement. Ainsi le recours à l'avortement apparaît beaucoup plus fréquent dans certaines situations.

Les situations de ruptures conjugales ont pour conséquence une nette augmentation de l'intensité d'avortement: les étrangères divorcées, et les femmes proches d'une fin d'union sont ainsi particulièrement soumises au risque d'avortement. Rappelons cependant que les situations de crise sortent de l'ordinaire par définition, et que l'accroissement de la probabilité de recourir à l'avortement durant ces périodes ne pourrait concerner, en fin de compte, qu'un nombre restreint de femmes.

Les problèmes d'utilisation de la contraception (qui augmentent la probabilité de grossesse non prévue) semblent être un facteur important: on en voit une indication dans l'intensité élevée des avortements particulièrement chez les étrangères et chez celles qui habitent dans un canton qui a une politique de planning familial restrictive. Une utilisation contraceptive sous-optimale (en raison probablement de problème d'accès) est un facteur qui augmente fortement le recours à l'avortement, mais ne touche qu'une partie minoritaire de la population (seulement les étrangères).

Les situations qui peuvent indiquer une exigence plus grande par rapport à la maîtrise de la fécondité (et qui ont pour conséquence, d'après nos hypothèses, une occurrence moindre ou égale de grossesses non prévues mais une plus grande probabilité d'interrompre une grossesse non prévue) ont un lien plus modéré (mais qui touche une population plus nombreuse) avec la probabilité de recourir à l'avortement. Ce type de situation s'exprime dans des variables telles le niveau d'éducation, l'emploi des femmes, le fait qu'elles ne vivent pas en couple stable, et peut-être, le fait de vivre dans un canton libéral face à l'avortement ou de vivre en milieu urbain. On pourrait alternativement voir dans l'effet de ces deux dernières variables le résultat de la facilité d'accès aux services offrant la possibilité d'un avortement.

Tableau 5.10. Analyse multivariée de l'influence de l'ensemble des facteurs socio-démographiques considérés sur le risque d'avortement (régression de Cox), enquête suisse sur la famille, 1994

Variables indépendantes	Coefficient ß
Nationalité	
suisse (sauf femmes suisses de père étranger nées en 1945-54)	réf.
suisse, de père étranger (seulement femmes nées en 1945-54)	0.598*
étrangère	1.357**
Appartenance religieuse	
avec appartenance religieuse	réf.
sans appartenance religieuse	1.409***
Niveau de formation	
niveaux I et II (ou femmes de niveau III dans canton non libéral)	réf.
niveau III (dans canton libéral)	0.831**
interactions	
niveau III*cohorte1	-1.584
niveau III*sans appartenance religieuse	-0.585
Occupation	
pas d'emploi	réf.
emploi	0.251
Etat civil	
mariées (ou femmes suisses div., sép., veuves)	réf.
célibataires	0.427*
div., sép., veuves (seulement femmes étrangères)	2.218***
interactions	
célibataire*étrangère	-1.131
celibataire*niveau de formation III	-0.302
Proximité d'un début d'union	
pas à proximité (ou à proximité, femmes en milieu rural)	réf.
à proximité (seulement femmes en milieu urbain)	0.666**
Proximité d'une rupture d'union	
pas à proximité	réf.
à proximité	2.219***
Domicile urbain/rural	
rural	réf.
urbain	0.316
interaction	
urbain*sans appartenance religieuse	-0.954*
Zone de libéralité face à l'avortement	
restrictif et moins restrictif	réf.
libéral	0.769***

Tableau 5.10. (Suite) Analyse multivariée de l'influence de l'ensemble des facteurs socio-démographiques considérés sur le risque d'avortement (régression de Cox), enquête suisse sur la famille, 1994

interactions	
libéral*étrangère	-1.002
libéral*proximité d'une rupture d'union	-1.697**

Chi carré: 81.4 d.l.: 18. N = 3 195 (femmes) et N = 179 (avortements).
Significatif: p< 0.10.
***: Significatif à un seuil de 1%, **: significatif à un seuil de 5%
*: significatif à un seuil de 10%.

2.5 *Conclusion*

Nous avons commencé par poser la problématique de la causalité de l'avortement en situant cette pratique par rapport à la chaîne de comportements, de décisions et d'événements qui le précèdent. En adoptant une approche longitudinale de la causalité de l'avortement, en définissant ce comportement comme l'aboutissement d'un processus marqué par des bifurcations (en particulier, l'occurrence d'une grossesse non prévue), on obtient une vision intégrée qui permet de tenir compte de l'ensemble de la littérature fort diverse sur la question. Ce cadre conceptuel longitudinal, réduit dans l'analyse à l'échec contraceptif, et à la décision d'avorter nous a permis de faire des hypothèses pour expliquer les différentiels des taux d'avortements observés.

Notre analyse nous amène à conclure sur l'importance de la sous-déclaration des avortement dans l'enquête suisse sur la famille: par comparaison avec les statistiques disponibles au niveau national, seulement un tiers des interruptions de grossesse environ ont été enregistrées. Cependant, il semble que les avortements enregistrés soient relativement représentatifs de l'ensemble des avortements en Suisse sur la période couverte par l'enquête en terme de distribution par âge, parité, état civil de la femme et rang de l'avortement. On note toutefois que les avortements aux deux extrémités des âges reproductifs ont probablement été plus souvent sous-déclarés que les autres dans l'enquête. La représentativité des avortements en terme d'occupation, niveau de formation, religiosité et lieu de domicile ne peut par ailleurs pas être vérifiée; les résultats concernant ces variables sont donc sujets à caution.

L'analyse (univariée, confirmée par l'analyse multivariée) des taux différentiels d'avortements à divers moments du parcours de vie des femmes selon leurs appartenances géographiques et sociales, donne des résultats corroborés dans la plupart des cas par la littérature internationale sur le sujet. Comme d'autres recherches l'ont montré, on trouve ici que les taux d'avortements sont plus élevés au milieu du cycle de vie reproductif, pour les femmes qui ne sont pas en union stable, ainsi que pour celles qui ont un emploi, un niveau d'éducation élevé, qui sont étrangères et qui sont domiciliées en milieu urbain et dans les lieux où l'accès aux services d'avortement est facilité. Cette étude met aussi en évidence plusieurs résultats originaux ou moins bien documentés. Nous montrons ainsi une augmentation des taux d'avortements en période de fragilité du couple (à proximité des débuts et fins d'unions). D'autre part, nous avons constaté des taux d'avortements plus élevés pour les femmes qui sont moins engagées du point de vue religieux. Finalement, la répartition inégale des services d'avortement et de prévention des naissances sur le territoire national permet de mettre en évidence un taux d'avortements plus élevé dans les cantons qui ont une réglementation très restrictive en la matière.

Nous proposons une série d'hypothèses pour expliquer les différentiels observés en matière de recours à l'avortement, en distinguant les liens entre les variables considérées et l'échec contraceptif d'une part, et le lien entre ces variables et la décision d'avorter d'autre part. Nous regroupons ensuite les différentiels observés en matière d'avortement en fonction de leur ampleur. Enfin, nous proposons un nombre restreint de facteurs sous-jacents qui nous semblent influencer, à travers les catégories socio-démographiques examinées, la probabilité de recours à l'avortement. Les périodes de rupture conjugale ont, d'après nos données, une incidence forte sur l'occurrence d'avortement. Les situations qui dénotent un rapport fragile par rapport à la contraception (par exemple en raison d'une difficulté d'accès) ont également une incidence forte sur l'avortement, en augmentant l'occurrence de grossesse non prévue. Les situations qui incitent à une plus grande maîtrise de la fécondité (par exemple: avoir un emploi, etc.) semblent également influer sur le processus qui mène à l'avortement, à travers, nous en faisons l'hypothèse, une probabilité plus grande d'interrompre une grossesse non prévue une fois qu'elle est survenue. Il en est de même de la référence à des valeurs qui ne condamnent pas l'avortement, tel que peut exprimer le fait d'être non croyant. On constate une adéquation forte entre taux d'avortements et taux de fécondité par parité et âge (ce dernier effet, mis en avant dans l'analyse univariée, disparaît toutefois dans le modèle multivarié choisi qui intègre l'âge dans la variable dépendante). C'est au moment du cycle de vie reproductif où les femmes ont le plus d'enfants qu'elles font aussi le plus fréquemment recours à l'avortement. Nous avons fait l'hypothèse que la distribution par âge (parité) des grossesses non prévues calquée sur celle des grossesses prévues pour expliquer ce lien entre fécondité et avortement. Ce résultat met en avant d'autres facteurs potentiellement importants dans l'intensité du recours à l'interruption de grossesse. En particulier, les variations dans la fréquence des relations sexuelles selon le cycle de la vie conjugale pourraient avoir un lien fort avec les taux de grossesses non prévue et donc la fréquence des avortements. D'autre part, l'ambivalence du désir d'enfant, plus forte aux moments de haute fécondité, pourrait expliquer, en s'additionnant aux facteurs déjà mentionnés, une partie importante des avortements.

3. Les attitudes face à l'avortement

L'avortement est un sujet polémique dans les pays occidentaux, quel que soit le traitement légal dont il fait l'objet. La libéralisation de l'avortement n'empêche pas des avis individuels partagés sur la question[11]. Est-ce que l'avortement était un sujet controversé au milieu des années 1990 en Suisse, malgré une libéralisation de fait? De manière plus générale, pourquoi est-on pour, ou contre, la libéralisation de l'avortement? Le débat public actuel sur l'avortement dans les pays occidentaux peut se résumer comme un conflit entre deux principes irréconciliables, le droit à la vie de l'embryon contre le droit des femmes à contrôler leur vie reproductive

11 Aux Etats-Unis, par exemple, en 1994, 54% d'un échantillon représentatif de la population a répondu non à la question «Do you approve abortion if the woman wants it, for any reason?», indicateur d'une position libérale sur l'avortement (General Social Survey 1994, National Opinion Research Center, University of Chicago). Les Etats-Unis avaient libéralisé leur loi sur l'avortement en 1973.

(Cook *et al.* 1992). Notons que les arguments (droit du fœtus contre droit de la femme) des groupes qui s'affrontent aujourd'hui reflètent la manière dont le problème se pose juridiquement. En termes juridiques, une grossesse non-souhaitée représente en effet un conflit d'intérêts entre l'embryon et la femme (voir Graven 1975, pour une discussion détaillée des principes juridiques qui permettent de trancher ce conflit d'intérêt). La recherche sur les attitudes face à l'avortement tend cependant à montrer que les fondements des positions en la matière sont bien plus complexes qu'une simple prise de position sur la nature humaine de l'embryon ou sur le droit de la femme en matière de reproduction.

3.1 *Les fondements des attitudes sur l'avortement: état de la littérature*

Une partie des chercheurs qui se sont penchés sur la question ont examiné le lien entre les caractéristiques socio-démographiques des individus et leur degré de tolérance face à l'avortement. La religiosité semble être le facteur qui a le plus grand pouvoir prédictif en matière d'attitudes face à l'avortement: plus on est religieux, plus on est opposé à l'avortement (Mileti et Barnett 1972; Arney et Trescher 1976; Benin, 1985; Grandberg et Grandberg 1985; Tamney *et al.* 1992, Woodrum et Davison 1992; Wilcox 1992; Cook *et al.* 1993b; Welsch et *al.* 1995). Le niveau d'éducation est une autre variable que l'on trouve liée avec constance aux attitudes sur l'avortement: plus on a un niveau d'éducation élevé, plus on est libéral face à l'avortement (Mileti et Barnett 1972; Arney et Trescher 1976; Benin, 1985; Adebayo 1990; Woodrum et Davison 1992). Le revenu, autre indicateur de la position socio-économique des individus, semble être également lié positivement à la tolérance face à l'avortement (Grandberg et Grandberg 1985). Par contre, le fait d'être un homme ou une femme ne semble pas avoir d'effet (Mileti et Barnett 1972; Arney et Trescher 1976; Grandberg et Grandberg 1985; Woodrum et Davison 1992). Les jeunes semblent être plus conservateurs que leurs aînés, sans que l'on ait pu déterminer s'il s'agissait-là d'un effet d'âge ou de génération (Arney et Tescher 1976; Benin 1985; Adebayo 1990; Woodrum et Davison 1992; Cook *et al.* 1993a). Les habitants des villes semblent être plus tolérants que les habitants des campagnes (Benin 1985; Grandberg et Grandberg 1985). Sur un échantillon de 600 couples mariés de nationalité suisse, Kühne (1984) observe que le nombre désiré d'enfants, le lieu d'origine (campagne par opposition à la ville), la pratique religieuse des partenaires et leur appartenance à la religion catholique sont liés négativement au niveau de tolérance face à l'avortement, alors que la durée du mariage et le revenu du mari y sont liés positivement. Les femmes de son échantillon sont aussi plus tolérantes que les hommes. Le niveau de tolérance face à l'avortement observé dans l'échantillon de Kühne semble toutefois exceptionnellement élevé, d'après l'auteur. Il est à noter que les résultats de ce genre d'études ne sont pas toujours cohérents entre eux: des problèmes méthodologiques liés aux instruments de mesure du niveau de tolérance pourraient être la source de ces divergences (Benin 1985; Cook et *al.* 1993c). Toutes ces analyses essaient de situer socialement les différentes opinions sur l'avortement. Elles sont surtout descriptives et ne fournissent pas d'éclairage sur les normes sous-jacentes aux différentes attitudes sur l'avortement.

Une autre approche consiste à lier les opinions sur l'avortement aux opinions des individus dans d'autres domaines. On a observé une corrélation entre les attitudes sur l'avortement et les prises de position suivantes: respect pour la vie humaine (Jelen 1988; Grandberg et Grandberg 1985), attitudes face à la sexualité (Singh et Leahy 1978; Benin 1985; McCutcheon 1987; Woodrum et Davison 1992; Welch *et al.* 1995), attitudes face aux rôles des hommes et des femmes (Benin 1985; Grandberg & Grandberg 1985; Welch *et al.* 1995), orientations politiques (Benin 1985; Grandberg et Grandberg 1985; Woodrum et Davison 1992), attitudes face au mariage, au divorce et à l'homosexualité (Tamney *et al.* 1992; Benin 1985; Grandberg et Grandberg 1985; Jelen 1988), positions sur la liberté individuelle (Tamney *et al.* 1992, Grandberg et Grandberg 1985), désir d'enfant (Miller 1986; Kühne 1984; Benin 1985). Ce genre d'analyse n'explique le plus souvent pas le pourquoi des liens observés, ni ce que ces liens nous apprennent sur les fondements normatifs des positions face à l'avortement.

Les travaux les plus achevés dans ce domaine de recherche tentent de donner une image cohérente des différentes visions du monde qui soustendent les opinions sur l'avortement. Luker (1984), à partir d'interviews mené avec des «activistes» de chacun des deux camps du débat sur l'avortement, montre comment les différents sujets qui divisent les partisans et opposants de l'avortement – rôles des hommes et des femmes, sexualité, contraception, valeurs familiales – sont liés entre eux, et comment ils constituent deux visions du monde très différentes, avec des centres de gravité bien distincts. L'idéologie des opposants à l'avortement serait centrée sur Dieu, alors que celle des partisans de l'avortement tournerait autour de l'idée de Raison, accordant une grande place à la liberté individuelle. Luker conclut cependant que ce qui sous-tend en dernière instance l'affrontement sur la question de l'avortement est la place et le sens que les individus donne au rôle de mère. Elle montre également comment les visions du monde qui sous-tendent les attitudes sur l'avortement sont stratifiées socialement. Falik (1983), lui, explique les divisions sur la question de l'avortement comme une opposition entre une idéologie traditionnelle-religieuse et une idéologie moderne-profane. D'autres voient la marque d'un individualisme montant dans les attitudes favorables à la libéralisation de l'avortement (Tamney *et al.* 1992).

Nous pouvons dès lors reformuler notre question de la manière suivante: parmi les différentes composantes de la vision du monde qui sont liées au niveau de tolérance des individus face à l'avortement, quel est l'élément le plus important? Les attitudes face à l'avortement sont-elles déterminées fondamentalement par l'importance que les individus accordent à Dieu? Ou par le statut qu'ils attribuent à la femme? Ou encore par la place qu'ils accordent à l'individu face à l'Etat ou à la famille? On verra que dans notre analyse, tous ces éléments idéologiques déterminent simultanément le degré de tolérance face à l'avortement, et qu'il ne sera donc pas possible de déterminer l'importance relative de chacun d'entre eux. La question à examiner sera alors la suivante: de quelle manière chacun de ces éléments contribuent-ils à influencer la position d'un individu sur la question?

3.2 *Les données sur les attitudes face à l'avortement dans l'enquête suisse sur la famille*

Nous avons retenu les dimensions idéologiques suivantes pour répondre à cette question: importance de la religion et de Dieu dans la vie de l'individu (pratique religieuse), position par rapport aux rôles respectifs des hommes et des femmes, traditionalisme/modernité des attitudes face à la famille et au mariage et importance des libertés individuelles. Il aurait été intéressant d'inclure les attitudes par rapport à la sexualité: ces données ne sont cependant pas disponibles dans l'enquête suisse sur la famille. Les variables de contrôle sont le sexe, l'âge (en 3 catégories: 19-29 ans, 30-39 ans et 40-49 ans), l'appartenance religieuse (parmi les individus ayant déclaré avoir une appartenance religieuse, nous examinons l'effet de l'appartenance aux religions catholique et protestante) et le niveau d'éducation du répondant (en 3 catégories), ainsi que le revenu de son ménage (en 8 catégories).

La variable mesurant la pratique religieuse des individus contient 4 catégories: pratique régulièrement, pratique non régulièrement, ne pratique pas, sans appartenance religieuse. L'attitude des individus par rapport à l'égalité entre hommes et femmes est cernée à travers un indicateur cumulant les réponses aux questions suivantes: «Avoir un emploi constitue la meilleure garantie, pour une femme comme pour un homme, de préserver son indépendance», «Le travail de la femme au foyer est aussi gratifiant que le travail à l'extérieur» et «Les travaux domestiques devraient être partagés équitablement entre les deux partenaires». Les opinions touchant à la «moralité familiale», c'est-à-dire à l'importance des institutions de la famille et du mariage sont mesurées par un indicateur cumulatif des réponses aux deux questions suivantes: «Le mariage est une institution périmée», «Je peux bien comprendre qu'une femme veuille avoir un enfant seule, sans relations suivies avec un homme». Enfin, pour cerner l'importance que l'individu accorde à la défense des droits individuels, nous avons utilisé un indicateur cumulatif construit à partir de deux questions où l'interviewé(e) devait désigner la proposition la plus importante, puis la deuxième plus importante, parmi un choix de propositions. Les propositions retenues pour la construction de notre indicateur sont: «Renforcer la participation des gens dans les prises de décisions au travail et dans leur commune», «Permettre aux citoyens de participer davantage aux décisions importantes du gouvernement» et «Garantir la liberté d'expression». Pour chacune des deux questions, deux points ont été attribués quand ces propositions ont été mises en première place, un point quand elles se sont vu attribuer une deuxième place.

Pour cerner les attitudes sur l'avortement, les enquêtes qui incluent des variables d'opinion ont coutume de poser plusieurs questions qui testent sous quelles conditions un avortement est tenu pour acceptable par le répondant. Les différentes conditions proposées sont censées former une gradation. On distingue les circonstances «physiques» qui peuvent légitimer un avortement – telles que les cas où la santé de la mère est mise en danger par la grossesse, le fait que la femme ait été victime d'un viol ou d'un inceste, ou encore lorsque le fœtus présente une anomalie –, des circonstances «sociales», telles qu'une condition financière peu favorable, l'absence du père ou le fait d'avoir déjà assez d'enfants (Benin 1985). Ces dernières raisons sont en principe moins facilement acceptées par les répondants. Les positions extrêmes sont tenues, du côté conservateur, par ceux qui n'acceptent l'avortement sous aucune condition et du coté libéral, par ceux qui acceptent l'avortement quelles que soient les circonstances. L'enquête suisse sur la famille contient les questions suivantes, posées à l'interviewé(e) dans l'ordre représenté ici: «Dans quelles circonstances pourriez-vous accepter une interruption de grossesse? Si la santé de la mère est en danger du fait de la grossesse; s'il est probable que l'enfant naîtra handicapé; si la femme n'est pas mariée; si un couple marié ne veut plus d'enfant; si, à ce moment-là, la femme ne désire pas d'enfant.»

On peut remarquer qu'une certaine ambiguïté marque cette question: la formulation peut porter l'individu à donner son avis sur plusieurs points différents: 1) Pense-t-il que la situation évoquée constitue une bonne raison de recourir à l'avortement? 2) Pense-t-il que lui-même recourrait à un avortement dans cette situation? 3) Pense-t-il que les femmes en général ne devraient pas pouvoir recourir à l'avortement lorsque elles se trouvent dans la situation évoquée? Il est clair néanmoins que cette question ne se réfère pas à l'avis de l'individu quant aux termes d'une réglementation sur l'avortement.

3.3 *Trois seuils de tolérance face à l'avortement*

La plupart des répondants de l'enquête suisse sur la famille (tableau 5.11) s'accordent pour estimer que les critères «physiques» (santé de la mère et handicap du fœtus) constituent des raisons acceptables pour recourir à l'avortement.

Environ 9 personnes sur 10 se disent d'accord pour accepter l'avortement dans les cas où la santé de la mère est en danger. Ce chiffre est d'environ 6 personnes sur 10 dans les cas où le fœtus est affligé d'un handicap. Les critères dits «sociaux» sont nettement moins souvent perçus comme justifiant le recours à l'avortement. Seules environ un quart des personnes interrogées acceptent le recours à l'avortement quand le couple ne désire plus avoir d'enfant. Environ une personne sur sept estime qu'un avortement est acceptable quand la femme n'est pas mariée[12]. Quand à la question qui indique une prise de position tout à fait libérale (avortement acceptable quelles que soient les circonstances, si la femme ne désire pas d'enfant), elle recueille environ un quart de réponses positives.

Tableau 5.11. Prises de position sur chacun des critères d'acceptabilité de l'avortement, enquête suisse sur la famille, 1994 (en %)

Critère	Accepte	N'accepte pas	NSP/ Refus
Santé de la mère	90.4	6.1	3.5
Foetus handicapé	61.2	29.4	9.4
Femme veut pas d'enfant	26.5	67.6	5.9
Couple veut plus d'enfant	24.5	70.5	5.0
Femme pas mariée	15.2	80.0	4.8

Résultats donnés en %. N=5 964. La catégorie NSP/ Refus regroupe «ne sait pas» et «refus de répondre». Le refus de répondre est rare (entre 1,5% et 4,8% des interrogés, suivant le critère d'acceptabilité).

Trois seuils de tolérance semblent donc se démarquer: un premier pas, facilement franchi, est celui d'accepter le recours à l'avortement quand la santé de la mère est mise en danger par la grossesse. Un deuxième niveau de tolérance est atteint par ceux qui acceptent l'anomalie du fœtus comme une raison justifiant le recours à l'avortement, niveau qui caractérise plus de la moitié des répondants. Enfin, l'acceptation d'autres raisons indique

12 La question «Pourriez-vous accepter une interruption de grossesse si la femme n'est pas mariée?» a recueilli très peu de réponses affirmatives (15%), nettement moins que la question représentant la position la plus libérale sur la question de l'avortement («Pourriez-vous accepter une interruption de grossesse si, à ce moment-là, la femme ne désire pas d'enfant») (26,5%). Tout laisse à penser qu'on observe ici une distance entre le sens voulu de cette question et la manière dont elle a été interprétée par les répondants. En effet, cette question est censée mesurer si l'absence d'un père, d'une relation stable (maritale) entre partenaires, constitue une circonstance légitimant le recours à l'avortement. Or il semble que les répondants les plus libéraux de l'échantillon aient défendu la légitimité des naissances hors mariage en répondant «non» à cette question *(ce n'est pas parce qu'une naissance va être illégitime qu'il faut recourir à l'avortement)*. En effet, 62% des individus qui acceptent le critère «La femme ne veut pas d'enfant» refusent le critère «La femme n'est pas mariée». A cause de cette ambiguïté, nous avons écarté ce critère d'acceptabilité de l'avortement de notre analyse.

un dernier niveau de tolérance, plus libéral et plus rare (environ un quart des répondants).

La distribution du nombre de critères acceptés (tableau 5.12) permet d'affiner cette analyse. Nous n'avons retenu ici que les personnes qui ont répondu soit par l'affirmative, soit par la négative aux quatre critères retenus (82,5% de l'échantillon), éliminant les répondants qui ont hésité ou refusé de répondre à l'un ou l'autre des critères.

Tableau 5.12. Fréquence de réponses affirmatives pour quatre critères d'acceptabilité de l'avortement, par sexe, enquête suisse sur la famille, 1994 (en %)

Nombre de réponses affirmatives	Femmes*	Hommes*	Ensemble
0	6.72	3.2	4.9
1	25.2	22.9	24.0
2	36.0	41.4	38.7
3	12.7	15.3	14.1
4	19.4	17.2	18.3

Résultats donnés en %.
* Significatif à.05. Il s'agit de la significativité des variations au sein de chaque catégorie de sexe. N=3 155 (femmes). N=1 763 (hommes). Les personnes qui n'ont pas répondu par «oui» ou par «non» aux quatre critères d'acceptabilité de l'avortement retenus ne figurent pas dans ces données (17,5% de l'échantillon total).

On voit qu'une minorité de personnes (4,9%) n'acceptent le recours à l'avortement dans aucune circonstance. Un peu moins d'un quart (24,0%) des répondants l'acceptent pour une seule raison, à savoir une menace sur la santé de la mère. Un autre groupe substantiel (38,7% des répondants) estime que le recours à l'avortement est acceptable pour deux raisons, le plus souvent quand la santé de la mère est en danger ou quand le fœtus est anormal. Environ un tiers des répondants (32,4%) optent pour une position plus libérale (3 ou 4 critères acceptés). Il semble que la position libérale affirmée (tous les 4 critères acceptés) soit plus commune que la position libérale modérée. On note par ailleurs que les femmes sont un peu plus polarisées dans leur attitudes face à l'avortement que les hommes: elles sont plus nombreuses qu'eux aux positions extrêmes (0 ou 1 et 4 réponses affirmatives).

Nous avons agi jusqu'ici comme si les répondants avaient été cohérents dans leurs réponses par rapport à la logique que nous avons établie (acceptant les critères dans l'ordre que nous avons défini, depuis les plus faciles jusqu'aux plus difficiles à accepter). Parmi les répondants qui ont un avis sur les quatre critères d'acceptabilité de l'avortement, 87,3% se montrent cohérents dans leur gradation des différents critères avec la logique que nous avons définie (soit 72% de l'ensemble de l'échantillon). L'analyse des réponses de ces personnes permet de définir de manière plus nette encore les frontières des différents seuils de tolérance en matière d'avortement.

A partir de l'échantillon qui suit notre logique de gradation des critères d'acceptation de l'avortement, nous avons défini quatre groupes de tolérance en matière d'avortement (tableau 5.13). Un peu moins d'un tiers (31,7%) de ces répondants optent pour une position «conservatrice affirmée», définie ici comme le regroupement des deux premières catégories, soit la minorité qui pense qu'aucune circonstance ne justifie un avortement, et ceux qui estiment qu'un danger menaçant la santé de la mère est la seule raison qui légitime un avortement. Le plus grand nombre des interviewés qui suivent notre ordre de gradation de critères (41%) pense que l'avortement est acceptable quand la santé de la mère est en danger et quand le fœtus est handicapé. Ils forment le groupe des «conservateurs modérés». Seuls 6% de l'échantillon qui suit notre logique optent pour une position «libérale modérée», où l'avortement est acceptable quand la santé de la mère est en danger, quand le fœtus est handicapé et quand le couple ne veut pas avoir un enfant de plus. Les tenants de la position libérale affirmée acceptent l'avortement quelles que soient les circonstances et constituent 21% de l'échantillon «logique».

En bref, il apparaît donc que les attitudes face à l'avortement en Suisse sont caractérisées par trois niveaux de tolérance distincts, représentés à peu près à forces égales dans la population, avec une prédilection pour la position moyenne. Ces trois groupes de tolérance sont les conservateurs affirmés, les conservateurs modérés et les libéraux. Parmi ces derniers, il semble plus fréquent d'opter pour une position extrême (avortement acceptable quelles que soient les circonstances), que pour une position médiane (avortement acceptable selon certains critères «sociaux»). Les conservateurs affirmés acceptent en général la menace de la santé de la mère comme seul critère justifiant le recours à l'avortement.

Tableau 5.13. Fréquence de réponses affirmatives pour quatre critères d'acceptabilité de l'avortement, dans un ordre prédéfini, et par sexe, enquête suisse sur la famille, 1994 (en %)

Réponses affirmatives	Femmes*	Hommes*	Ensemble
0	6.7	3.2	4.9
1	23.5	22.2	22.8
1-2	33.3	38.7	36.0
1-3	5.2	5.1	5.2
1-4	19.4	17.2	18.3
Pas ordre logique	11.9	13.5	12.7

Résultats donnés en %. * Significatif à.05. Il s'agit de la significativité des variations au sein de chaque catégorie de sexe. N=3 155 (femmes). N=1 763 (hommes). Les personnes qui n'ont pas répondu par «oui» ou par «non» aux quatre critères d'acceptabilité de l'avortement retenus ne figurent pas dans ces données (17,5% de l'échantillon total). L'ordre dans lequel les critères sont arrangés est le suivant: 1. Santé de la mère 2. Fœtus handicapé 3. Couple ne veut plus d'enfant 4. Femme ne veut pas d'enfant.

Ces résultats décrivent la population suisse sous une lumière plus conservatrice que l'étude de Kühne (1984), bien qu'on ne puisse comparer qu'imparfaitement les deux enquêtes. Les critères d'acceptabilité de l'avortement proposés aux répondants sont en effet légèrement différents dans les deux questionnaires. De plus, l'échantillon de Kühne ne contient que des individus suisses. Les résultats présentés ici restent cependant presque inchangés si l'on ne retient que les Suisses dans l'analyse. Chez Kühne, la position conservatrice affirmée est très peu présente, alors que environ 30% de l'échantillon de l'enquête suisse sur la famille y adhère. Dans ses données, la position conservatrice modérée et la position libérale affirmée sont de loin les plus représentées. Au vu du résultat des votes sur la libéralisation des avortements moins de 10 ans après l'enquête suisse sur la famille, on peut conclure que l'échantillon de cette enquête est étonnamment conservateur. Remarquons que, tout comme dans les données de l'enquête sur la famille, peu de répondants dans l'étude de Kühne optent pour une position libérale modérée.

3.4 *Attitudes face à l'avortement, religion et féminisme*

Nous avons maintenant une idée de la répartition des différents niveaux de tolérance face à l'avortement en Suisse. Il nous reste à découvrir quelles sont les caractéristiques des conservateurs et des libéraux en matière d'avortement, et quelles sont les attitudes clés qui sous-tendent leur position.

L'examen des tables de contingence croisant le degré de tolérance face à l'avortement avec les différentes variables explicatives retenues confirme la plupart des observations faites ailleurs. Nous pouvons de plus mesurer le degré d'association entre le niveau de tolérance et les variables explicatives catégorielles, ainsi que le sens de cette association pour les variables explicatives ordinales (résultats non présentés). Le fait d'être un homme ou une femme n'influence pas le degré de tolérance moyen face à l'avortement, mais les femmes sont un peu plus polarisées que les hommes sur la question. L'âge est par contre assez fortement lié au niveau de tolérance face à l'avortement: plus on est jeune, moins on est tolérant. Il n'est pas possible de déterminer ici s'il s'agit d'un effet d'âge ou de génération. L'appartenance religieuse semble ne jouer qu'un rôle mineur en matière d'opinion sur l'avortement, ce qui est à souligner. Ainsi, le fait d'être catholique est faiblement lié à la position conservatrice, alors que les protestants sont un peu plus polarisés sur la question que les non protestants. Comme prévu, le niveau d'éducation est lié aux attitudes face à l'avortement: plus on est éduqué, plus on est libéral. Par contre, le revenu n'est pas linéairement corrélé aux opinions sur l'avortement. Ainsi, les individus aux revenus les plus modestes sont plus polarisés sur la question de l'avortement (à la fois plus conservateurs et plus libéraux) que les individus de revenu moyen. Un revenu supérieur est par contre associé à un plus grand degré de libéralité face à l'avortement.

Pour ce qui est du lien entre les valeurs des individus et leurs prises de position sur la question de l'avortement, on voit sans surprise que les attitudes face à l'avortement sont fortement liées à la pratique religieuse: moins l'on pratique, plus on est libéral. Les positions conservatrices sur le mariage et la famille sont également grandement liées à une attitude conservatrice en matière d'avortement. De même, une attitude progressiste face aux rôles respectifs des hommes et des femmes entretient un lien fort avec une position libérale en matière d'avortement.

Les opinions en faveur de la défense des libertés individuelles ne sont par contre pas linéairement corrélées au niveau de tolérance vis à vis de l'avortement. Ceux qui prennent à cœur la défense des liberté individuelles ont en effet tendance à être surreprésentés aux deux extrêmes de l'échelle de tolérance face à l'avortement, chez les libéraux affirmés et les conservateurs affirmés, et un peu plus souvent chez ces derniers. La défense des libertés individuelles ne semble donc pas susceptible de fournir en Suisse une plate-forme politique pour faire progresser la libéralisation de l'avortement, comme cela a été le cas notamment aux Etats-Unis (Petchesky 1984).

Les résultats d'une régression linéaire multiple qui inclut les mêmes variables permettent d'affiner cette analyse (tableau 5.14).

On remarque tout d'abord que l'impact de l'éducation sur le niveau de tolérance face à l'avortement disparaît une fois que l'on contrôle les différentes dimensions idéologiques du modèle. Autrement dit, les différences en matière de tolérance face à l'avortement, telles qu'elles sont observables parmi les individus de niveaux d'éducation différents, sont avant tout dues à des différences de valeurs en matière de religion, de famille et de droits de la femme. La seule caractéristique socio-démographique qui a un effet sur le niveau de tolérance face à l'avortement, une fois que l'on contrôle les dimensions idéologiques qui sous-tendent ces attitudes, est l'âge.

La religiosité d'une personne est la variable du modèle qui est le plus fortement liées aux attitudes face à l'avortement (b=-.261). Mais les prises de position par rapport au statut de la famille (b=-.162) et par rapport aux rôles respectifs des hommes et des femmes (b=.170) ont également un effet relativement fort – et *indépendant* – sur le niveau de tolérance face l'avortement.

Faut-il conclure que la religiosité des individus est l'élément idéologique fondamental qui sous-tend les opinions sur l'avortement, puisque c'est la variable qui a le plus d'effet sur le niveau de tolérance des individus? On voit au contraire que chacune des trois dimensions idéologiques considérées ici ont un effet propre sur les attitudes face à l'avortement, qui demeure quand on contrôle les deux autres dimensions.

Tableau 5.14. Régression linéaire multiple[13] entre le degré de tolérance face à l'avortement, différentes dimensions de la vision du monde des individus, ainsi que leurs caractéristiques socio-démographiques, enquête suisse sur la famille, 1994

Variables indépendantes et de contrôle	Degré de tolérance face à l'avortement		
	b standardisé	bêta	p-valeur
Constante	.000	2.700	.000
Pratique religieuse	-.261	-.394	.000
Moralité familiale	-.162	-.093	.000
Egalité homme/femme	.170	.088	.000
Droits de l'individu	-.076	-.060	.001
Sexe (h=0, f=1)	-.009	-.020	.611
Age	.128	.179	.000
Catholique	-.001	-.002	.985
Protestant	-.027	-.059	.478
Niveau d'éducation	.023	.047	.213
Revenu du ménage	.012	.007	.522

R-carré=.183. R-carré ajusté=.180. F=60.730. p>F=.0001. Méthode des moindres-carrés. La deuxième colonne du tableau donne les paramètres estimés non standardisés (bêta). Le degré de tolérance face à l'avortement est mesuré par le nombre de critères d'acceptabilité de l'avortement acceptés (maximum quatre), que l'ordre logique des critères soit respecté ou non. N=2 729 (missing values=2 189).

Cela veut dire, par exemple, qu'à niveau égal de religiosité et de conservatisme en matière de valeurs familiales, la position d'un individu face au féminisme a un impact sur sa vision de l'avortement. Les différences d'impact observées entre la religiosité et les autres dimensions idéologique peuvent tenir au fait que la religiosité est mesurée ici par une variable comportementale (pratique religieuse), alors que les autres dimensions sont mesurées à partir d'opinions sur différents thèmes.

Notons d'autre part que notre modèle n'explique que 20% environ de la variance observée au niveau du degré de tolérance des individus face à

13 Rappelons que les coefficients non standardisés d'une régression linéaire (les bêtas) s'interprètent comme l'augmentation (additive) estimée par le modèle de la variable dépendante quand la variable indépendante augmente d'une unité, toutes chose égales par ailleurs.

l'avortement. Il semble nécessaire d'inclure d'autres bases normatives non relevées dans l'enquête suisse sur la famille (comme, par exemple, la position des individus sur le statut humain de l'embryon ou leur attitudes face à la sexualité) pour en rendre compte plus complètement.

Une régression logistique (tableau 5.15) menée sur l'appartenance aux différents groupes de tolérance en matière d'avortement (conservateurs affirmés, conservateurs modérés, libéraux modérés et libéraux affirmés) montre comment chacune des dimensions idéologiques détermine les positions face à l'avortement dans chacun des niveaux de tolérance. Nous considérerons ici non pas l'ampleur des effets relevés, mais la direction (positive ou négative) de ces effets.

On voit que les conservateurs affirmés ont ceci d'unique qu'ils sont les seuls à être fortement pratiquants. Les conservateurs modérés, les libéraux modérés et les libéraux affirmés ont en commun de ne pas avoir une pratique religieuse régulière. Les libéraux (modérés ou affirmés) se distinguent en outre par une nette tendance à ne pas avoir de pratique religieuse du tout. Les conservateurs modérés ne sont donc pas aussi pratiquants que les conservateurs affirmés. Ils partagent cependant avec ces derniers des valeurs familiales conservatrices (ou le rejet de valeurs familiales progressistes, ce qui revient presque au même), contrairement aux libéraux, modérés ou affirmés. Les libéraux affirmés se caractérisent par des valeurs familiales progressistes, alors que les libéraux modérés ont une position à mi-chemin sur la question. Ce qui sépare les libéraux modérés des libéraux affirmés sont leur position respective sur le rôle de la femme. Les libéraux modérés (tout comme les conservateurs, modérés ou affirmés) ont une position conservatrice face à l'égalité homme/femme. Les libéraux affirmés sont les seuls à faire preuve d'une vision progressiste du rôle de la femme.

Tableau 5.15. Régressions logistiques entre l'appartenance des individus à chacun des quatre niveaux de tolérance en matière d'avortement et leurs valeurs religieuses, familiales et d'égalité homme/femme, enquête suisse sur la famille, 1994

	Groupes de niveau de tolérance face à l'avortement			
Variables indépendantes	Conservateurs affirmés	Conservateurs modérés	Libéraux modérés	Libéraux affirmés
Constante	-.312**1	-.175	-3.113**	-2.081
Religiosité				
forte	1.347**	-.872**	-.591*	-1.094
moyenne	réf.	réf.	réf.	réf.
faible	-.328**	-.016	.290*	.294**
Valeurs famille				
progressiste	-.201*	-.315**	-.043	.547**
modérée	réf.	réf.	réf.	réf.
conservatrice	.257**	.137	-.161	-.622**
Valeurs égalité homme/femme				
Progressiste	-.185	-.283	-.398*	.663**
modérée	réf.	réf.	réf.	réf.
conservatrice	.170*	-.041	.000	-.168
chi-carré	444.6	113.1	27.751	418.89
degrés de liberté	7	7	7	7

Résultats contrôlés pour l'âge. N=4 329. ** Significativité p <.01. * Significativité p <.05

Pour chacune des quatre régressions logistiques, le «odds» (=probabilité/1-probabilité) – estimé d'après les variables indépendantes – d'appartenir au groupe en question pour les individus de référence est égale à exp(constante). Par exemple, dans notre échantillon, le odds estimé d'appartenir au groupe des conservateurs affirmés est de exp(-.312)=.73, si l'on a entre 19 et 29 ans et que l'on a une position modérée sur les différentes dimensions idéologiques considérées. Le paramètre de chaque variable indépendante donne la valeur par laquelle il faut multiplier le odds des individus de référence pour obtenir le odds des individus possédant la caractéristique considérée, toutes choses égales par ailleurs. Ainsi, si l'on est fortement religieux, que l'on a entre 19 et 29 ans, et que l'on a une position modérée sur les différentes dimensions idéologiques considérées, notre probabilité estimée d'appartenir au groupe des ultra-conservateurs est de (exp(constante + paramètre forte religiosité)) / (1 + exp(constante + paramètre forte religiosité)). Un paramètre positif indique un effet positif de la variable sur l'appartenance au groupe, et un paramètre négatif indique un effet négatif.

3.5 *Conclusion*

Comme nous l'avons constaté, la population suisse, au milieu des années 1990 et d'après notre échantillon, est répartie assez équitablement en trois groupes de tolérance face à l'avortement (conservateurs affirmés, conservateurs modérés, libéraux), et aucune position majoritaire ne se détache. Au vu des résultats d'une étude similaire menée 15 ans plus tôt, qui donnait une image plus tolérante des Suisse en matière d'avortement, et des votes majoritaires en faveur de la libéralisation de l'avortement quelques années après l'enquête suisse sur la famille, on peut penser que nos résultats souffrent d'un biais d'échantillonnage. Nous montrons que, étant donné leurs fondements normatifs profonds, les attitudes sur l'avortement semblent bien ancrées, et les différents niveaux de tolérance ne peuvent être confondus ou alliés. Ainsi, par exemple, tout un monde (religieux) sépare les positions conservatrices affirmées des positions conservatrices modérées en matière d'avortement. Et en particulier, ce qui caractérise les libéraux affirmés contrairement aux autres groupes de tolérance, est leur position progressiste sur le rôle de la femme.

Il semblait donc, au milieu des années 1990, qu'une acceptation populaire de la solution du délai (où l'interruption de grossesse est accordée quelles que soient les circonstances dans un certain délai légal, donc une position libérale affirmée) n'adviendrait que dans un contexte de promotion de l'égalité entre hommes et femmes. Cette volonté d'égalité est aujourd'hui prononcée en Suisse, puisque la solution du délai a été acceptée en vote populaire à une majorité de 72% en juin 2002.

Section IV

Vie professionnelle et fécondité

Chapitre 6

Articulation entre la vie familiale et la vie professionnelle

Jean-Marie LE GOFF

Dans ce chapitre, notre intérêt porte sur l'articulation entre la vie familiale et la vie professionnelle des femmes. Un examen de la littérature montre que l'incompatibilité *«des rôles de mère et de travailleuse»* (Kempeneers 1992, p. 12) a souvent été une notion implicite dans la description de l'articulation entre la vie familiale et la vie professionnelle (Bernardt 1993). La complexification croissante des parcours de vie féminins durant les dernières décades, de même que l'inversion de la corrélation entre le taux d'activité féminin et l'indice conjoncturel de fécondité dans les pays occidentaux (Rindfus et Brewster 1996) remettent en cause cet implicite.

Dans le premier point, nous ferons un état de la littérature concernant l'activité professionnelle féminine en Europe et en Suisse durant le XXe siècle. Dans le second point, notre intérêt portera sur les modalités de la participation des femmes à la vie professionnelle au long de leur parcours de vie. Dans le troisième point, nous nous pencherons plus spécifiquement sur les interrelations entre les événements familiaux et la trajectoire professionnelle. Nous nous interrogerons sur les liens entre naissance du premier enfant et interruption de l'activité professionnelle, ainsi que sur le retour en activité professionnelle en relation avec la naissance d'un deuxième ou d'un troisième enfant.

1. Modalités de participation des femmes à la vie professionnelle en Europe et en Suisse

1.1 *Notion d'incompatibilité entre la vie familiale et la vie professionnelle*

Dans les années soixante et soixante-dix, de nombreux travaux de recherche s'attachent à établir une relation entre la diminution de l'indice conjoncturel de fécondité et l'augmentation du taux d'activité féminin (Deville 1977). Selon une première interprétation, la diminution de la fécondité aurait permis aux femmes d'accéder au marché du travail (Véron 1988). Toutefois, selon une seconde interprétation, les femmes auraient moins d'enfant en raison de leur participation accrue à la vie active. Cette deuxième explication s'appuie sur l'hypothèse d'un choix fait par les femmes entre réalisation d'une carrière professionnelle et réalisation d'une «carrière familiale», le premier choix étant devenu prédominant dans les années récentes. Le sens de la causalité entre vie familiale et vie professionnelle a parfois été considéré dépendre de l'accessibilité ou non à des moyens contraceptifs (Stycos et Weller 1967): en l'absence de contraception, la fécondité dirigerait la participation à la vie active; en revanche, lorsque les moyens contraceptifs sont facilement accessibles, les femmes peuvent choisir entre une carrière professionnelle et une carrière familiale et, dans ce cas, la vie professionnelle est susceptible de diriger la fécondité. D'autres auteurs défendent l'idée que la diminution de la fécondité et l'augmentation de la participation à la vie active dépendent d'autres facteurs, notamment, les changements intervenus dans les modes de vie familiaux (Roussel 1989).

En se plaçant d'un point de vue d'analyse des parcours de vie, ces différentes interprétations apparaissent reposer sur l'idée d'un processus de *polarisation* entre deux groupes de femmes. Le premier groupe serait constitué de femmes qui accèdent sur le marché et y font carrière au détriment de la réalisation d'une vie familiale. Le second groupe serait constitué de femmes qui privilégieraient leur vie familiale et la constitution d'une descendance, soit en n'accédant pas sur le marché du travail, soit en y accédant, mais en interrompant leur activité professionnelle afin de constituer leur descendance. Dans le premier cas, la notion d'incompatibilité s'appuie sur l'idée d'une concurrence entre carrière professionnelle et vie familiale et le principe d'une exclusivité de chacune de ces deux options de vie. Dans le second cas, la notion d'incompatibilité s'appuie non seulement sur cette idée de polarisation entre deux groupes de femmes, mais aussi sur l'idée que cette incompatibilité a une composante séquentielle, en ce sens que le deuxième groupe de femmes privilégie une ou plusieurs périodes de leur existence à la vie professionnelle et une ou plusieurs autres période à la vie familiale, à l'éducation de leurs enfants, etc.

Les années nonante ont vu une inversion de la corrélation entre les indices conjoncturels de fécondité et les taux d'activité des femmes âgées de 25 à 49 ans (Bernhardt 1993; Rindfuss et Brewster 1996). Sur la figure 6.1 sont ainsi reportés les pays de l'Europe des 15 et la Suisse selon leur fécondité (mesuré ici par l'indice conjoncturel de fécondité) et le degré de participation des femmes à la vie professionnelle (mesuré par le taux d'activité des femmes âgées de 25 à 49 ans).

Force est de constater que seule l'Irlande semble suivre le principe selon lequel à un indice de fécondité élevé correspond un faible taux d'activité. Les pays méditerranéens, à l'exception du Portugal, présentent à la fois un indice conjoncturel de fécondité et un taux d'activité peu élevé. Les pays présentant un taux d'activité supérieur à 75% se partagent en deux groupes. Le premier est composé de pays dans lesquels l'indice conjoncturel de fécondité est plutôt élevé. Il s'agit du Danemark, de la Finlande, de la France et du Royaume-Uni. Il est d'ailleurs à remarquer que durant la première moitié des années nonante, la Suède se situait à un niveau comparable à celui de la Finlande et du Danemark en ce qui concerne l'indice conjoncturel de fécondité, avant de diminuer, en raison, notamment, d'une suspension de politiques sociales en faveur des femmes. La participation élevée des femmes scandinaves à la vie active témoigne de conditions permettant la *conciliation* entre vie familiale et vie professionnelle. Cette possibilité de conciliation ne semble pas associée à l'emploi à temps partiel, la proportion de femmes occupant une activité à temps réduit sur l'ensemble des femmes occupant une activité professionnelle se situant en dessous de la moyenne européenne. Ainsi, en 1997, sur l'ensemble des femmes âgées de 25 à 49 ans, cette proportion était de 52,9% pour l'ensemble des pays de la Communauté européenne (Europe des 15), mais atteignait seulement 36,1% au Danemark, 33,9% en Finlande et 47,2% en Suède[1]. L'explication à rechercher réside plutôt dans le fait que ces pays ont développé des politiques s'appuyant sur la notion d'égalité entre les individus qui touche aussi bien à l'égalité entre hommes et femmes qu'au droit des enfants à une éducation (Emerek 1998; Jenson et Sineau 1998; Daune-Richard 1999).

Figure 6.1. Indice conjoncturel de fécondité et taux d'activité des femmes âgées de 25 à 49 ans dans plusieurs pays européens (1997)

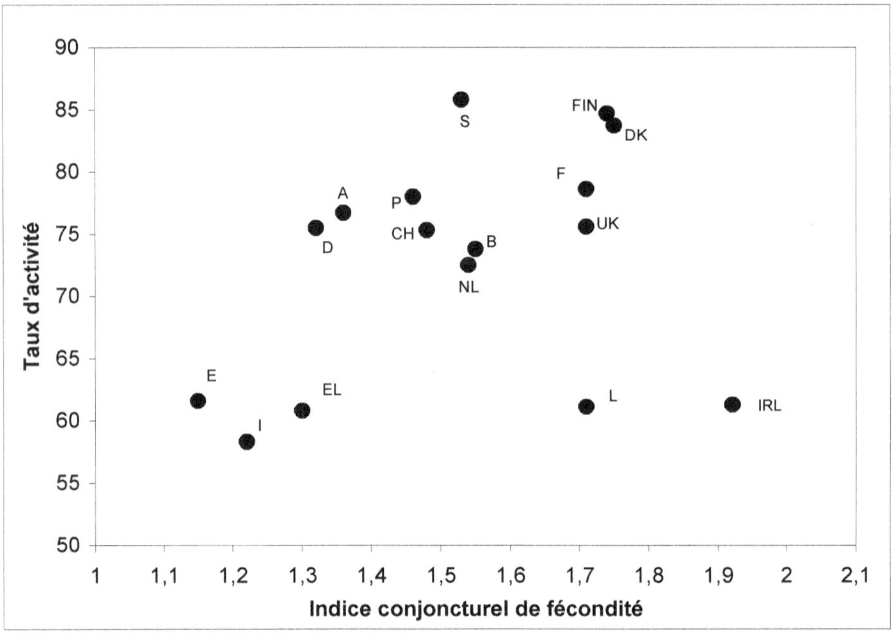

Sources: Conseil de l'Europe (1998) pour les indices conjoncturels de fécondité, Eurostat (1998), Enquête communautaire sur les forces de travail pour les taux d'activité des pays européens et OFS (1999), enquête ESPA pour le taux d'activité de la Suisse. Un taux d'activité correspond à la part des personnes occupant un emploi ou au chômage parmi l'ensemble des personnes appartenant à la classe d'âge considérée (définition BIT). Dans le cas de la Suisse, le taux d'activité mesuré est celui des femmes âgées de 25 à 54 ans. Les valeurs des indicateurs conjoncturels de fécondité sont ceux de 1996 pour l'Allemagne et le Danemark, celui de 1995 pour la Belgique.

1 Sources: Eurostat, 1998; enquête sur les forces de travail.

Ainsi, l'un des objectifs avoué des politiques sous-jacentes à la multiplication des crèches en Suède depuis plusieurs décennies, s'appuie sur l'idée que l'Etat doit partager avec les parents la responsabilité éducative des enfants, ceci afin de réduire les inégalités sociales entre enfants. Une politique semblable a été mise en place au Danemark dès le début des années soixante (Emerek 1998). Toutefois, en raison de l'accroissement de l'activité professionnelle des femmes, un deuxième argument à la création des crèches a été celui d'un soutien aux mères travailleuses. Ce deuxième argument est à l'origine du développement des crèches, garderies et réseaux de mères de jour en France qui à partir du début des années septante, s'est substitué à une longue tradition de mesures familialistes (Hantrais et Letablier 1996).

Le deuxième groupe réunit des pays dans lesquels l'indice conjoncturel est bas, sans toutefois être inférieur à celui observé dans les pays méditerranéens. Ce groupe réunit l'Allemagne, l'Autriche, le Portugal auxquels peut être ajoutée la Suisse. Jusque très récemment, une vision traditionnelle de la famille a régi les politiques familiales de l'après-guerre dans l'Allemagne fédérale (Le Goff 2002). L'article 6 de la constitution allemande déclare ainsi que l'Etat doit défendre le mariage. Ce pays n'a pas vu de développement de crèches à une aussi grande échelle que dans le cas de son voisin d'outre Rhin ou des pays scandinaves. Dans les années récentes, plusieurs auteurs y ont décrit un processus de polarisation entre deux groupes de femmes (Strohmeier 1993; Ostner 2001; Huinink 2001; Schulze et Tyrell 2002). Le premier groupe compose un *secteur familial*, c'est-à-dire un secteur dans lequel les femmes privilégient une vie familiale traditionnelle (mariage, maternités, interruption de l'activité professionnelle lors de la naissance des enfants). Le second groupe compose un secteur *non-familial* et regroupe des femmes vivant éventuellement avec un partenaire, mais qui restent sans enfant et privilégieraient leur carrière professionnelle. La proportion de femmes restant sans enfant est ainsi de l'ordre de 25% par génération en Allemagne, contre 10% dans le cas de la France.

Au travers de ces exemples, l'incompatibilité (ou la conciliation) entre rôle de mère de famille et rôle de travailleuse prend une nouvelle signification qui se rapporte au contexte culturel et institutionnel dans lequel se déroulent les existences. Dans quelques pays, la cellule familiale est reconnue en tant qu'institution et est soutenue par des politiques familiales (France). Dans d'autres pays, il n'existe pas d'appui, bien que la famille soit reconnue en tant qu'institution (Italie). Dans les pays scandinaves, l'attention des pouvoirs publics est dirigée sur les individus, notamment sur les droits des enfants et l'égalité des sexes, plutôt que sur la famille. Quelques pays rejettent l'idée d'une intervention de l'Etat en matière de politique familiale, la famille étant considérée comme une affaire strictement privée. En Grande-Bretagne, en l'absence d'un soutien public en termes de possibilités d'accueil des enfants en bas âge ou en termes d'allocations financières, la responsabilité de la garde des enfants est attribuée aux familles. Toutefois:

> Bien qu'elle ne soit ni instrumentée ni budgétisée, on a bien à faire à une politique publique en tant qu'elle définit publiquement qui doit assurer cette fonction sociale (Daune-Richard 1999, p. 34).

La Grande-Bretagne a vu le développement d'un système de moyens privés de garde des enfants qui a eu pour conséquence de créer de nombreuses inégalités entre les familles. Nous verrons que nous pourrons faire plusieurs parallèles entre ce pays et la Suisse.

1.2 *L'emploi féminin en Suisse durant le XXe siècle*

Selon Studer (1997), la Suisse se rangeait au début du XXe siècle parmi les pays européens dans lesquels la participation des femmes à la vie active était la plus élevée. Ainsi, le recensement de la population de 1910 indique un taux de participation à la vie active[2] des femmes de 46,9%. Dans les industries, les emplois féminins se situaient dans quelques branches spécifiques, notamment les secteurs du textile. Les femmes ont, par ailleurs, profité du développement précoce des secteurs bancaires et financiers. Pavillon (1989) note que la majorité des femmes exerçaient leur activité au début de la seconde guerre mondiale dans les secteurs tertiaires, bien qu'un grand nombre de ces activités corresponde à des emplois de domestique.

2 La définition de ce taux d'activité professionnelle ne correspond pas à celle qui est couramment admise aujourd'hui. Il est mesuré à partir de questions interrogeant les individus sur leurs occupations professionnelles, minimisant ainsi chez les femmes les activités d'aide familiale ou bien les activités «indépendantes», qu'il s'agisse d'un travail à domicile ou d'un travail occupé dans le secteur de l'agriculture.

La première moitié du siècle voit une importante diminution de l'activité féminine. Cette diminution coïncide avec la diffusion de l'idéal de la femme au foyer dans l'ensemble des couches sociales, ce mouvement ayant commencé à partir de la fin du XIXe siècle (Studer 1997). De manière similaire à la règle du *marriage bar* en vigueur au début du XXe siècle en Grande Bretagne (Barrère-Maurisson *et al.* 1987), quelques dispositions législatives mises en place dans les années trente, que ce soit au niveau cantonal ou au niveau fédéral, obligent les femmes exerçant certains métiers, par exemple les institutrices, à cesser leur activité lorsqu'elles contractent un mariage. Dans d'autres métiers, tel que celui d'infirmière des hôpitaux psychiatriques, le célibat est imposé par les employeurs.

Les données du recensement fédéral de la population de 1950 montrent que près de 70% des Suissesses âgées de 15 à 19 ans étaient actives. En revanche, le taux d'activité tombe à environ 25% pour toutes les classes d'âge supérieures à trente ans (Priester 1997). La Suisse des années cinquante se caractérise ainsi par une prédominance du modèle de la femme au foyer, à l'exemple de nombreux pays européens ainsi que des Etats-Unis (Rindfuss et Brewster 1996). Durant ces mêmes années, les débats parlementaires montrent l'existence d'un consensus entre les différents partis politiques concernant le rôle hiérarchisé des hommes et des femmes au sein de la famille. Les différents régimes d'assurances sociales, apparus dans les années trente, mais, définitivement institutionnalisés à la fin des années quarante et au début des années cinquante se fondent sur *«l'idée du chef de famille assumant seul l'entretien*[3] *du ménage – un chef économique de famille»* (Magnin 1998, p. 68).

Les années soixante et soixante-dix ont vu une forte extension des secteurs tertiaires. En 1970, la main-d'œuvre employée dans les services est devenue égale, en effectifs, à celle employée dans les secteurs industriels. La population active occupée représentait alors près de trois millions d'actifs, dont 90% se répartissait, à parts égales, dans les secteurs tertiaires et secondaires, le 10% restant étant occupé dans le secteur primaire. Les années suivantes voient une poursuite de l'augmentation des effectifs dans les services alors que les industries connaissent un déclin. Ainsi, la répartition de l'ensemble des trois millions cinq cent mille per-

3 Il s'agit ici de l'entretien économique.

sonnes occupées en 1990 était de 61,8% dans le secteur tertiaire, de 30,5% dans le secteur secondaire et de seulement 5% dans le secteur primaire[4].

L'essor du secteur tertiaire à partir des années cinquante a été accompagné d'un mouvement d'accroissement de la participation des femmes à la vie professionnelle. Le recensement de 1990 montre des taux d'activité féminins qui s'élèvent respectivement à 50% et à 80% pour les classes d'âge 15-19 ans et 20-24 ans. Ce taux est de 55% chez les femmes de 30 et 39 ans, mais de 65% chez les femmes âgées de 40 à 62 ans. La participation à l'activité professionnelle a donc augmenté dans toutes les classes d'âge, en comparaison avec le recensement de 1950.

Cet accroissement apparaît toutefois moins prononcé dans les classes d'âge intermédiaire. Les résultats du recensement de 1990 suggèrent ainsi que les carrières professionnelles des femmes se partagent en deux périodes de participation à la vie active séparées par une phase d'inactivité professionnelle au moment de la constitution de la famille et de la descendance. La période qui va de 1950 à 1990 voit ainsi l'émergence de parcours caractérisés par une *discontinuité professionnelle*, c'est-à-dire par une succession de phases d'insertion, d'interruption et de retour sur le marché du travail, le plus souvent à temps partiel (Borkowsky *et al.* 1985). De manière semblable à la Grande Bretagne, les pouvoirs publics n'ont pas souhaité participer à la prise en charge de l'éducation des enfants en bas âge et il n'existe pas à proprement parler, au niveau fédéral, de politique d'accueil des enfants:

> L'autorité publique n'a pas favorisé l'externalisation du travail de soin et d'éducation, qu'elle ne subventionne que très marginalement, se délestant de cette fonction sur la société civile et le volontariat – en grande partie féminin (Vielle 2001).

Notons néanmoins quelques disparités cantonales et communales du point de vue des structures d'accueil des enfants (Richard-de Paolis *et al.* 1995). Les cantons de la Suisse alémanique, à l'exception des cantons urbains de Zurich et de Bâle-ville, sont moins bien pourvus en crèches que les cantons de la Suisse romande. Le Tessin, qui disposait en 1994 du plus grand nombre de crèches et de garderie par enfant âgé de 0 à 14 ans, apparaît être le canton qui développe le plus fortement une politique en faveur de moyens d'accueil des enfants en bas âge (Jobin et Bühlmann 1996). Par

4 Sources: Recensements de la population, OFS (1993, p. 43). En 1990, 3,6% de la population active occupée n'est pas attribuée à un secteur d'activité précis.

ailleurs, les entreprises créent parfois leur propre crèche, notamment en Suisse romande. A ce nombre réduit de crèches s'adjoignent des horaires scolaires peu compatibles avec les journées habituelles de travail ou encore un nombre insuffisant de cantines scolaires:

> Concilier éducation des enfants et vie active demeure malgré tout un problème d'ordre privé que chaque famille tentera de résoudre de son mieux, les collectivités publiques jouant souvent dans le meilleur des cas un rôle de soutien secondaire (Richard-de Paolis 1999).

Les mères exerçant une activité professionnelle doivent alors souvent mobiliser des membres de leur famille pour la garde de leurs enfants, les grands-parents étant ainsi particulièrement sollicités. Elles font, en outre, appel à des organismes privés ou associatifs de mères de jour, parfois dans le secteur informel (Noth 1996; Richard-de Paolis *et al.* 1995).

Dans le point suivant de ce chapitre, nous précisons les modalités de la discontinuité professionnelle des femmes en Suisse à partir des données de l'enquête sur la famille.

2. Biographies professionnelles des femmes en Suisse

Les personnes interviewées dans le cadre de l'enquête suisse sur la famille étaient tenues de préciser les métiers exercés, leurs positions hiérarchiques, le temps de travail hebdomadaire ainsi que les dates de début et de fin de chacune des activités professionnelles qu'elles ont exercées au cours de leur existence.

La biographie professionnelle offre alors la possibilité d'examiner les modes de participation des femmes à la vie active de manière longitudinale. Deux approches peuvent être développées. En premier lieu, peut être établis des profils d'activité professionnelle en fonction de la cohorte d'appartenance, de l'âge, mais aussi en fonction du nombre d'enfants. Cette approche, de type *statique* s'appuie sur l'estimation de taux d'emploi à chaque âge qui résultent de la dynamique des entrées et des sorties du marché du travail. En deuxième lieu, l'intérêt peut porter sur l'analyse de ces flux d'entrées et de sorties. Ces deux approches sont adoptées dans le présent point de ce chapitre.

2.1 *Flux d'entrée et de sortie du marché du travail*

L'insertion des femmes sur le marché du travail est ici mesurée en prenant en compte l'accès au premier emploi. La figure 6.2 représente la proportion cumulée des femmes qui se sont insérées sur le marché du travail à chaque âge, les femmes étant distinguées selon la cohorte de naissance à laquelle elles appartiennent. Si l'insertion des jeunes générations est plus tardive que celles des générations plus anciennes, le taux d'insertion à l'âge de trente ans est, quelle que soit la cohorte considérée, toujours supérieur à 95%. En d'autres termes, presque toutes les femmes ont accédé au moins une fois sur le marché du travail, quelle que soit leur génération d'appartenance. Cette insertion massive peut étonner en comparaison avec les descriptions s'appuyant sur des données d'enquêtes transversales qui sont habituellement proposées. Pourtant, un regard sur l'ensemble des pays européens à partir de données statistiques rétrospectives indique que la situation suisse est loin d'être exceptionnelle. Ainsi, les tableaux consacrés à l'insertion professionnelle dans les *«rapports standardisés»* publiés par l'ONU pour chaque pays ayant réalisé une enquête semblable à l'enquête sur la famille[5] montrent que la proportion des femmes ayant accédé au moins une fois à une activité professionnelle avant l'âge de trente ans est supérieure à 90% dans tous les pays, quelle que soit la génération d'appartenance des femmes considérées, à l'exception de l'Espagne (environ 85% dans toutes les générations observées) et de l'Italie (entre 70% et 75% selon les générations).

5 Enquêtes FFS. Cf. site Internet http://www.unece.org/ead/pau/ffs/f_h_151b.htm

Figure 6.2. Proportion cumulée d'avoir accédé à un premier emploi selon la cohorte quinquennale de naissance

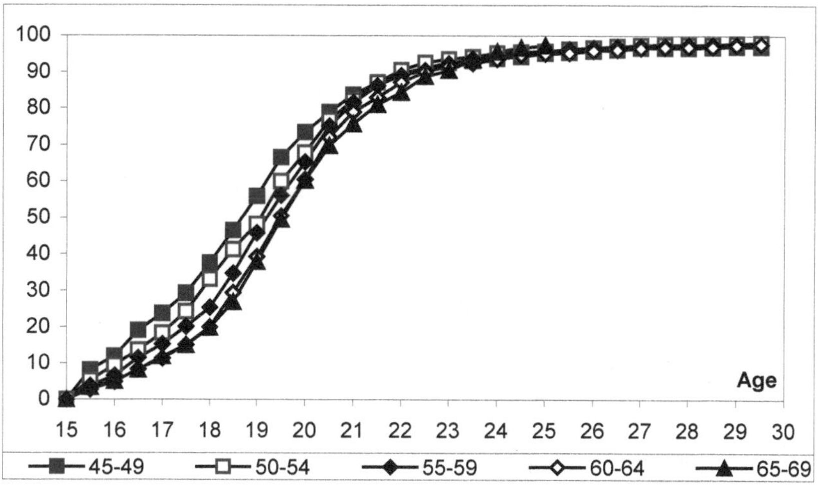

Figure 6.3. Proportion cumulée des femmes ayant connu une première interruption d'activité en fonction de la durée écoulée depuis l'accès au premier emploi et selon la cohorte quinquennale de naissance

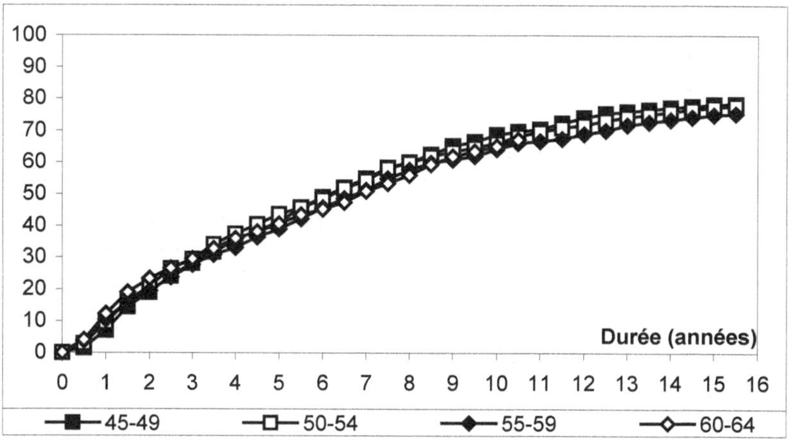

Figure 6.4. Proportion de femmes retournées en activité en fonction de la durée écoulée depuis la première interruption d'activité et selon la cohorte quinquennale de naissance

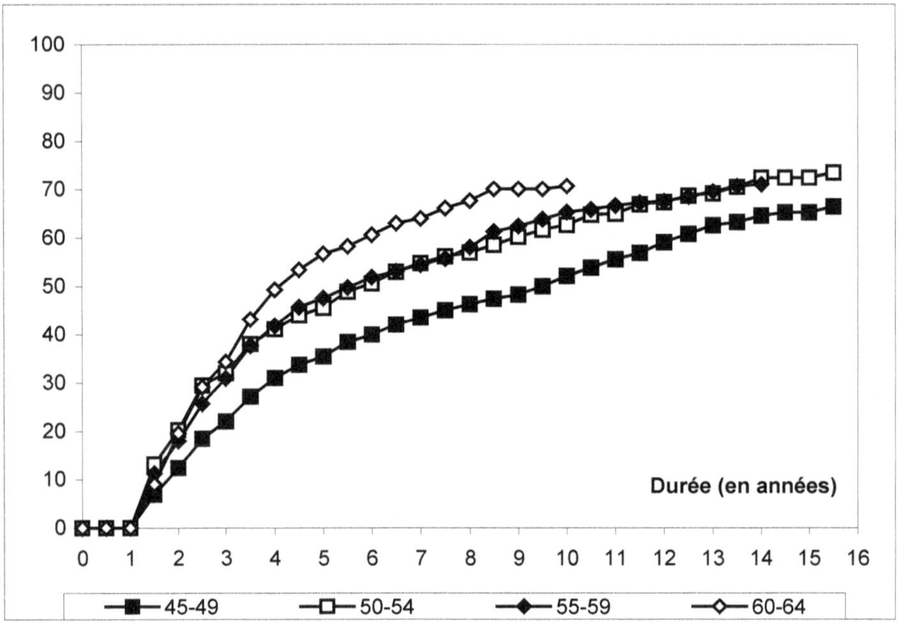

Les interruptions d'activité pour au moins une année[6] sont fréquentes et ne varient pas entre les cohortes (figure 6.3). La proportion cumulée des femmes ayant interrompu leur première activité professionnelle en fonction de la durée écoulée depuis l'entrée dans la vie active sur le marché du travail croît de façon linéaire. Sept ans après cette entrée, plus de la moitié des femmes ont cessé d'exercer cette première activité. Cette proportion atteint plus de deux tiers lorsque treize années se sont écoulées. Si une première insertion des femmes sur le marché du travail est fréquente, celle-ci est aussi suivie fréquemment d'une interruption de l'exercice d'une activité professionnelle au bout de quelques années. Ce même cas de figure a été observé en Allemagne et en Grande-Bretagne (Kempeneers

6 A la suite de M. Kempeneers (1991 et 1992), nous considérons ici que la première période d'activité s'achève lorsque la période d'inactivité qui suit dure au moins une année. Une telle définition permet de faire abstraction des courtes périodes d'inactivité entre le moment du départ d'un emploi et le moment du retour dans un autre.

et Lelièvre 1991a et b). En revanche, les comportements d'activité des Suissesses apparaissent s'opposer à ceux des femmes des pays méditerranéens. Dans ces derniers pays, en effet, si les taux d'insertion sont les moins élevés d'Europe, les femmes qui ont accédé sur le marché du travail exercent leur activité professionnelle sans discontinuité, même lorsqu'elles ont des enfants à leur charge.

C'est finalement dans le calendrier et la fréquence des retours en activité après cette première interruption que les cohortes se distinguent les unes des autres (figure 6.4). Moins de 40% des femmes nées entre 1945 et 1949 sont retournées en activité six années après leur interruption. Cette proportion atteint presque 60% dans le cas des femmes nées entre 1960 et 1964. Les différences entre ces deux cohortes s'amenuisent, mais ne disparaissent pas lorsque l'on se situe 12 ans après l'interruption de l'activité professionnelle. Ce sont ainsi respectivement un peu plus de 60% et de 70% des femmes nées entre 1945 et 1949 et entre 1960 et 1964 qui ont repris une activité professionnelle durable. En d'autres termes, les retours en activité professionnelle, non seulement sont devenus de plus en plus fréquent au fil des générations, mais ont été aussi de plus en plus rapides.

L'analyse des interruptions d'activité subséquentes à ces retours en activité, voire des éventuels nouveaux retours en activité pose problème, notamment en raison de la durée d'observation limitée dans les cohortes les plus jeunes. Notons seulement que dans le cas des femmes nées entre 1945 et 1954, deux personnes sur cinq ont interrompu leur activité professionnelle une seconde fois avant l'âge de 40 ans.

2.2 *Profils d'activité professionnelle*

Les profils d'activité ont été établis à partir de l'estimation d'un taux d'emploi à chaque âge[7], qui correspond à la proportion de femmes occupées à un âge donné par rapport au nombre total de femmes de la cohorte considérée ayant cet âge. Notons que les taux d'emploi sont des indicateurs de «stock»: ils permettent d'évaluer la proportion de femmes qui occupent un emploi à un âge donné, sans pour autant que l'on puisse préjuger de la situation de ces femmes les années précédentes. Notre dé-

7 Il s'agit de l'âge atteint au 31 décembre de chaque année.

marche ne peut donc être assimilée à un suivi des individus au cours du temps, raison pour laquelle l'analyse réalisée est considérée de type statique. Cette approche présente toutefois l'avantage que l'on peut définir des profils d'activité par cohorte de naissance et non des profils par âge comme cela est fait traditionnellement avec les données des recensements, ces derniers pouvant en fait cacher des effets de génération.

L'insertion professionnelle des cinq cohortes quinquennales prises en compte s'étale tout au long de la période comprise entre 1960 et 1994. Quelle que soit la cohorte considérée, les profils d'activité montrent que la participation des femmes à la vie active se décompose schématiquement en trois phases (figure 6.5): la première phase, qui s'étend entre 15 et 25 ans, correspond à l'entrée dans la vie active; la deuxième se caractérise par des retraits d'activité et s'étale entre 25 et 35 ans; la troisième phase débute à partir de 35 ans et se définit en tant que phase de retour en activité.

Figure 6.5. Taux d'emploi des femmes selon l'âge et selon les cohortes

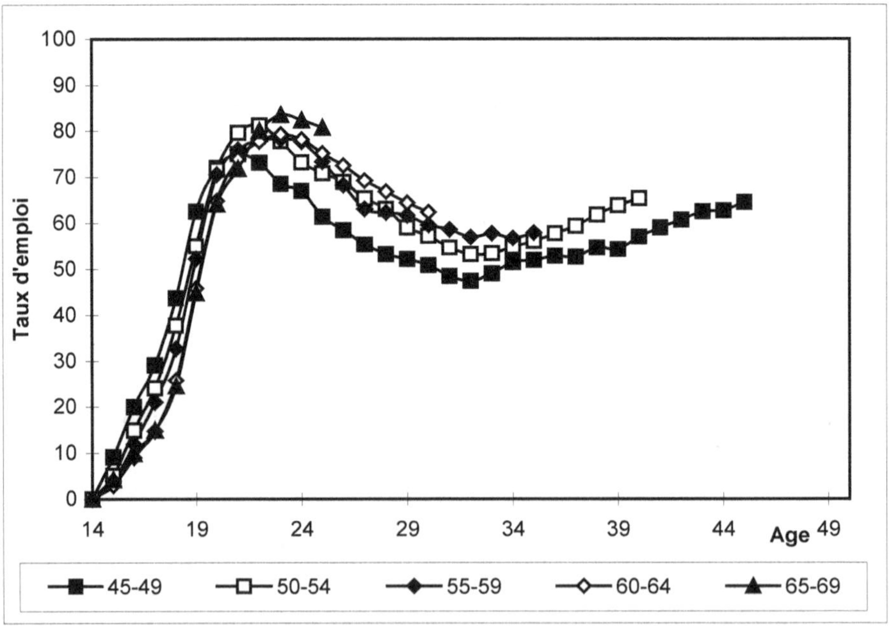

Ce profil de participation professionnelle des femmes a connu quelques évolutions au fil des cohortes. Ainsi, la phase d'entrée dans la vie active

est plus tardive dans les cohortes les plus récentes, en raison d'un mouvement de prolongation de la scolarité et/ou de la formation professionnelle initiale. Ce report de l'insertion professionnelle se traduit par un recul de l'âge au cours duquel le taux d'emploi atteint son maximum. Ainsi, dans le cas des femmes nées entre 1945 et 1954, ce maximum est atteint dès l'âge de 20 ans, alors qu'il n'est atteint qu'à l'âge de 25 ans chez les femmes nées entre 1964 et 1969. La hauteur de ce maximum s'accentue légèrement au fil des cohortes. Ainsi, dans le cas de la cohorte des femmes nées entre 1945 et 1949, le taux d'emploi maximum s'élève à près de 75%, alors que dans celui des femmes nées entre 1965 et 1969, ce taux dépasse 80%. Les écarts entre les taux d'emploi de chacune des cohortes se maintiennent durant la phase de diminution de l'activité. Le taux d'emploi minimum, qui est atteint à l'âge de 32 ans environ, quelle que soit la cohorte considérée, est légèrement inférieur à 50% dans le cas des femmes nées entre 1945 et 1949, alors qu'il est devenu légèrement supérieur à 60% chez les femmes nées entre 1955 et 1959. Signalons que la cohorte 1945-49 se distingue des autres cohortes par une participation à la vie active qui est moins élevée à partir de l'âge de 20 ans. Les quatre autres cohortes, par contre, se différencient peu.

L'enquête suisse sur la famille permet aussi de distinguer les emplois occupés à plein temps (36 heures par semaine au moins, c'est-à-dire avec un taux d'occupation supérieur à 80%) ou à temps partiel. Les activités à plein temps sont occupées majoritairement entre 15 et 25 ans (figure 6.6). Le report du calendrier de l'accès à une première activité professionnelle au fil des cohortes, tel qu'il avait été observé pour l'ensemble des emplois (figure 6.5) reste visible. Mais les différences entre les cohortes s'estompent progressivement au cours de la phase de diminution de la participation à la vie active. Par ailleurs, il n'y a pas de phase d'augmentation de l'activité à plein temps après l'âge de trente ans, le taux d'emploi restant ainsi stabilisés entre 30 et 35% selon les cohortes. Par conséquent, si l'exercice d'une activité à temps plein constitue la norme d'emploi au cours de la phase d'insertion professionnelle, il n'en est plus de même durant la phase de retour en activité.

A la phase d'insertion professionnelle correspond un taux d'emploi à temps réduit peu élevé (figure 6.7). Au-delà de l'âge de vingt ans, l'exercice d'une activité à temps partiel est en constante augmentation, quelle que soit la cohorte d'appartenance. Cette forme d'activité concerne un peu plus fréquemment les jeunes générations que les plus anciennes. Entre 25 et 34 ans, la diminution du taux d'activité à plein temps (figure 6.6) est plus abrupte que celle du taux d'emploi sans distinction du taux d'occupation (figure 6.5). Ce dernier résultat fait supposer, qu'une part peu importante des femmes passe directement d'un emploi à plein temps à un emploi à temps partiel, sans connaître d'interruption d'activité. L'emploi à temps partiel apparaît être plutôt occupé par des femmes qui ont auparavant connu un retrait d'activité plus ou moins long.

La période des années nonante semble avoir connu quelques évolutions du point de vue de l'emploi à temps partiel. Ainsi, selon Vuille (2000), qui s'appuie sur les données des différentes enquêtes ESPA (enquête suisse sur la population active) réalisées au cours des années nonante, l'emploi à temps partiel succéderait de plus en plus souvent à des périodes d'activité à temps plein alors que les interruptions d'activité connaîtraient une diminution. Ce fait, qui malheureusement ne peut être vérifié au travers des données de l'enquête sur la famille[8], pourrait indiquer une meilleure possibilité pour les femmes de rester dans leur entreprise après la naissance de leur enfant. Néanmoins, le phénomène prédominant de la discontinuité professionnelle, de même que les modalités de l'accès à l'emploi à temps partiel, soulignent que les carrières professionnelles féminines sont fortement scandées par les événements de la vie familiale. Les modalités de l'articulation entre vie familiale et vie professionnelle font l'objet du point suivant.

8 Les emplois occupés au cours des années nonante ne constituant qu'une petite partie de l'ensemble des emplois enregistrés dans l'enquête.

Figure 6.6. Taux d'emploi à plein temps selon l'âge et selon les cohortes

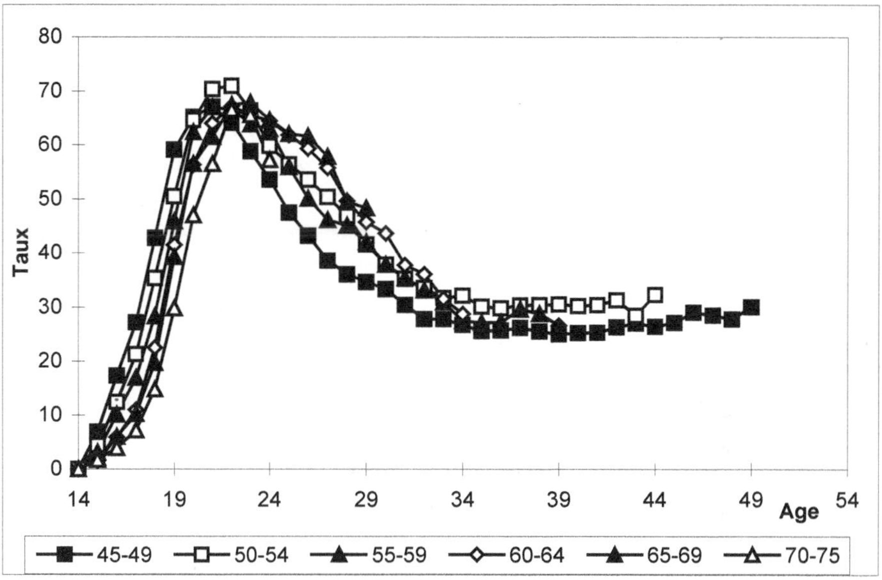

Figure 6.7. Taux d'emploi à plein partiel selon l'âge et selon les cohortes

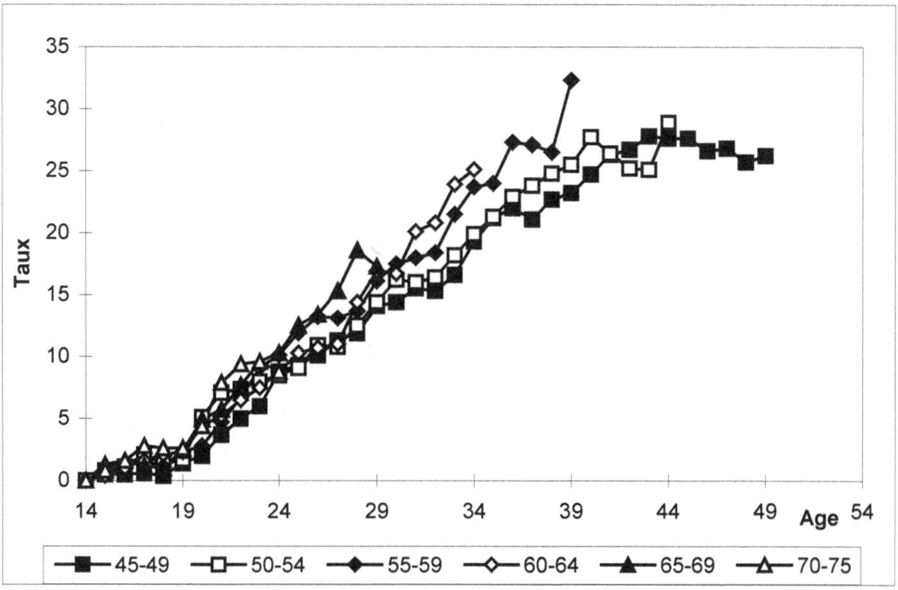

2.3 *Interrelations entre parcours professionnel et taille de la famille*

Dans des pays comme le Royaume-Uni, l'Allemagne ou l'Irlande, où les moyens de garde des enfants sont peu étendus, les femmes interrompent en grand nombre leur activité professionnelle au moment de la naissance de leur premier enfant. En outre, plus que le nombre d'enfants, c'est l'âge de l'enfant cadet qui, par la suite, conditionne les retours durables sur le marché du travail. En revanche, dans des pays qui, comme le Danemark ou la France, disposent d'un réseau assez étendu de moyens d'accueil des enfants en bas âge, c'est le nombre d'enfants qui va jouer un rôle important sur la participation des femmes au marché du travail: plus le nombre d'enfants est élevé, plus le taux d'activité est bas. Ainsi, dans le cas de la France, les taux d'activité sont nettement moins élevés chez les femmes ayant au moins trois enfants en comparaison avec les femmes n'ayant pas ou ayant un ou deux enfants (Leridon 1995). L'âge de l'enfant cadet joue par contre un rôle secondaire sur les modalités de participation à la vie active.

Les résultats du recensement de 1990 montrent que la Suisse ne fait pas exception à cette règle (Diserens et Briant 1996). Parmi les femmes âgées de moins de trente ans, le taux d'activité de celles qui sont sans enfant est de 45% supérieur à celui des femmes ayant mis au monde au moins un enfant. En revanche, cet écart n'est que de 10% lorsque l'on compare les femmes ayant mis au monde un enfant et celles ayant donné naissance à deux enfants. L'écart est encore plus faible lorsque sont comparées les mères de deux enfants avec les mères de trois enfants.

Les résultats obtenus à partir des données de l'enquête sur la famille vont dans le même sens. Ainsi, les profils longitudinaux de participation à l'activité professionnelle en fonction du nombre d'enfants diffèrent sensiblement entre les femmes sans enfant et les mères de famille (figures 6.8a et b). En revanche, les différences selon le nombre d'enfants sont moins marquées. Dans le cas de la cohorte des femmes nées entre 1945 et 1954, le taux d'emploi des femmes ayant un seul enfant diminue de 60% à 40% entre 20 et 25 ans et reste stabilisé jusqu'à l'âge de 33 ans. Le taux est à peu près stable (30%) chez les mères de deux enfants. Chez les femmes nées entre 1955 et 1964, le taux d'emploi semble stabilisé à 50% entre 23 et 29 ans chez les mères d'un seul enfant, à près de 30% dans le cas des mères de deux enfants (cf. figure 6.8b). L'activité professionnelle des mères de famille nées entre 1945 et 1954 s'élève après l'âge de 33 ans, quel que soit le nombre d'enfants. Cette augmentation est toutefois un peu moins visible dans le cas des mères de trois enfants ou plus.

Le taux d'emploi au moment de l'enquête (fin de l'année 1994) apparaît être associé à la taille de la descendance. Plus le nombre d'enfant est élevé, plus le taux d'emploi est bas (tableau 6.1). Toutefois, la participation à l'activité professionnelle dépend beaucoup plus fortement de l'âge de l'enfant benjamin que du nombre d'enfants. Ainsi, la différence de taux d'emploi atteint presque 13% entre les femmes n'ayant qu'un seul enfant selon que cet enfant est âgé de plus de sept ans ou non. Cette différence atteint près de 20% chez les mères de deux ou trois enfants.

Tableau 6.1. Participation des femmes à la vie active selon le nombre d'enfants et l'âge de l'enfant benjamin (en %)

	Enfant benjamin âgé de moins de sept ans	Enfant benjamin âgé de sept ans ou plus
1 enfant	52.9	65.8
2 enfants	38.1	59.0
3 enfants	31.0	51.4
N	1 027	1 249

L'établissement des profils d'activité en fonction du nombre d'enfants et l'âge de l'enfant benjamin pose des problèmes d'effectifs. Nous nous limiterons donc à présenter les profils d'activité des femmes nées entre 1945 et 1954 et ayant mis au monde deux enfants[9], ce qui, nous l'avons vu dans le deuxième chapitre de cet ouvrage constitue la norme d'enfant (figure 6.9). Le taux d'activité des femmes dont le deuxième enfant est âgé de moins de sept ans est assez constant jusqu'à l'âge de trente ans (environ 30%). Après une brève diminution entre 30 et 32 ans, le taux d'emploi s'élève ensuite pour atteindre 43%. Les femmes dont le comportement de fécondité a été assez tardif apparaissent ainsi être plus souvent actives lorsque leurs enfants sont encore en bas âge, en comparaison avec les femmes ayant mis au monde leur enfant plus précocement. Le taux d'activité des femmes dont le benjamin est âgé de plus de sept ans ne peut être calculé qu'à partir de l'âge de 32 ans. Il est toujours supérieur à

9 Les femmes ayant eu plus de deux enfants sont prises en compte ici jusqu'au moment de la naissance de leur troisième enfant si cette naissance a eu lieu.

55%. L'accès des enfants cadets dans le système scolaire apparaît ainsi se synchroniser avec le retour en activité de leur mère.

Jusqu'à présent, notre intérêt a porté sur les modalités de la participation des femmes à la vie active au cours de leur existence. Celle-ci apparaît ainsi fortement scandée par la vie familiale. On peut néanmoins s'interroger sur la perspective inverse, c'est-à-dire se demander s'il n'y a pas une dépendance de la fécondité aux modalités de participation à la vie active. Existe-t-il, par exemple, une relation entre la taille de la famille et le type de parcours professionnel au cours de l'existence?

Dans le cas de la cohorte des femmes nées entre 1945 et 1954 (tableau 6.2), les femmes qui ont connu une trajectoire professionnelle en trois phases ou qui ont connu plusieurs épisodes d'aller et retour sur le marché du travail ont une descendance moins élevée, en moyenne, que les femmes qui n'y sont jamais retournées après leur interruption d'activité[10]. La signification de l'écart dans le nombre moyen d'enfants peut être précisée à partir d'un examen des probabilités d'agrandissement des familles, toujours en distinguant les différents parcours professionnels. Ces probabilités sont toujours plus élevées dans le cas des femmes qui ont cessé leur activité professionnelle de manière définitive (du moins qui ne sont pas retournées sur le marché du travail avant l'âge de 40 ans) que dans le cas de celles qui ont mené une carrière discontinue.

Notons que les quelques femmes qui n'ont jamais accédé sur le marché du travail ont une descendance particulièrement élevée en comparaison avec celles qui se sont insérées sur le marché du travail. Cette descendance plus élevée est due notamment à une proportion plus importante de deuxièmes et de troisièmes naissances. Il est toutefois important de noter que les femmes qui ne se sont jamais insérées sur le marché du travail avant de débuter une histoire familiale sont rares, au point que l'on peut considérer ces comportements comme déviants par rapport à une norme d'insertion professionnelle des femmes sur le marché du travail avant la constitution de la famille.

10 Cette descendance finale est estimée à l'âge de 40 ans. Il ne s'agit donc pas tout à fait de la descendance finale proprement dite, mais nous avons vu dans le chapitre 2 de cet ouvrage que la fécondité après l'âge de 40 ans est peu élevée.

Figure 6.8a. Taux d'emploi selon le nombre d'enfants (cohorte 1945-54)

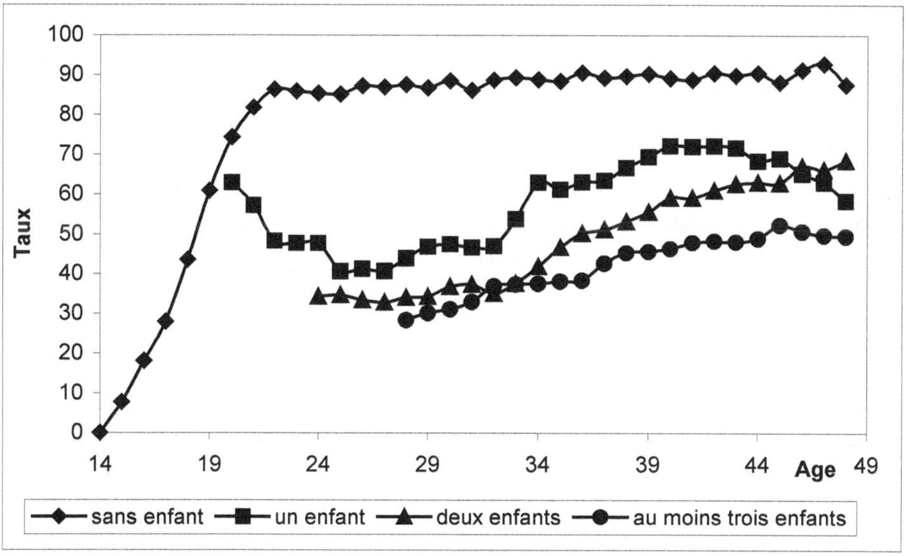

Figure 6.8b. Taux d'emploi selon le nombre d'enfants (cohorte 1955-64)

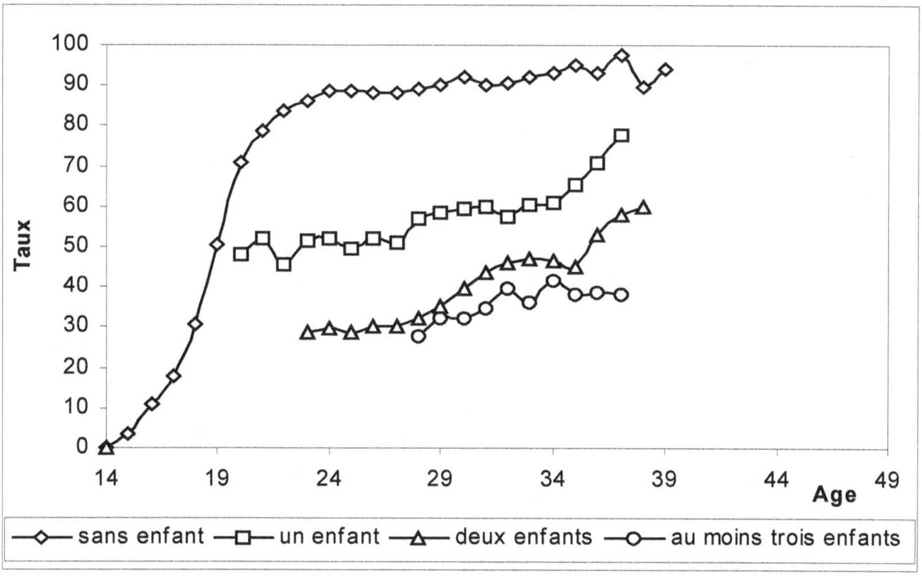

Figure 6.9. Taux d'emploi des femmes de deux enfants selon l'âge du benjamin (femmes nées entre 1945 et 1954)

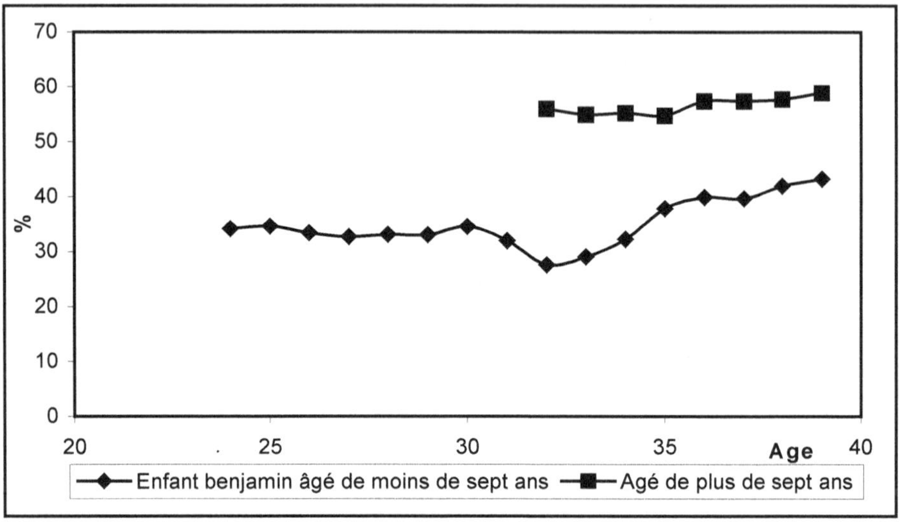

Tableau 6.2. Carrière et descendance[11] à 39 ans des femmes nées entre 1945 et 1954

Type de carrière	Jamais active	Insertion-retrait	Insertion-retrait-retour	Au moins 2 retraits	Carrière continue	Total
N	35	239	198	153	151	776
%	(4,5)	(30,8)	(25,5)	(19,7)	(19,5)	100
(en %) Probabilité d'agrandissement						
0-1	97,1	95,8	88,9	90,8	68,2	87,8
1-2	97,1	89,1	80,7	79,9	77,7	83,7
2-3	60,6	34,3	26,8	28,8	31,3	32,5
Descendance légitime	2,75	2,20	1,87	1,91	1,42	1,93
(intervalle de confiance)	(0,17)	(0,06)	(0,07)	(0,08)	(0,09)	(0,04)

Note: les interruptions d'activité prises en compte celles qui ont duré au moins une année.

11 Seules sont prises en compte ici les naissances dans le cadre du mariage. Rappelons, en effet, que la fécondité hors-mariage reste peu importante en Suisse (cf. chapitre 2 de cet ouvrage).

Les femmes qui n'ont pas connu de discontinuité professionnelle de plus d'un an ont une descendance nettement moins élevée que toutes les autres femmes. Il est néanmoins important de remarquer que cette différence est surtout due à une probabilité d'avoir un premier enfant qui est beaucoup plus basse. En revanche, il n'y a pas de différences dans les probabilités d'agrandissement de un à deux ou de deux à trois enfants selon que la carrière a été continue ou discontinue. Il apparaît ainsi que les femmes vont se distinguer en trois groupes, selon qu'elles ont mis au monde ou non un enfant et lorsque qu'elles ont donné naissance à un enfant, selon qu'elles ont interrompu leur carrière professionnelle ou selon qu'elles ont mené de front vie familiale et vie professionnelle.

Une autre bifurcation peut être relevée au regard de l'histoire féconde des femmes qui ont interrompu leur activité professionnelle selon qu'elles sont retournées ou non sur le marché du travail. Ainsi, celles qui sont retournées ont des probabilités d'agrandissement de la famille de un à deux et de deux à trois enfants qui sont inférieures en comparaison avec les femmes qui ne sont pas retournées sur le marché du travail. Dans le premier cas, l'écart est de 10% environ, alors qu'il est de 8% dans le second.

Ces résultats suggèrent ainsi un lien d'interaction entre parcours professionnel et fécondité. En faisant abstraction des parcours de vie des rares femmes qui ne s'insèrent pas sur le marché du travail, ces résultats indiquent l'existence de deux bifurcations à partir desquelles les destinées divergent. La première bifurcation se situe après l'insertion professionnelle et voit les femmes se distinguer selon qu'elles mettent au monde un enfant et selon qu'elles interrompent ou non leur activité professionnelle. La deuxième bifurcation met en jeu le retour en activité professionnelle (pour les femmes qui se sont interrompues) et agrandissement de la famille. L'étude détaillée de ces deux moments fait l'objet du point suivant.

3. Analyse des bifurcations dans l'articulation entre vie familiale et vie professionnelle

3.1 *Premier enfant et interruption de l'activité professionnelle*

Dans ce point, notre intérêt porte, en premier lieu, sur la mise au monde du premier enfant des femmes professionnellement actives et, en second lieu, sur l'interruption de l'activité professionnelle des femmes ayant donné naissance à leur premier enfant. Notre analyse s'appuie sur l'application de modèles d'analyse des biographies aux données de l'enquête suisse sur la famille. Nous nous inspirons ici d'une modélisation proposée par Allison (1984) qui repose sur l'idée de l'existence d'une concurrence entre deux événements. Cette approche diffère du traitement traditionnel des risques concurrents dans lequel il s'agit de considérer qu'un individu est constamment soumis au risque de connaître l'un ou l'autre des deux événements. Dans le cas présent, cette approche reviendrait à considérer deux événements, le premier étant la naissance d'un enfant sans interruption d'activité, le second événement correspondant à une naissance accompagnée d'une interruption de l'activité professionnelle (juste avant ou juste après). Cette approche reposerait sur la supposition que les décisions relatives à l'interruption ou non de l'activité professionnelle ou non lors de la naissance de l'enfant suivent des chaînes de causalité indépendantes.

Dans le cas présent, nous supposons plutôt qu'il existe deux mécanismes de causalité interdépendants. Le premier se rapporte aux processus de décision qui concernent la maternité alors que le deuxième se rapporte au choix de l'interruption ou non de l'activité professionnelle en relation avec l'arrivée de cet enfant. On peut ainsi supposer que ce deuxième mécanisme s'insère dans des processus de décisions relatifs aux choix éducatifs des enfants, au souhait de conciliation entre vie familiale et vie professionnelle ou non, sans parler des normes relatives aux rôles de femmes ou de mère.

Notre analyse va ainsi se décomposer en deux temps. Le premier correspond à une analyse de l'événement *«conception du premier enfant»* des femmes qui exercent une activité professionnelle. Le deuxième temps est une analyse de la probabilité que cette conception soit accompagnée dans les mois qui suivent (jusque trois mois après la naissance de l'enfant) d'une interruption de l'activité professionnelle pour une durée d'au moins une année.

Dans la première analyse, sont pris en compte l'ensemble des épisodes d'emploi que les femmes ont occupé avant la conception (éventuelle) de leur premier enfant. La date de conception est calculée en retranchant neuf mois à la date de la naissance d'un premier enfant vivant. Dans le cas des femmes n'ayant pas mis au monde de premier enfant, est pris en compte l'ensemble des emplois qu'elles ont occupé entre leur insertion sur le marché du travail et le moment de l'enquête. Le tout représente un échantillon de 10 285 emplois pour 3 042 femmes qui sont (encore) sans enfant et qui vivaient en Suisse à l'âge de 15 ans, soit une moyenne de 3,4 emplois par femme[12]. Les durées prises en compte sont les durées des emplois entre le moment de l'embauche et le moment de la conception du premier enfant (naissance moins neuf mois). S'il n'y a pas eu conception d'enfant lors de l'exercice de l'activité professionnelle, la durée prise en compte sera celle qui sépare le moment de l'embauche et le moment où cet emploi est quitté si ce départ est observé, le moment de l'enquête si la femme n'avait pas quitté son emploi à ce moment là. Dans ces deux derniers cas, les durées sont considérées censurées. Outre la durée de l'emploi, nous prendrons en compte une autre horloge, l'avancée en âge des femmes. Nous aurons pour intérêt d'estimer, en outre, le rôle joué par différentes caractéristiques sur le risque ou l'intensité des conceptions. On peut ainsi supposer que l'intensité d'occurrence d'une première conception peut dépendre de deux types de caractéristiques qui sont d'une part celles relatives aux différentes appartenances socio-culturelles des femmes (religion, lieu de vie, niveau de formation) et, d'autre part les caractéristiques qui se rapportent aux emplois occupés (taux d'occupation, type d'emploi, etc.). A l'instar des analyses réalisées dans le deuxième chapitre de cet ouvrage, l'analyse sera réalisée au moyen de l'estimation d'un modèle de type Gompertz généralisé avec un effet proportionnel des caractéristiques sur les risques (cf. annexe).

Dans la deuxième analyse, nous nous concentrerons sur les 1 631 conceptions d'un premier enfant qui ont eu lieu alors que les femmes exerçaient une activité professionnelle. Comme on peut le constater, ces naissances représentent une partie assez importante des premières naissances observées pour l'ensemble de l'échantillon de l'enquête sur la famille. 947

12 Il est à noter que sont pris ici en compte l'ensemble des emplois occupés par des femmes sans enfant, même des emplois de très courte durée.

de ces naissances, soit 58,1%, ont été accompagnés par une interruption de l'activité professionnelle pour au moins un an. Nous développerons un modèle de régression logistique en vue d'analyser les facteurs qui jouent sur l'intensité de ces interruptions d'activité professionnelle. Comme précédemment, nous supposerons que la probabilité d'interruption de l'activité peut dépendre des groupes socio-culturels d'appartenance d'une part, et des caractéristiques de l'activité professionnelles qui était exercée au moment de la conception de ce premier enfant d'autre part. Pour faire pendant aux deux horloges prises en compte dans la première analyse, nous considérerons aussi la durée écoulée depuis le début de l'activité et l'âge des femmes au moment de la naissance de leur premier enfant.

Les caractéristiques individuelles prises en compte dans les deux modèles sont la cohorte quinquennale d'appartenance, la religion et la pratique religieuse, le niveau de formation et le lieu de vie, ce dernier étant décrit par la région linguistique et le degré d'urbanisation (grand centre urbain, centre moyen, milieu rural). Les caractéristiques de l'emploi se rapportent au statut (indépendant, cadres et dirigeants, salarié sans fonction de cadre et aides familiales; les salariées sont subdivisées en salariés du monde agricole[13], du monde ouvrier et du monde des employés) et au taux d'occupation (temps partiel, temps plein, plus de 44 heures par semaine, horaires variables).

On peut dès lors se demander s'il existe des dépendances entre les probabilités des naissances au cours du temps et les probabilités d'interruption de l'activité professionnelle. On peut, par exemple, supposer que dans des milieux traditionnels promouvant le rôle de mère de famille, correspondra une probabilité élevée de tomber enceinte puis d'interrompre son activité professionnelle lors de la venue de l'enfant. De même, on peut supposer que des emplois qui offrent peu de possibilités de carrière pourraient induire chez les femmes une valorisation de leur vie familiale, et dans ce cas, la naissance d'un enfant serait accompagnée d'une plus forte fréquence d'interruption de l'activité professionnelle.

13 En fait il s'agit plus généralement des emplois se rapportant à la production primaire (agriculture, sylviculture), y compris fleuriste. Nous reprenons ici la nomenclature des activités selon le type de production: agriculture-sylviculture, production industrielle, services (on été regroupés ensemble les services aux entreprises et communication avec les services directs et les services sociaux). Ajoutons que cette classification est utilisée pour la construction des catégories socioprofessionnelles (Joye et Schuler 1995).

On peut toutefois aussi envisager une hypothèse alternative, à savoir une corrélation négative entre la probabilité de concevoir un enfant et la probabilité d'interrompre son activité professionnelle. Ainsi, on peut supposer qu'à l'emploi à temps partiel sera associée une plus forte probabilité de conception d'enfant, mais une moindre probabilité de départ d'emploi, en considérant que ces types d'emploi sont des emplois qui permettent une meilleure conciliation entre vie familiale et vie professionnelle.

Enfin dans une troisième hypothèse, on peut envisager que les chaînes de causalité sous-jacentes à chacun des deux événements dépendent de caractéristiques différentes. On peut par exemple supposer que les décisions se rapportant à la conception d'un enfant vont dépendre des caractéristiques liées aux différentes appartenances sociales alors que les décisions liées à l'interruption de l'activité professionnelle seront liées aux caractéristiques de l'emploi occupé.

La figure 6.10 représente le logarithme du risque de mettre au monde un enfant en fonction de la durée de l'activité professionnelle. Mise à part une augmentation du risque de grossesse durant la première année de l'activité professionnelle, celui-ci varie peu au cours du temps, allant peut-être dans le sens d'une très légère diminution. Cette quasi absence de dépendance entre l'intensité des naissances et la durée des emplois tend à indiquer que la décision d'avoir un enfant peut intervenir à n'importe quel moment au cours de l'activité professionnelle, les femmes s'abstenant seulement de concevoir leur enfant dans les tous premiers mois qui suivent leur embauche. Il en est de même en ce qui concerne l'âge (figure 6.11): le profil des risques obtenus reste ainsi assez classique en ce sens qu'il ressemble au profil que l'on aurait obtenu en prenant en compte l'ensemble des femmes plutôt que les seules femmes exerçant une activité professionnelle. La fécondité est ainsi faible avant 20 ans ou après 35 ans.

Figure 6.10. Logarithme du risque de conception du premier enfant en fonction de la durée écoulée depuis le début de l'activité professionnelle

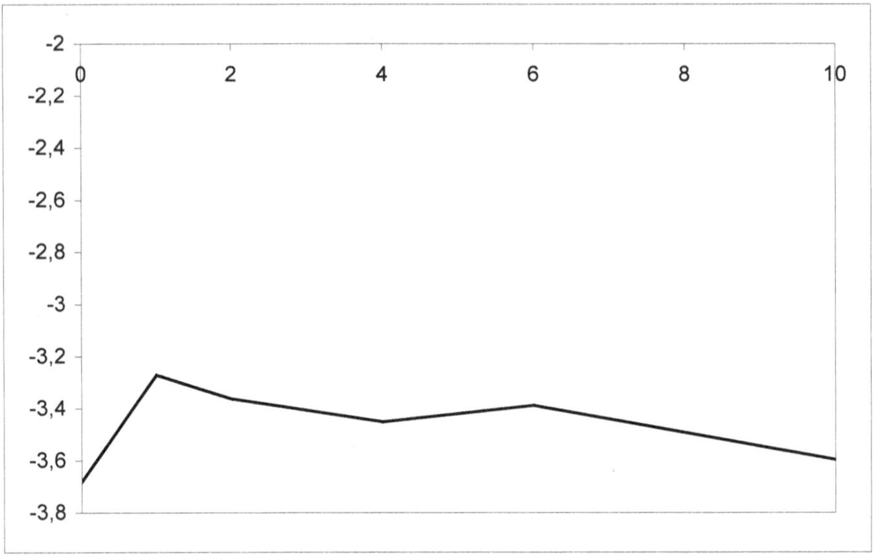

Figure 6.11. Logarithme du risque de conception du premier enfant en fonction de l'âge parmi les femmes exerçant une activité professionnelle

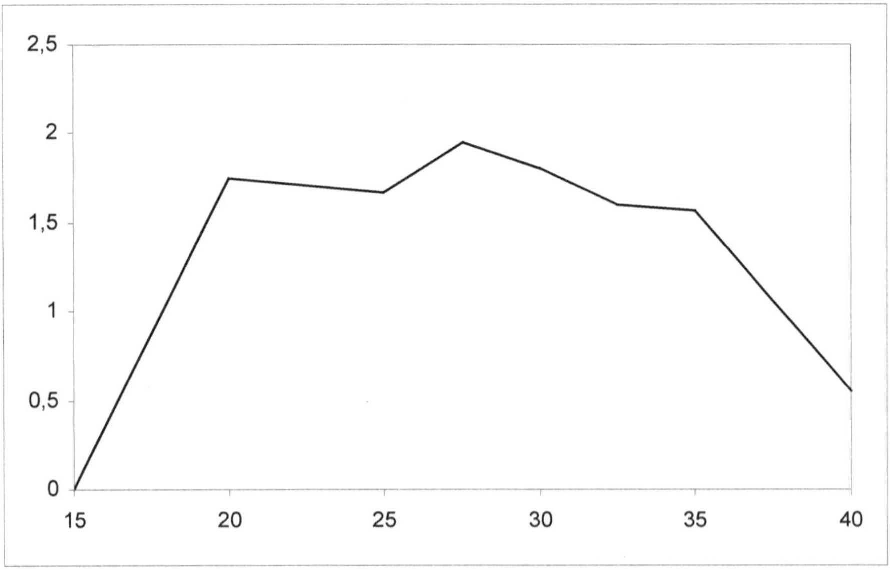

En ce qui concerne l'interruption de l'activité professionnelle au moment de la naissance du premier enfant, ni la durée écoulée depuis le début de l'exercice de l'activité professionnelle, ni l'âge ne jouent de rôle sur la probabilité de cessation d'activité au moment de la naissance de l'enfant (tableau 6.3). Ceci nous amène à nous intéresser plus particulièrement au rôle joué par les caractéristiques individuelles et de lieu de vie, tant sur le taux instantané des conceptions au cours du temps que sur la probabilité de quitter son activité professionnelle dans les mois qui suivent.

Tableau 6.3. Odds ratio d'interruption de l'activité professionnelle au moment de la naissance de l'enfant. Effet de la durée d'emploi et de l'âge

Constante	0.91*	*Age*	
Durée d'emploi		15-20 ans	*1*
0-1 an	*1*	20-25 ans	1.39
1-2 ans	1.14	25.27.5 ans	1.27
2-4 ans	1.19	27.5-30 ans	1.21
4-6 ans	1.12	30-32.5 ans	0.77
6 ans et +	1.20	32.5-35 ans	0.69
		35 ans et +	0.79

*** significatif au seuil de 1%; ** au seuil de 5%; * au seuil de 10%.
1=modalité de référence.
Note: le coefficient associé à la constante est le coefficient estimé et non son exponentiel.
Lecture du tableau: la fréquence des interruptions d'activité divisée par la fréquence de non-interruption d'activité est multipliée par 1,14 lorsque la naissance a eu lieu lors de la deuxième année d'activité professionnelle, en comparaison avec les naissances ayant eu lieu lors de la première année d'activité professionnelle. Ce résultat tend à indiquer que les interruptions d'activité sont plus fréquentes au moment de la naissance du premier enfant lors de la deuxième année. Toutefois, ce coefficient n'est pas significatif comme cela est le cas de l'ensemble des coefficients associés aux variables de durée d'emploi et d'âge.

Un examen des différents coefficients estimés pour les caractéristiques d'appartenances sociales, de lieu de vie et d'emploi montre que, de manière générale, les mêmes caractéristiques ne jouent pas simultanément sur l'intensité d'occurrence des naissances et sur la probabilité d'interruption de l'activité. Le seul cas concerne les femmes nées entre 1964 et 1969 qui deviennent plus souvent enceintes et qui quittent aussi moins souvent leur emploi lors de la conception de leur enfant que les femmes des cohortes précédentes. Ce résultat ne se retrouve que partiellement chez les femmes nées entre 1965 et 1974 pour qui seule est constatée la diminution de la probabilité d'interruption de l'activité professionnelle. Mais il est vrai que cette cohorte est loin d'avoir terminé sa vie féconde. Quoiqu'il en soit, il est intéressant de constater que les femmes appartenant aux générations les plus jeunes interrompent moins souvent leur activité professionnelle pour une longue durée, lorsque sont prises en compte l'ensemble des caractéristiques individuelles.

Le statut matrimonial joue un rôle sur les rythmes d'occurrence des naissances. Les maternités sont ainsi le fait des femmes mariées, confirmant ainsi les résultats observés dans le chapitre 2. Il se pourrait par ailleurs que les femmes célibataires ou divorcées/séparées quitteraient moins souvent leur activité professionnelle, en comparaison avec les femmes mariées ou vivant en union consensuelle. Néanmoins, ce dernier résultat doit être pris avec beaucoup de prudence car, malgré leur valeur élevée, les coefficients obtenus ne sont pas statistiquement significatifs.

La religion et la pratique religieuse a peu d'effet si ce n'est une probabilité de conception qui est plus élevées chez les protestantes. En revanche, les femmes ayant un bas niveau de formation s'engagent moins souvent dans une maternité alors qu'elles sont actives. Cette différence selon le niveau de formation n'a cependant aucune conséquence sur la probabilité d'interruption de l'activité professionnelle.

Il n'y a pas de différence en ce qui concerne les conceptions selon la région linguistique d'habitation. Remarquons néanmoins que le *odds ratio* du départ de l'activité professionnelle est presque divisé par deux en Suisse romande par rapport à la Suisse alémanique. On peut évoquer le fait que la Suisse romande est mieux équipée en structure et réseaux de garde d'enfant en bas âge (Jobin et Bühlmann 1996). Toutefois, ceci n'explique pas tout. En effet, la Suisse italienne est aussi mieux équipée en infrastructures de garde d'enfants que la Suisse alémanique, sans que cela n'exerce une quelconque influence sur la fréquence des naissances chez les femmes actives et surtout sur la proportion des départs d'activité au moment de la naissance. En outre, il faut noter que ce résultat concerne l'ensemble de la période comprise entre le début des années soixante et le milieu des années nonante, c'est-à-dire une période qui a vu une évolution des préoccupations envers la garde des enfants. Enfin, nos résultats n'indiquent aucune différence selon que les femmes habitent dans l'une des grande agglomérations urbaines de la Suisse (Zürich, Berne, Bâle, Genève et Lausanne) dans lesquelles les infrastructures de garde d'enfant ont été aussi les plus développées (Jobin et Bühlmann 1996), et les femmes vivant en milieu urbain ou en milieu rural.

Les femmes indépendantes quittent beaucoup moins souvent leur activité professionnelle que les femmes salariées des services lors de la naissance de leur premier enfant. Il pourrait en être de même chez les aides familiales, mais dans ce dernier cas le résultat n'est pas significatif. Ces résultats tendent néanmoins à indiquer que les interruptions d'activité concernent les femmes salariées, peut-être parce que le salariat se caractérise par l'institutionnalisation d'une séparation entre lieu de travail et lieu de domicile. On notera que les salariées de l'agriculture mettent plus souvent au monde un enfant que les femmes exerçant un autre type d'activité professionnelle.

Les femmes travaillant à temps partiel n'apparaissent pas avoir une fécondité plus élevée que les femmes à temps plein. En revanche, elles quittent moins leur activité professionnelle lors de la naissance de leur enfant. Ce type d'emploi semble ainsi offrir une meilleure conciliation entre vie familiale et vie professionnelle. Il n'est pas, en revanche, associé à une plus forte fécondité.

En conclusion, il apparaît que les caractéristiques individuelles (état civil, religion) apparaissent plus souvent jouer un rôle sur la fécondité des femmes actives. En revanche, les caractéristiques liées à l'emploi ou au contexte de vie (région linguistique et cohorte de naissances), apparaissent plutôt jouer un rôle sur la probabilité d'interruption de l'activité professionnelle.

Tableau 6.4. Odds-risks associés aux conceptions d'un premier enfant des femmes actives et *odds* ratios des interruptions d'activité au moment de cette naissance

	Naissance odds-risks	Interruption d'activité Odds-ratio
Cohorte		
45-49	*1*	*1*
50-54	1,00	0,78
55-59	1,11	0,80
60-64	1,37***	0,58**
65-74	0,98	0,49**
Statut		
Célibataire	0,04***	0,38
Union consensuelle	0,34***	1,10
Mariée	*1*	*1*
séparée-divorcée	0,07***	0,74
Religion		
Protestant	1,28*	0,85
Catholique	1,21	0,73
Autre religion	1,00	0,82
Pas de religion	*1*	*1*
Pratique religieuse		
Régulière	1,20*	1,53
Irrégulière	1,22**	1,31
Pas de pratique	*1*	*1*
Niveau de formation		
Ecole obligatoire	0,80**	0,79
Apprentissage	*1*	*1*
Supérieur	1,05	0,55
Région linguistique		
S. alémanique	*1*	*1*
S. romande	1,02	0,53***
S. italienne	0,82	0,78
Agglomération		
Grande	0,83**	1,01
Petite	0,95	1,16
Rural	*1*	*1*
Statut d'emploi		
Indépendante	1,13	0,18***
Cadre	0,92	0,63
Salariée agriculture	1,95**	0,61
Salariée ouvrière	1,06	1,06
Salariée service	*1*	*1*

Aide familiale	1,70	0,18
Inconnu	1,15	0,60**
Taux d'occupation		
Temps partiel	1,12	0,57**
Plein-temps	*1*	*1*
Heures supplémentaires	0,99	0,90
Nombre d'heures variable	1,13	0,93

*** significatif au seuil de 1%; ** au seuil de 5%; * au seuil de 10%.
1=modalité de référence.
Lecture du tableau: Les femmes nées entre 1960 et 1964 ont 1,37 fois plus de chances à chaque instant de mettre au monde un premier enfant lorsqu'elles sont actives, en comparaison avec les femmes nées entre 1945 et 1954. Par ailleurs, si elles ont mis au monde une enfant, la probabilité de quitter leur activité professionnelle sur la probabilité de ne pas la quitter est multipliée par 0,58, toujours en comparaison avec la génération 45-49. En d'autres termes, les interruptions d'activité sont devenues moins fréquentes.

3.2 *Du premier enfant au retour définitif sur le marché du travail*

Dans ce point, nous nous centrons sur le devenir des femmes qui ont interrompu leur activité au moment de la naissance de leur premier enfant (ou qui l'ont anticipé).

Notre questionnement porte ici sur les différences éventuelles dans les liens entre vie familiale et vie professionnelle selon que les femmes ont mis au monde deux, norme de la famille en Suisse, ou trois enfants. En d'autres termes, quelles relations existe-t-il entre le retour en activité professionnelle et l'agrandissement de la famille?

Nous procéderons à deux analyses non-paramétriques inspirées des modèles d'interaction entre deux événements qui ont été proposés par Courgeau et Lelièvre (1989). Une première analyse s'attachera à examiner les liens entre la participation à la vie active (retours en activité et nouvelles interruptions) et les deuxièmes maternités des femmes qui étaient inactives ou qui ont interrompu leur activité professionnelle au moment de la naissance de leur premier enfant. La deuxième analyse concernera l'articulation entre vie professionnelle et troisième enfant. Ces deux analyses seront effectuées pour l'ensemble des femmes nées entre 1945 et

1954[14], sans distinction de cohorte quinquennale. L'idée consiste à estimer les risques d'interruption d'activité selon qu'il y a eu naissance d'un deuxième (d'un troisième enfant) et les risques de retour en activité après la naissance d'un deuxième (d'un troisième enfant), ainsi que les risques de deuxième (troisième) naissance selon que les femmes exercent une activité professionnelle ou non.

La fréquence des retours en activité après la naissance du premier enfant est plus élevée qu'après la naissance du deuxième (tableau 6.5). Mais ces retours en activité sont aussi plus fréquemment accompagnés par une nouvelle interruption d'activité dans le premier cas que dans le deuxième. En d'autres termes, les retours en activité qui interviennent après la naissance d'un deuxième enfant sont plus souvent «définitifs» que ceux qui interviennent entre la naissance du premier et celle du deuxième enfant.

Tableau 6.5. Effectifs et événements pris en compte dans l'analyse des interactions entre le retour à la vie active et la deuxième ou la troisième naissance

Moment initial	*1ère naissance*	*2e naissance*
Effectifs de femmes inactives au moment initial	598	534
Proportion de naissances suivantes (deuxième ou troisième, en %)	84.3	30.1
Nombre de périodes d'inactivité des femmes n'ayant pas (encore) mis au monde un nouvel enfant	680	596
Nombre moyen de ces périodes d'inactivité par femme	1.13	1.11
Fréquence des retours en activité	59.1	46.3
Nombre d'emplois occupés par les femmes n'ayant pas (encore) mis au monde un nouvel enfant	162	283
Nombre moyen de ces emplois par femme	0.27	0.53
Nombre de nouvelles interruptions d'activité (en %)	31.5	17.7

14 Les femmes seront alors suivies jusque l'âge de 39 ans. Nous avons écarté les femmes nées après car la période de suivi de ces femmes est trop courte pour permettre d'appréhender les deuxièmes ou troisièmes naissances et les retours-interruptions d'activité après la première naissance.

Figure 6.12. Risques cumulés de retour en activité des femmes non actives ou ayant interrompu leur activité professionnelle au moment de la naissance de leur premier enfant

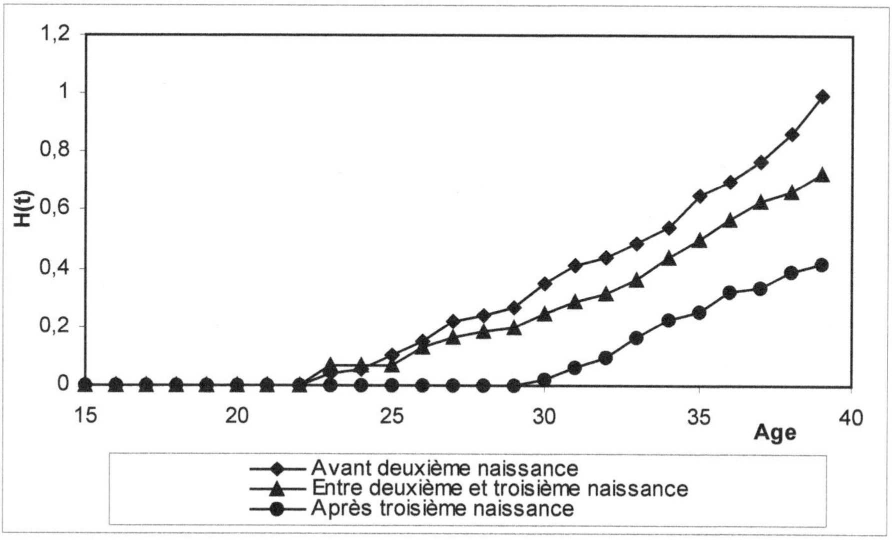

Figure 6.13. Risques cumulés d'interruption d'activité des femmes actives ayant un enfant

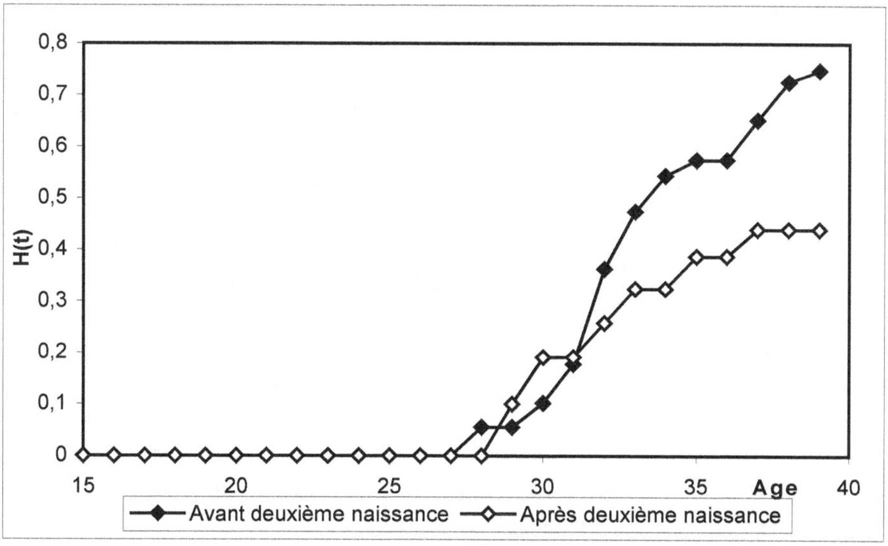

Figure 6.14. Risques cumulés de naissance de rang 2 et 3

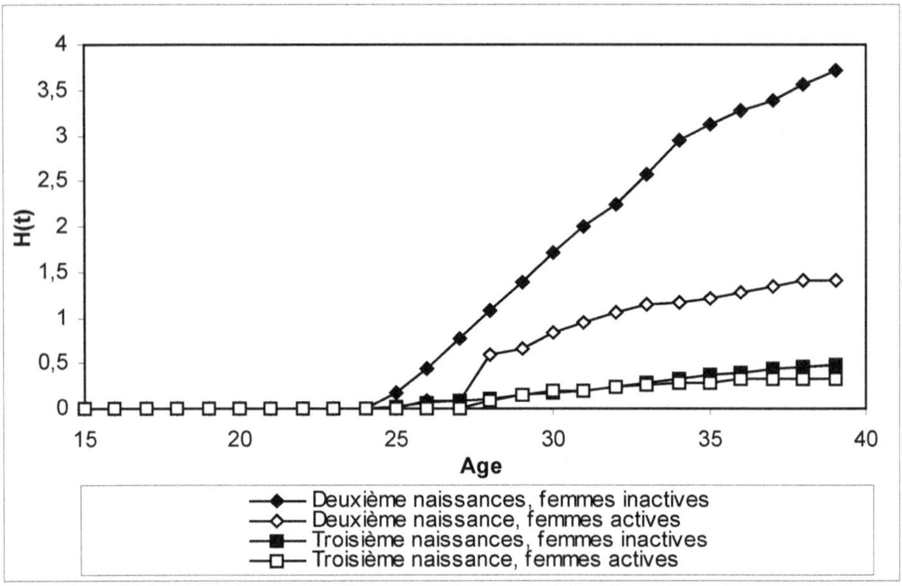

Les risques cumulés de retour en activité ne diffèrent guère en fonction de l'avancée en âge selon que les femmes ont mis au monde un enfant ou deux (figure 6.12). Il existe, en revanche, une différence pour les femmes ayant mis au monde trois enfants, mais celle-ci correspond essentiellement à un retardement dans le retour en activité qui est induit par la troisième maternité. Dans tous les cas, les risques sont croissants avec l'âge. Les risques d'une nouvelle interruption d'activité sont semblables jusqu'au moment où les femmes atteignent 31 ans, qu'elles aient mis au monde un deuxième enfant ou non (figure 6.13). Ils sont ensuite plus élevés dans le cas des femmes qui n'ont (encore) qu'un enfant. On peut donc penser que les retours en activité des femmes qui n'ont pas (encore) connu une seconde maternité sont le plus souvent provisoires, alors que ceux qui interviennent après la naissance du deuxième enfant ne le sont pas[15].

L'interruption de l'activité professionnelle doit être mise en relation avec une seconde grossesse. Ainsi, le risque d'occurrence d'une deuxième

15 En raison de la faible fréquence des interruptions d'activité après la deuxième naissance, nous n'avons plus distingués les interruptions d'activité en relation avec des naissances de rang 3 ou plus.

maternité est plus élevé lorsque la femme est inactive[16] (figure 6.14). On peut donc penser que les rares retours définitifs sur le marché du travail après la naissance du premier enfant sont le fait de femmes qui ne connaissent pas de deuxième maternité. Par conséquent, la période de l'existence qui suit la naissance d'un premier enfant correspond à un moment au cours duquel l'agrandissement de la famille et un retour définitif sur le marché du travail apparaissent incompatibles.

Paradoxalement, ce schéma d'incompatibilité ne semble pas se vérifier dans le cas des troisièmes maternités (figure 6.14). Les risques d'occurrence d'une troisième naissance sont semblables entre 25 et 34 ans selon que les femmes sont retournées en activité ou non. En d'autres termes, un retour en activité de manière définitive avant l'âge de 34 ans ne signifie nullement une forme d'incompatibilité avec l'agrandissement de la famille. Après 34 ans toutefois[17], les femmes qui se sont réinsérées sur le marché du travail ont une fécondité de rang trois qui devient pratiquement nulle. Pour ces dernières, à une norme de deux enfants correspond donc aussi une norme de parcours de vie: interruption de l'activité professionnelle au moment de la naissance du premier enfant, naissance du deuxième enfant, retour éventuel sur le marché du travail, naissance du deuxième enfant et retour définitif sur le marché du travail après quelques années.

4. Conclusion: les points de bifurcation de l'articulation entre vie familiale et vie professionnelle

La composante séquentielle de l'incompatibilité entre vie familiale et vie professionnelle constitue en Suisse une dominante essentielle des parcours de vie féminin. Une grande majorité de femmes alternent ainsi période d'activité professionnelle et période de soins donnés aux enfants. Néan-

16 Les risques élevés de deuxième naissance entre 27 et 28 ans chez les femmes exerçant une activité professionnelle semblent dus à un effet aléatoire.

17 Age au cours duquel nous avons vu que les taux d'activité augmentent de façon importante (cf. figure 6.5).

moins, on discerne plusieurs moments de l'existence au cours desquels les destinées féminines divergent les unes des autres.

Un premier moment de bifurcation correspond au premier accès à une activité professionnelle ou non. Cette première bifurcation présente sans doute la particularité de répondre le plus parfaitement à l'idée d'une distinction entre femmes qui privilégient une «carrière familiale» et femmes ayant accédé au marché de l'emploi, la descendance atteinte des premières étant nettement plus élevée que celle des secondes. Il reste néanmoins que les femmes qui ne s'insèrent pas du tout sur le marché du travail sont extrêmement rares.

Une seconde bifurcation apparaît dans le cas des femmes qui se sont insérées sur le marché du travail. Les femmes se distinguent ainsi selon qu'elles vont connaître une maternité ou non. Les femmes sans enfant auront alors le plus souvent une carrière professionnelle continue. Par ailleurs, les femmes qui mettent au monde un enfant vont se distinguer selon qu'elles poursuivent leur carrière professionnelle, il y a alors conciliation entre vie familiale et vie professionnelle, ou selon qu'elles l'interrompent.

Un nouveau point de bifurcation concerne les retours en activité en ce sens que les destinées des femmes divergent après la naissance du premier enfant, selon qu'elles retournent définitivement sur le marché du travail sans connaître une nouvelle maternité ou selon qu'elles mettent au monde un deuxième enfant, les éventuels retours en activité précédant cette seconde maternité ayant seulement un caractère provisoire. Par ailleurs, après la naissance d'un deuxième enfant, les femmes se distinguent selon qu'elles retournent sur le marché du travail ou non, mais la naissance d'un troisième enfant reste rare dans les deux cas.

Les femmes qui concilient vie familiale et vie professionnelle ont les mêmes comportements de fécondité (deuxième et troisième enfant) que celles qui ont une carrière discontinue en trois phases ou plus. En revanche, les femmes qui ont interrompu définitivement leur activité professionnelle avant ou au moment de la naissance de leur premier enfant ont une descendance un peu plus nombreuse.

L'ensemble de ces résultats fait ainsi entrevoir que le modèle d'incompatibilité de type séquentiel en trois phases ou plus est certes dominant, mais que chacune des transitions de ce modèle se caractérise par un processus de divergence des trajectoires, entre une majorité de femmes qui adopte un comportement correspondant au modèle dominant de la trajectoire (interrompre l'activité professionnelle au moment de la naissance du premier enfant, par exemple) et une minorité qui adopte le comportement alternatif (pas d'interruption de l'activité professionnelle).

Les appartenances socioculturelles ainsi que les caractéristiques de l'activité exercée jouent un rôle particulièrement crucial au moment de la double bifurcation au cours de laquelle les femmes qui se sont insérées sur le marché du travail vont se séparer les unes des autres selon qu'elles mettent un enfant au monde et, lorsqu'il y a eu entrée en maternité, selon qu'elles concilient vie familiale et vie professionnelle ou qu'elles interrompent leur activité professionnelle. Les différences d'appartenance socioculturelles jouent un rôle sur les projets de maternité ou non, alors que les caractéristiques des emplois auxquelles nous pouvons ajouter les caractéristiques du contexte (région linguistique) jouent un rôle sur la continuation ou l'interruption de l'activité professionnelle. Sont ainsi mis en jeu deux chaînes de causalités différentes. La première se rapporte au choix de mettre au monde un enfant, dépendant donc des caractéristiques personnelles et non de l'activité exercée (on pourrait toutefois se demander dans quelle mesure les caractéristiques personnelles n'ont pas joué un rôle en amont, à savoir sur l'accès à l'emploi occupé par les femmes au moment de leur grossesse). La deuxième chaîne de causalité met en œuvre les possibilités ou non de conciliation entre vie familiale et vie professionnelle. Elle dépend donc plutôt des activités exercées, ainsi que du contexte du lieu d'habitation, ce dernier reflétant éventuellement les possibilités de garde de l'enfant à l'extérieur du foyer familial, mais d'autres facteurs entrent sans doute en compte.

Section V

Discussion

Chapitre 7

La place de l'enfant dans les projets de vie: temporalité et ambivalence

Claudine SAUVAIN-DUGERDIL

1. Les tendances de la parentalité en Suisse dans les années 1960-1995: points marquants des résultats de l'analyse de l'enquête suisse sur la famille

Notre analyse des données de l'enquête suisse sur la famille offre une image de la parentalité des années 1960 à 1995 en Suisse qui met en relief un certain nombre de caractéristiques des tendances en matière de parentalité:

- *Une jeunesse de plus en plus longue, en couple.* La constitution de la famille est de plus en plus tardive. Entre les cohortes de femmes nées en 1945-49 et celles nées 15 ans plus tard, le mariage a été retardé de 2,6 ans et la première maternité qui, en Suisse, le plus souvent se situe dans l'union légalisée, de 3,1 ans. Le moment de la mise en ménage est toutefois resté stable. Par conséquent, les jeunes connaissent une longue période de vie de couple, non formalisée et sans enfant: il s'écoule respectivement 2,1 ans entre le début de la cohabitation et le mariage, 5,9 ans entre celui-là et la première maternité, pour les femmes de la génération 1959-64 (la plus jeune pour laquelle les données peuvent être considérées comme suffisamment complètes).
- *Les jeunes femmes au travail.* La quasi totalité des jeunes femmes s'insère sur le marché du travail: à trente ans, plus de 95% d'entre elles ont connu un emploi d'au moins une année. Durant la phase d'insertion, soit entre 15 et 25 ans, il s'agit le plus souvent d'une activité à plein temps.
- *Le premier enfant, bifurcation et événement fondateur.* La première maternité représente une bifurcation dans le parcours de vie féminin. En effet, souvent associée à une interruption de l'activité profession-

nelle, la venue du premier enfant transforme la vie de la femme et c'est à ce moment que la trajectoire féminine diverge de celle des hommes. Le moment de la première naissance va influencer de manière décisive le calendrier de l'ensemble du projet familial et, à ce titre, constitue aussi un événement fondateur. L'âge aux enfants ultérieurs et l'agrandissement de la famille apparaissent effectivement largement contingents du moment de la première naissance.

– *La famille à deux enfants, une norme qui semble s'accentuer.* Près de la moitié (46%) des femmes de 40 ans et plus ont eu deux enfants. Les familles de deux enfants dominent, étant trois fois plus fréquentes que les familles avec enfant unique et deux fois plus fréquentes que celles de trois enfants et plus (respectivement 15% et 23% des femmes). Cette centration sur une norme de deux enfants se reflète aussi dans les comportements contraceptifs: au-delà de deux enfants la prévalence contraceptive s'accroît et on observe une diminution relative des méthodes traditionnelles. La stérilisation, extrêmement rare parmi les femmes de moins de deux enfants, augmente avec la parité et devient considérablement plus fréquente parmi les femmes ayant trois enfants ou plus. Ainsi, dans le contexte de la fin du XXe siècle, l'arrivée d'un troisième enfant semble exprimer des valeurs plus familialistes, ce qui nous amène à considérer que, dès trois enfants, on a à faire à des grandes familles.
– *Enfants du plaisir.* Joie de vivre au quotidien et gratifications sont mentionnés par plus de 90% des personnes interrogées, femmes ou hommes, ayant ou non déjà des enfants, parmi les motifs de leur souhait d'enfant. Pour trois personnes sur quatre, il s'agit du motif principal. Les raisons évoquées par les personnes qui ne souhaitent pas (ou plus) d'enfant sont avant tout liées à leur âge et à leur santé; les femmes évoquent aussi souvent les difficultés de conciliation entre le rôle professionnel et la maternité. On retrouve donc en Suisse cette caractéristique des sociétés occidentales dans lesquelles l'enfant répond essentiellement à un besoin affectif. Cet enfant du désir, pour reprendre le titre de l'ouvrage de Leridon (1995), peut cependant entrer en concurrence avec d'autres aspirations des femmes.
– *Le projet fécond: privé et maîtrisé.* En Suisse, la maîtrise de la fécondité est laissée dans une grande mesure à l'initiative et à la responsabilité individuelle. En particulier, il n'existe pas de directives ou de programme au niveau national relatifs à l'éducation sexuelle des jeu-

nes[1]. La contraception est cependant sous contrôle médical (les contraceptifs, à l'exception du préservatif, ne sont disponibles que sur ordonnance médicale) et n'est pas remboursée par l'assurance maladie.

Bien que de telles contraintes puissent poser problème à des secteurs particuliers de la population (jeunes, étrangers), le projet fécond semble bien maîtrisé. Il témoigne de l'absence d'obstacles majeurs en matière d'accessibilité et d'acceptabilité de la contraception résultant d'une longue tradition de contrôle des naissances, d'un niveau élevé d'éducation et de conditions économiques favorables.

Contrairement à des pays comme l'Angleterre ou les Etats-Unis, on n'observe pas en Suisse de problème important de maternités adolescentes. Le déclin des grossesses accidentelles corrobore une prévalence contraceptive croissante au cours des générations étudiées: c'est de plus en plus rarement que les premiers rapports sexuels ne sont pas protégés (presque la moitié des personnes des générations les plus anciennes, âgées entre 40 et 49 ans au moment de l'enquête, plus que 19% parmi celles de 19-29 ans) et, au moment de l'enquête, six femmes sur dix déclarent utiliser une méthode contraceptive (huit sur dix parmi celles âgées entre 19 et 29 ans).

On constate aussi que les comportements contraceptifs sont généralement cohérents avec le projet familial. L'absence de contraception est le plus souvent associée au souhait d'enfant et les méthodes de moyenne et longue durée sont utilisées lorsque le projet est réalisé. Cette maîtrise croissante s'exprime aussi dans la diminution considérable des interruptions de grossesses depuis les années 1980 (14% des naissances en 1994, alors que ce chiffre était de 22% en 1983); actuellement, elles sont relativement peu fréquentes en comparaison avec les autres pays occidentaux.

– *L'asymétrie entre hommes et femmes.* Dans la majorité des cas, le projet d'enfant apparaît comme le résultat d'un consensus au sein du couple (82% des femmes et 83% des hommes déclarent que leur conjointE souhaitent le même nombre d'enfant qu'elle/lui). Néanmoins, lorsque

1 La diversité de l'offre de services de santé sexuelle et reproductive reflète les politiques de santé cantonales et communales (Klaue *et al.* 2002). De gros efforts sont cependant actuellement en cours pour pallier à ces faiblesses, notamment grâce aux initiatives de l'association suisse pour la santé sexuelle et reproductive (PLANES). Ainsi, l'Office fédéral de la santé publique prévoit la mise en place d'un module de monitoring en matière de santé de la reproduction.

l'opinion diffère, ce serait l'opinion de la femme qui l'emporte[2]. Confirmant d'autres travaux, les hommes semblent avoir une vision plus traditionnelle de la famille. En effet, pour eux, le souhait d'enfant est plus souvent associé à la continuité de la famille, au report de leurs espoirs ou à une fonction de ciment du couple. D'autre part, les hommes n'apparaissent guère conscients des difficultés que les femmes rencontrent pour concilier travail et famille, citées par les femmes comme une des raisons majeures pour ne pas vouloir d'enfant (supplémentaire). Cette asymétrie qui se reflète aussi dans la répartition des tâches et les opinions relatives à l'importance des divers types d'activités[3] confirme que c'est pour les femmes que l'enfant constitue, jusqu'à présent, une bifurcation dans l'existence.

Il est toutefois évident que, ni parmi les femmes, ni parmi les hommes, les opinions et les comportements sont homogènes. La taille et la structure par âge de l'échantillon masculin de l'enquête sur la famille ne permettent cependant pas une véritable analyse fine de l'hétérogénéité masculine dans la réalisation du projet parental[4]. Ce ne sont donc que quelques pistes, dans trois directions, que notre analyse propose à cet égard:

- D'une part, alors que la catégorie sociale ne semble pas jouer de rôle dans les préférences familiales des femmes, on constate que les hommes de niveau socio-professionnel élevé souhaitent moins fréquemment l'agrandissement de la famille et attribuent moins souvent à l'enfant une fonction de consolidation du couple, de solution à la solitude du grand âge, de moyen de survivre ou de report d'espoirs. Les hommes des couches plus élevées auraient donc des tendances moins familialistes et traditionnelles que ce n'est le cas dans le reste de la population masculine.
- D'autre part, la fréquence élevée du recours à la stérilisation masculine témoigne d'une acceptabilité de cette méthode contraceptive radicale qui est difficile à interpréter. Sa moindre prévalence parmi les étrangers et les Suisses latins exprime des différences complexes

2 Seul 22% des hommes pensent que c'est leur avis qui prévaudrait (sans aucun doute ou probablement), alors que c'est le cas de 50% des femmes. Plus nombreux sont aussi les hommes indéterminés à ce sujet.

3 Voir le rapport de l'OFS sur l'enquête famille (OFS 1998).

4 En effet, même dans la cohorte la plus ancienne, âgée entre 45 et 49 ans au moment de l'enquête, une bonne partie des hommes n'ont pas terminé leur vie reproductive.

qui se reflètent aussi dans les écarts entre pays[5]. Ce n'est que dans les pays anglo-saxons, aux Pays-Bas et, dans une moindre mesure en Belgique, que l'on retrouve des fréquences aussi élevées qu'en Suisse allemande.

– Finalement, on relève que le préservatif, seule méthode sous la responsabilité des hommes, est surtout utilisée en Suisse parmi les étrangers. Il serait toutefois hâtif de conclure à des différences d'ordre culturel puisque le recours au préservatif peut aussi refléter des difficultés d'accès aux méthodes médicalisées.

2. Quatre grands types de comportements féconds

La leçon majeure à tirer de cette analyse est celle de la diversité croissante des projets d'enfant et la complexification des trajectoires familiales. La norme de deux enfants est complétée par des comportements plus minoritaires, mais touchant une fraction importante de la population. D'autre part, la mise en œuvre du projet familial peut prendre diverses modalités. On peut identifier quatre grands groupes de comportements qui se distinguent par une série de caractéristiques communes qui s'exprime en particulier dans la temporalité du projet familial et dans le type d'articulation entre la trajectoire professionnelle et familiale[6].

5 La stérilisation masculine est absente dans des pays aussi variés que l'Italie, l'Autriche et l'Allemagne, la Finlande; elle est rare en France et présente, de façon moins marquée qu'en Suisse, en Espagne, en Norvège et en Slovénie (données FFS, sauf pour la France).

6 Il n'est toutefois pas question ici de définir des catégories rigides et bien délimitées de femmes, mais de circonscrire des comportements types qui différencient les principales orientations des projets familiaux en Suisse.

2.1 *Culture familialiste: une incompatbilité exclusive entre famille et carrière professionnelle*

La norme familiale, on l'a vu, est aujourd'hui celle de deux enfants. Toutefois, après avoir fortement décliné jusque vers 1975, le nombre des familles de trois enfants et plus est resté stable (concernant autour de 26% des femmes mariées, Calot 1998). La constatation, selon laquelle le retard de la première maternité ne se répercute pas sur l'âge au troisième enfant, semble indiquer que l'on a à faire à une sous-population qui se distingue par un projet spécifique de descendance plus nombreuse. Cette spécificité se reflète aussi parmi les femmes pour lesquelles une parité élevée (trois enfants ou plus) n'est pas accompagnée par l'adoption d'une contraception d'arrêt (en particulier la stérilisation), mais par l'utilisation de méthodes à court terme comme le préservatif.

2.1.1 *Des valeurs familiales traditionnelles associées à la pratique religieuse*

Souhaiter un (nouvel) enfant pour *perpétuer la famille*, comme *ciment du couple*, pour *éviter la solitude de la vieillesse* témoigne d'un attachement à des valeurs familialistes associées à la pratique religieuse (surtout catholique) et/ou caractéristique de personnes d'origine étrangère (en particulier mères originaires des pays du Sud). Parmi ces dernières, l'enfant apparaît aussi porteur d'avenir, voie pour *réaliser ses propres ambitions déçues*. La pratique religieuse et des références conservatrices en matière de famille et de relation entre les sexes caractérisent aussi les individus aux attitudes les plus restrictives en matière d'interruption de grossesses. Le recours à l'avortement est beaucoup plus fréquent parmi les femmes qui se déclarent sans appartenance religieuse et il est très faible chez les catholiques. C'est aussi parmi celles-ci que l'on trouve une sous déclaration particulièrement marquée des avortements et le plus de non réponse en matière de recours à la contraception. La population étrangère est caractérisée par un souci moindre de planifier le moment de la venue de l'enfant: le projet d'enfant s'exprime plus souvent par une absence de protection ou une utilisation de méthodes moins fiables[7] lorsque le partenaire est étranger.

La religiosité est un des facteurs les plus importants de la constitution de la descendance. Les femmes déclarant une appartenance religieuse sont 2,5 fois moins souvent sans enfant à 35 ans que celles qui se déclarent sans religion; lorsqu'elles sont pratiquantes deux fois moins souvent que celles qui ne le sont pas (toutes choses étant égales par ailleurs, voir ci-après tableau 7.2). La pratique religieuse est aussi la caractéristique qui a le plus d'influence sur la propension à agrandir la famille (arrivée du second et du troisième enfant), alors que le niveau d'étude n'a pas d'effet.

2.1.2 *Un projet d'enfant lié au mariage*

Il faut être marié pour avoir un enfant. On se marie pour avoir des enfants. L'enfant est le ciment du couple et *permet de perpétuer la famille.* Le lien fort entre enfant et mariage s'exprime tant dans de telles opinions que dans la réalisation d'un projet familial qui commence généralement par le mariage, suivi rapidement de la première grossesse. Les données de l'enquête famille indiquent cependant que, même parmi les représentantes de cette culture familialiste, le mariage n'est pas forcément l'événement fondateur. Le mariage est étroitement lié à la procréation, il apparaît comme le cadre incontournable de la parentalité, mais cela n'exclut pas qu'il puisse être précédé par une phase de vie informelle en couple et le début d'une grossesse. On constate en effet que les mariages sont plus rapidement et plus souvent suivis d'une grossesse chez les couples ayant connu une cohabitation pré-maritale. D'autre part, les conceptions prénuptiales ne sont pas moindre chez les femmes aux caractéristiques plus traditionnelles (en particulier la pratique religieuse) et l'agrandissement de la famille est plus rapide lorsque la première conception a eu lieu avant le mariage. Cette observation confirme que la cohabitation et les conceptions prénuptiales ne constituent pas des comportements nouveaux caractéristiques des seuls secteurs progressifs de la société. On peut émettre par conséquent l'hypothèse que la cohabitation n'est pas une véritable révolution, mais plutôt la ré-interprétation de la tradition des fiançailles, antichambre du mariage, dans des conditions sociales et d'accessibilité à la

7 Recours au préservatif qui, comme déjà souligné, peut cependant aussi être dû à des problèmes d'accessibilité aux méthodes médicalisées.

contraception différentes. Comme l'ont souligné des travaux tels ceux de A.-L. Head et nos observations sur la vallée de Bagnes, il était fréquent que cette période de transition vers une vie de couple officialisée soit marquée par un début de grossesse (Head 1996; Sauvain-Dugerdil 1995).

2.1.3 *Le projet d'enfant prime sur la carrière professionnelle: incompatibilité exclusive*

Dans la culture familialiste, le projet d'enfant apparaît incompatible avec un projet professionnel. L'enfant est au centre de l'existence, il prime sur le travail extérieur. La première naissance correspond souvent à une sortie du marché du travail. L'agrandissement de la famille exclut généralement un retour en activité. L'enfant est le bienvenu, même s'il n'est pas vraiment planifié comme en témoigne le fait que les avortements sont plus rares parmi les femmes au foyer que parmi les femmes actives professionnellement. Il n'est alors pas étonnant que ces femmes se caractérisent par une fécondité largement supérieure à la moyenne: 2,8 enfants parmi les quelques femmes qui n'ont jamais été actives et 2,2 enfants parmi celles qui interrompent définitivement leur travail à la venue du premier enfant. On constate toutefois, qu'une petite minorité de femmes mène de front un projet de grande famille tout en étant active professionnellement (voir ci-après, 2.4 Comportements alternatifs).

2.1.4 *Le milieu rural comme cadre de la culture familialiste*

Le milieu rural apparaît comme le cadre dans lequel les valeurs familiales traditionnelles peuvent s'épanouir plus facilement. Le coût de l'enfant, les problèmes de logement, mais aussi ceux de gestion du temps et de conciliation entre travail et famille sont moins souvent mentionnés comme des raisons pour ne pas souhaiter d'enfant (supplémentaire). En milieu rural, le projet d'enfant est sans ambiguïté, comme en témoigne le recours moindre à l'avortement et la concordance entre ce que l'on dit et ce que l'on fait (fréquence plus élevée de non recours à la contraception lorsque l'on déclare souhaiter un enfant supplémentaire). Dans les campagnes, l'enfant arrive plus vite après le mariage et la famille s'agrandit; en particulier, le troisième enfant est beaucoup plus fréquent. Le salariat agricole apparaît aussi comme le secteur dans lequel la femme concilie le plus souvent son activité professionnelle et ses projets familiaux; on peut alors penser qu'il s'agit de modes de vie dans lesquels les espaces professionnels et familiaux sont mieux intégrés.

2.2 *Conciliation séquentielle: la carrière interrompue par la constitution de la famille*

Parce qu'elle est de plus en plus tardive, la venue de l'enfant n'est pas l'élément central de l'entrée dans l'âge adulte, mais le dernier événement d'un processus de plus en plus long d'acquisition d'autonomie économique et résidentielle et d'expérience conjugale (Thomsin *et al.* 2004). La maternité représente une phase ultérieure de la vie qui succède à une première expérience professionnelle. La carrière n'exclut pas le projet d'enfant et, réciproquement, l'enfant n'exclut pas la carrière, mais l'emploi prime chronologiquement. On a donc une conciliation séquentielle entre famille et emploi.

2.2.1 *Les ressources pour un projet familial maîtrisé*

Le profil séquentiel est caractéristique des cohortes récentes et s'est donc développé parallèlement à une maîtrise accrue de la fécondité. Comme souligné ci-dessus, on peut effectivement dénoter, au fil des cohortes étudiées dans l'enquête sur la famille, une protection contraceptive de plus en plus efficace et la quasi disparition des grossesses accidentelles.

C'est aussi parmi les femmes d'éducation supérieure que se situe le plus souvent ce type de trajectoire de vie. Si les ressources individuelles, telles qu'elles s'expriment par le niveau de formation, ne semblent pas influencer le souhait d'enfant, en revanche, le projet séquentiel apparaît comme une stratégie relativement précise, mise en oeuvre surtout par les femmes ayant un niveau supérieur d'éducation. Les comportements sont en accord avec des intentions claires. Le non souhait d'enfant est corroboré par la préférence pour une méthode contraceptive de longue durée comme le stérilet. L'enfant non planifié est moins souvent accepté, comme en témoigne le recours plus fréquent aux interruptions de grossesses.

2.2.2 *Une mise en œuvre de plus en plus tardive qui n'affecte pas le projet familial*

La trajectoire séquentielle implique un report de la constitution de la famille, mais ne semble pas associée à une transformation des comportements familiaux, c'est-à-dire à un relâchement du lien entre l'enfant et le mariage ou à une descendance de taille réduite.

Certes, l'anticipation de l'arrivée de l'enfant par un arrêt de l'activité au moment du mariage est de moins en moins fréquente, et diminue d'autant plus que le mariage est tardif. Néanmoins, le modèle séquentiel d'entrée tardive dans la parentalité, ne semble pas accompagné d'une dissociation entre la formalisation de la mise en couple et la venue de l'enfant. Dans le modèle tardif, la maternité reste étroitement associée au mariage. Parmi les jeunes générations et, particulièrement, les femmes de formation de niveau supérieur, les mariages tardifs sont aussi accompagnés d'une venue plus rapide du premier enfant.

Aujourd'hui, la mise en œuvre tardive du projet d'enfant n'apparaît pas comme un facteur de réduction de la descendance. Une première naissance tardive n'a pas d'influence sur la probabilité d'en avoir un second et un troisième. Ceci n'était pas le cas dans la génération la plus ancienne, dans laquelle une première naissance tardive entraînait un déclin de la probabilité d'avoir un troisième enfant. Dans les jeunes générations, on a même un phénomène de compression qui s'exprime par un intervalle réduit entre les naissances.

2.2.3 *Un retrait de plus en plus court du marché du travail, mais néanmoins une bifurcation dans la carrière professionnelle*

Depuis les années 1960, le modèle des trois phases est dominant. Plus de la moitié des femmes ont arrêté leur travail après sept ans d'activité, plus des deux tiers après treize ans. L'interruption de l'activité est étroitement associée à la venue du premier enfant et l'agrandissement de la famille rarement réalisé après la reprise d'une activité. Cette phase de retour à la maison est toutefois de plus en plus tardive et de plus en plus courte, la réinsertion professionnelle se faisant généralement au moment de l'entrée à l'école primaire du benjamin.

Toutefois, même si la femme a déjà pu asseoir des activités professionnelles avant sa maternité et si la durée de l'absence se raccourcit, cette incompatibilité de type séquentiel entre travail extérieur et famille ne constitue pas une simple parenthèse dans la carrière professionnelle féminine, mais reste bien une véritable bifurcation. En effet, le retour en activité après la période familiale se fait le plus souvent à temps partiel et ne correspond donc pas à la reprise et à la poursuite de la carrière interrompue. Il y a certes réinsertion sur le marché du travail, mais l'activité n'a alors pas le statut dominant; elle doit s'adapter aux contraintes familiales. Comme nous le verrons ci-après (2.4 Comportements alternatifs), une minorité, cadres ou de profession indépendante, arrive toutefois à concilier les deux et poursuit sa carrière sans interruption, comportements qui pourraient être précurseurs d'évolutions plus générales de la fin des années 1990 (Vuille 2000b).

2.3 *Rester sans enfant: une incompatibilité exclusive entre carrière et famille*

En Suisse, par leur nombre, les personnes sans enfant peuvent aussi être considérées comme représentatives d'un comportement type. L'analyse des données de l'enquête suisse sur la famille montre qu'il s'agit rarement de personnes qui, au départ, ne voulaient pas d'enfant et nous conduit à ne pas accepter la thèse selon laquelle l'absence d'enfant exprimerait des valeurs de rejet de l'enfant ou de choix rationnel d'infécondité. L'analyse de l'infécondité souligne bien que le projet d'enfant se construit au fil de l'existence et que la notion de choix du projet familial est très ambiguë. Est-ce que l'on décide de ne pas avoir d'enfant ou est-ce que, finalement, on reste sans enfant sans l'avoir vraiment planifié? Surtout, les données de l'enquête famille montrent bien le lien étroit entre projet conjugal et projet d'enfant.

2.3.1 *Un projet familial flou*

Au seuil de la vie adulte, seuls quelques pour cent de personnes déclarent ne pas vouloir d'enfant (tableau 7.1), minorité ayant un comportement contraceptif cohérent avec l'absence de projet d'enfant. De manière générale, c'est parmi les personnes sans religion que le non souhait d'enfant est plus souvent confirmé par un comportement contraceptif d'arrêt (stérilisation[8]) ou de longue durée (stérilet). Le niveau d'éducation ne semble pas jouer de rôle.

Si un projet clair de vie sans enfant est rare, en revanche trois fois plus de femmes déclarent hésiter. C'est même le cas d'un tiers des jeunes femmes (moins de 35 ans) de formation supérieure. Cette indécision se reflète dans des logiques contraceptives incohérentes. Ainsi, les couples sans enfant qui déclarent hésiter à avoir un enfant utilisent plus fréquemment le stérilet, mais c'est aussi parmi eux que l'on trouve le plus souvent des personnes n'utilisant aucune méthode[9]. L'indécision accrue du milieu de vie féconde s'exprime aussi par un recours plus fréquent aux interruptions de grossesses. Se produisant dans la majeure partie des cas (60%) lors d'une période durant laquelle la femme n'utilisait pas de contraception, les avortements sont, par excellence, l'expression de projets flous.

2.3.2 *L'infécondité, comme une possibilité de plus en plus présente avec l'avancement en âge*

L'analyse des souhaits d'enfants met en évidence l'importance normative de l'âge. La proportion de femmes sans enfant qui déclarent ne pas en souhaiter saute d'une sur vingt, parmi celles âgées de moins de 30 ans au moment de l'enquête, à quatre sur dix parmi celles dans la trentaine et neuf sur dix dans la quarantaine. Cette perception des contraintes de l'âge s'exprime très clairement dans les raisons évoquées pour fonder ce choix. Alors que les jeunes femmes qui ne souhaitent pas d'enfant, ou hésitent, évoquent des problèmes matériels (en particulier logements exigus) ou la difficulté de concilier carrière et famille, au-delà de 35 ans, l'âge et la santé deviennent les principales raisons de renoncement à la maternité (tableau 7.1). Le non souhait d'enfant est alors corollaire de comportements contraceptifs de longue durée.

8 La stérilisation (de la femme ou de son partenaire) étant, rappelons-le, beaucoup plus fréquente parmi les couples ayant déjà des enfants, c'est-à-dire lorsqu'ils ont réalisé leur projet familial.

9 L'incohérence se retrouve aussi parmi les quelques couples qui affirment vouloir des enfants et recourent à des méthodes contraceptives de long terme comme le stérilet.

2.3.3 *Contraintes perçues et/ou obstacles biologiques réels*

Cette norme intériorisée de l'effet de l'âge est notamment à mettre en relation avec les campagnes d'information relatives à la nécessité de recourir à des tests de dépistages d'anomalies lors de grossesses après 35 ans. Elle reflète certes la réalité d'un accroissement, avec l'âge, des problèmes biomédicaux faisant obstacle à la maternité; on peut toutefois se demander la part que joue réellement les facteurs biomédicaux dans l'infécondité. A cet égard, les données de l'enquête famille ne fournissent pas d'information très précise. Il est néanmoins possible de construire un indicateur regroupant divers indices. C'est ainsi que quatre types d'information suggèrent que l'infécondité n'est pas volontaire, mais qu'elle résulterait de problèmes de santé ou d'obstacles biologiques[10]: a) la fréquence des grossesses n'ayant pas abouti à une naissance vivante, b) le recours à une stérilisation pour des raisons médicales, c) l'évocation de raison d'âge ou de santé dans l'absence de projet d'enfant, d) les adoptions en absence de maternité. Une femme sans enfant sur dix, parmi celles qui ont connu une vie de couple de plus de deux ans, se caractérise par la présence de l'un ou l'autre de ces indices de problèmes de fertilité; cette proportion triple en passant des jeunes cohortes (19-29 ans) aux plus âgées, pour concerner une femme de 40-49 ans sur cinq (tableau 7.1).

En ajoutant encore la perception des limites liées à l'âge ou à la santé – contraintes perçues – c'est pour trois femmes sur dix que le non souhait d'enfant apparaît associé à des contraintes. Cette proportion double entre les trois premières cohortes quinquennales (4%, 7,5% et 14%) pour atteindre quatre, puis huit femmes sur dix parmi les plus âgées sans enfant (41% pour les 35-39 ans, 80% et 82% de celles âgées de 40-44 ans et 45-49 ans). Pour ces femmes qui, rappelons-le ont vécu en couple pendant au moins deux ans, l'infécondité ne serait donc pas l'expression d'un projet d'absence d'enfant, mais bien une conséquence directe ou indirecte de l'avancement en âge.

Si des contraintes biologiques – réelles ou perçues – ne sont certainement pas absentes dans l'infécondité des couples, on ne peut cependant certainement pas conclure que le taux élevé d'infécondité en Suisse puisse résulter d'un problème particulier de stérilité. En effet, seules 5% des femmes de 40 ans et plus ayant vécu au moins deux ans avec le même

10 Rappelons que nous ne disposons ici d'aucune information directe sur la stérilité.

partenaire[11] restent sans enfant, proportion qui correspond au niveau connu de couples encore inféconds à cet âge (Leridon 2002). Ainsi, ce que l'analyse des données de l'enquête suisse sur la famille met bien en évidence, c'est l'importance d'une relation de couple stable.

Tableau 7.1. Infécondité féminine: les projets et les réalités (en %)

Situation au moment de l'enquête	*Cohortes âgées de*		
	40-49 ans N = 1210	*30-39 ans* N = 1396	*19-29 ans* N = 1259
Proportion de femmes			
– sans enfant	18,3	28,0	75,0
– sans enfant et ayant cohabité plus de 2 ans	5,3	10,0	23,4
Proportion parmi les femmes sans enfant et ayant cohabité > 2 ans			
– qui ne souhaitent pas d'enfants (ou hésitent)	91,5 (94,8)	36,8 (56,7)	4,5 (15,4)
= *projet d'infécondité*	*85,7 (88,8)** *5,8 (6,0)***	*32,4 (49,9)** *4,4 (6,8)***	*2,0 (7,0)** *1,1 (3,6)***
– qui ne souhaitent pas d'enfants pour des raisons d'âge ou de santé***	77,9 *73,0**	15,1 *13,3**	0,9 *0,4**
= *perception de contraintes*	*4,1***	*1,5***	*0,2***
– avec un/des indices de problème bio-médical et/ou ayant recouru à l'adoption	19,4 *18,2**	12,3 *10,8**	5,7 *2,6**
= *contraintes*	*1,0***	*1,2***	*1,3***

* Pourcentage de cette catégorie parmi l'ensemble des femmes ayant vécu en couple plus de 2 ans, indépendamment de leur nombre d'enfant.
** Pourcentage de l'ensemble de la population féminine.
*** La proportion parmi les femmes sans enfant qui n'en souhaitent pas étant respectivement de: 85,1%, 41,1% et 19,4%.

2.3.4 *Le rôle de la conjugalité*

Si, comme nous venons de le voir, la réalisation du projet d'enfant apparaît de plus en plus difficile avec l'avancement en âge, c'est cependant la présence d'un partenaire stable qui semble le facteur le plus important de

11 Femmes qui ont connu plus de deux ans de vie de couple (avec le même partenaire), indépendamment du fait d'être, ou non, en union au moment de l'enquête.

la constitution de la descendance, tant dans les intentions que dans les comportements.

Un tiers des personnes qui n'ont pas de partenaire stable ou qui n'ont pas l'intention de se marier dans un horizon proche, indiquent qu'elles ne souhaitent pas d'enfant (ou hésitent), ce chiffre tombe à une sur dix chez les personnes mariées ou ayant l'intention de se marier dans les deux ans. On constate aussi que le risque d'interruption de grossesse est beaucoup plus important au moment d'une rupture d'union.

Une régression logistique des proportions relatives (odds ratio) de femmes encore sans enfant à 35 ans (tableau 7.2) montre l'importance de la conjugalité dans le report de l'arrivée de l'enfant ou le renoncement au projet de procréation. Les femmes qui ont connu une union durable restent nettement moins souvent sans enfant que celles qui n'ont pas eu de partenaire durable ou ont eu plusieurs épisodes de vie de couple, mais c'est surtout le mariage qui fait la différence. La conjugalité apparaît donc être une variable intermédiaire clé de la propension à rester sans enfant.

C'est ainsi que lorsque l'on prend en compte l'effet de la conjugalité (modèle 2 de l'analyse des caractéristiques liées à l'infécondité, tableau 7.2), l'évolution temporelle s'inverse (et n'atteint plus le seuil de signification statistique): le risque d'infécondité n'est alors pas plus important parmi les femmes de la cohorte la plus jeune, au célibat plus marqué. Toutefois, même en contrôlant pour la conjugalité, des caractéristiques liées à la culture familialiste, telles que la religiosité et une grande famille d'origine, restent des facteurs significatifs de sous-populations au niveau faible d'infécondité. En revanche, l'infécondité moindre de la Suisse latine et, surtout, l'effet du niveau de formation, perdent leur signification statistique en contrôlant pour la conjugalité.

Ces données permettent de conclure que l'infécondité ne reflète pas un modèle de vie de couple sans enfant, mais l'importance du célibat et, vraisemblablement, l'émergence des modes minoritaires de vie de couple non formalisée par le mariage et sans projet d'enfant. Le célibat se retrouve le plus chez les femmes de niveau élevé d'éducation, sans religion ou non pratiquantes, dans les milieux de culture peu familialiste des cohortes post-baby-boom et provenant de familles atypiques (enfants uniques et de familles monoparentales).

Tableau 7.2. Les facteurs de l'infécondité à 35 ans

Femmes à 35 ans	jamais mariées		sans enfant		
	Pour-cent(1)	Odds ratio	Pour-cent(1)	Odds ratio	
				modèle 1	modèle 2
Ensemble	16,1		24,8		
Cohorte 45-49	10,3	1,00	20,8	1,00	1,00
Cohorte 50-54	18,7	1,81***	25,8	1,20	0,89
Cohorte 55-59	18,8	1,75***	27,2	1,25	0,96
Père suisse	16,1	1,00	24,6	1,00	1,00
Père étranger	15,9	0,95	28,1	1,10	1,17
Langue allemande	16,4	1,00	25,2	1,00	1,00
Français + italien	15,5	0,79	23,5	0,77*	0,80
Catholique	13,3	1,00	21,6	1,00	1,00
Protestant	17,4	1,26	25,0	1,06	0,88
Autre religion	11,1	0,81	24,1	1,10	1,18
Sans religion	26,5	3,03***	42,9	3,25***	2,47***
Pratiquant	12,0	1,00	19,8	1,00	1,00
Non pratiquant	24,6	2,63***	35,2	2,50***	2,00***
Sans diplôme	9,9	0,84	18,0	0,88	0,85
Formation professionnelle	15,0	1,00	23,6	1,00	1,00
Formation supérieure	24,9	1,88***	33,8	1,54***	1,18
Deux parents	15,7	1,00	24,6	1,00	1,00
Un parent	29,2	2,13**	33,3	1,42	0,80
Autre situation	14,3	0,78	18,5	0,66	0,59
enfant unique	11,3	0,52**	26,4	0,81	1,12
1 ou 2 frère/sœur	18,3	1,00	28,4	1,00	1,00
3 frères/sœurs ou plus	14,2	0,92	20,3	0,74**	0,69**
Aucun partenaire			91,7		4,30***
Un partenaire			17,8		1,00
Deux partenaires ou plus			29,0		1,56**
A déjà contracté un mariage			13,3		1,00
Jamais mariée			84,5		19,45***
Constante du modèle logit		0,07***		0,20	0,14***
LMV		1185,14		1529,21	1103,96

(1) Proportions observées

Odds ratio significatif: * à 10% / ** à 5% / *** à 1%.

Exemple de lecture: parmi les femmes jamais mariées, près de deux fois plus (1,88 fois) ont un niveau de formation supérieur plutôt qu'une formation professionnelle; de même les femmes de formation supérieure sont plus fréquemment sans enfant (1,54 fois plus), écart qui toutefois tombe à 1,18 (et n'est plus statistiquemnt significatif) lorsque la relation est contrôlée pour la situation conjugale.

2.3.5 *Incompatibilité exclusive entre carrière professionnelle et vie familiale*

La conciliation avec l'activité professionnelle de la femme est la première raison mentionnée comme justificatif du non souhait d'enfant, surtout par les femmes et par celles qui habitent dans des communes urbaines.

Le taux d'activité élevé et la carrière professionnelle continue des femmes sans enfant, la probabilité bien moindre de la venue du premier enfant en absence d'interruption d'activité sont des indicateurs qui témoignent d'une incompatibilité de type exclusif caractérisant les femmes sans enfant. Il semble que ce soit le fait d'avoir ou non des enfants, et non le nombre d'enfant, qui est décisif pour la carrière: le nombre d'enfant influence peu le taux d'activité, mais celui-ci diffère de façon importante entre les femmes sans ou avec enfant. L'activité professionnelle diminue la probabilité de l'arrivée du premier enfant, mais pas celle d'agrandissement de la famille. Certaines femmes arrivent à concilier carrière continue et famille (voir 2.4 Comportements alternatifs), mais pour d'autres la carrière est incompatible avec la famille.

L'infécondité s'accroît avec le niveau de formation. Toutefois, la relation n'est certainement pas simple mais va aussi dépendre de l'engagement professionnel de la femme. Ainsi, lorsque l'on ne considère que les femmes exerçant une activité professionnelle (chapitre 6, tableau 6.4), on constate que c'est l'ensemble de celles ayant une formation post-obligatoire qui se distinguent par une infécondité plus marquée que celles qui n'ont suivi que l'école obligatoire.

D'autre part, la relation avec le type d'emploi souligne bien que certaines activités sont plus contraignantes que d'autres. C'est ainsi que les femmes exerçant une activité indépendante semblent renoncer moins souvent à la maternité et interrompent plus rarement leur carrière professionnelle à l'arrivée de l'enfant. Les cadres au contraire semblent plus souvent rester sans enfant. Une analyse antérieure avait montré une relation intrigante, l'incompatibilité exclusive apparaissant dominante parmi les employées ayant une formation supérieure. Ces dernières ont plus souvent une carrière continue que les employées de formation moins poussée, mais ce sont aussi pour elles que les activités permettent apparemment le moins de concilier carrière et famille. Mais l'observation selon laquelle, même après avoir interrompu leur carrière, ces femmes ont aussi moins d'enfants que les autres, peut faire penser que d'autres facteurs entrent en jeu dans leur faible fécondité. Nous ne disposons pas ici d'éléments pour savoir si cette sous fécondité apparente est la résultante de choix de vie. Néanmoins, on peut penser qu'il s'agit là d'emplois exigeants et que les femmes qui s'engagent dans ce type d'activités accordent, pour différentes raisons, une priorité aux aspirations professionnelles sur le projet familial, le premier acquérant donc un «statut maître» (Krüger et Levy 2001). Cependant, le fait que c'est aussi parmi les employées de niveau supérieur que l'on observe des interruptions d'activités pas forcément liées à la maternité peut suggérer que ce type d'emploi est contraignant à plus d'un égard. Il impliquerait non seulement des contraintes au quotidien difficilement compatibles avec une vie familiale, mais aussi un mode de vie, un engagement, qui exclut la réalisation du projet familial ou d'autres aspirations, sans apporter toujours une satisfaction suffisante.

2.4 *Comportements alternatifs: conciliation simultanée entre emploi et famille*

Le point commun des personnes aux comportements dits alternatifs est une logique d'accommodement entre le travail extérieur et la famille[12]. L'accommodation peut cependant être de deux types, c'est-à-dire résulter de contraintes – l'obligation économique d'avoir un travail rémunéré – ou d'une double aspiration à mener une activité professionnelle sans renoncer à réaliser son projet familial.

Si chez les femmes situées au plus bas niveau de l'échelle des professions, la poursuite de l'activité parallèlement à la constitution de la famille ne peut certainement pas être considéré comme un choix, en revanche, une minorité privilégiée semble réussir à concilier les deux. En moyenne, les femmes qui ont une carrière professionnelle ininterrompue ont une fécondité plus basse que celles qui ont une trajectoire séquentielle (1,4 enfant) et c'est surtout la conséquence du nombre important d'entre elles qui restent sans enfant. Ainsi, les femmes qui n'ont pas interrompu leur activité à la venue du premier enfant, ne se retirent, le plus souvent, pas non plus du marché du travail à l'arrivée du second enfant. La conciliation

12 Ceci dans des contextes dans lesquels, contrairement à ce qui semble être le cas dans les milieux agricoles, les espaces professionnelles et familiaux sont dissociés.

entre famille et travail semble surtout être possible pour les femmes cadres ou de profession libérale. Depuis 1990, on constate aussi une diminution des interruptions d'activité associée à un accroissement du passage au temps partiel sans période d'arrêt (Vuille 2000b).

2.4.1 *Chez les étrangères, la conciliation entre famille et emploi comme résultat de contraintes économiques*

Les femmes qui, par leurs caractéristiques socio-culturelles, appartiennent à la culture familialiste et donc devraient donner préséance à la famille sur le travail extérieur, n'interrompent pas leur activité au moment de la venue de l'enfant, constituent un exemple de conciliation entre la famille et le travail qui ne résulte vraisemblablement pas d'un choix mais de contraintes économiques. Cette situation, propre aux étrangères, ne semble pas satisfaisante et ne résout apparemment pas totalement les problèmes matériels. Les femmes étrangères citent en effet le coût de l'enfant, le logement inadéquat et la difficulté de concilier famille et travail comme les raisons majeures conduisant à ne pas souhaiter de nouvel enfant. Le projet familialiste ne peut donc pas toujours être réalisé, comme en témoigne le fait que c'est notamment parmi les femmes qui n'ont pas été élevées en Suisse et n'ont pas fait d'études supérieures que se situe la minorité des familles à enfant unique.

Aux contraintes économiques s'ajoutent les difficultés d'accès à la contraception qui entraîne apparemment les femmes étrangères à moins bien se protéger des grossesses non souhaitées. Elles ont aussi un risque accru d'avortement, celui-ci suivant généralement des rapports non protégés. Ceci est d'autant plus vrai lorsqu'elles résident dans des cantons restrictifs en la matière.

2.4.2 *Des valeurs émergentes chez certains jeunes, non religieux, et vivant en milieu urbain*

D'autres femmes ont des comportements atypiques qui semblent refléter des valeurs émergentes. C'est ainsi que se distinguent des comportements minoritaires en matière d'unions, de formation de la famille et d'articulation entre le travail et la famille.

a) La dissociation entre mariage et maternité

Pour une part importante de la population, la formalisation de l'union est associée à la venue du premier enfant, les naissances hors mariage restant peu fréquentes en Suisse malgré un accroissement important de la cohabitation prénuptiale. Une période d'union non formalisée semble au contraire accentuer le lien entre mariage et venue du premier enfant, tant par des conceptions prénuptiales que par des grossesses survenant plus rapidement après le mariage qu'en absence de cohabitation prénuptiale. Toutefois, parallèlement à ce modèle dominant caractérisé par un lien fort entre le mariage et l'arrivée de l'enfant, se développent des modèles alternatifs de projets d'enfant sans mariage, mais aussi de mariages sans une venue immédiate de l'enfant.

La vie de couple, non formalisée, devient une étape de plus en plus fréquente du début de la vie. Pour certains, cependant, les unions informelles ne sont plus des comportements transitoires vers le mariage, mais deviennent un mode de vie et le cadre de maternités. La proportion de naissances hors mariage poursuit sa progression, elle a doublé durant les années 1990, atteignant 12,4% en 2003 alors qu'elle se situait à 6,2% en 1992 (OFS 2004). Néanmoins, les secondes naissances hors mariage restent extrêmement rares, n'étant le cas que de 1,6% des femmes de l'enquête famille[13], proportion similaire dans toutes les cohortes.

Si le mariage n'apparaît donc plus comme un passage obligé pour tous, on constate cependant que, à l'opposé, il peut avoir sens en dehors d'un projet immédiat d'enfant. On a ainsi un modèle alternatif dans lequel le mariage, généralement direct, n'est pas suivi rapidement par la venue de l'enfant. Le mariage n'a alors pas une simple fonction de cadre pour la venue de l'enfant, formalisation d'une union déjà consommée. Il apparaît comme un projet en soi qui s'exprime par une union légale sans vie de couple antérieure et sans venue rapide de l'enfant. C'est ainsi que, dans la cohorte la plus jeune, un mariage précoce est associé à une plus longue période sans enfant.

13 Femmes élevées en Suisse.

b) L'enfant unique comme nouvelle forme familiale?

L'enfant unique est un projet familial qui reste minoritaire en Suisse. On peut penser qu'il exprime un modèle émergeant qui reflète les deux types de comportements alternatifs considérés ici: valeurs nouvelles et/ou contraintes. Si, le plus souvent, le retard dans la constitution de la famille n'apparaît pas influencer la taille de la descendance, ce ne semble pas toujours être le cas. En effet, chez un certain nombre de femmes, une première naissance tardive suivie d'un retour en activité peut indiquer un projet familial d'enfant unique. Cependant, plutôt qu'un nouveau modèle de comportement, l'enfant unique peut aussi être le résultat des aléas de l'existence, en particulier de la fragilisation des couples, comme en témoigne le constat selon lequel il est plus fréquent parmi les ménages monoparentaux (DFI 2004). Il ne faut en outre pas exclure le poids des contraintes économiques. C'est ainsi que, confirmant les informations relatives à la vulnérabilité économique des jeunes familles (Leu *et al.* 1997), ce sont les personnes âgées entre 25 et 39 ans et n'ayant pas suivi de formation supérieure qui citent le plus souvent le coût comme la raison de ne pas avoir d'enfant supplémentaire (et, en milieu urbain, l'inadéquation du logement). Ces opinions sont corroborées par une fréquence moindre d'enfant unique parmi les femmes de formation supérieure (et légèrement plus marquée en zone urbaine) et, au contraire, nettement plus importante chez les femmes d'origine étrangère. La fréquence accrue des familles à enfant unique en Suisse latine peut être l'expression d'une situation économique globalement moins favorable qu'en Suisse allemande. Associée à un taux plus faible d'infécondité, elle représenterait la stratégie de pis-aller caractéristique de l'Italie, où l'infécondité est peu fréquente, mais le modèle familial de l'enfant unique largement répandu.

3. Discussion: La place de l'enfant dans les projets de vie des femmes en Suisse

3.1 *La relation à l'enfant dans une société en transformation*

Comme l'a bien souligné De Bruijn (1999), c'est en situant l'analyse au niveau du comportement individuel que l'on peut contribuer au développement de cadres explicatifs des évolutions de la fécondité. L'individu est toutefois à concevoir comme le maillon central d'une chaîne qui le rattache à son environnement et l'insère dans un processus de société. Les caractéristiques du contexte influencent et structurent les comportements individuels. Mais, par son comportement, l'individu est aussi moteur du changement social. Le projet familial se situe donc à l'articulation entre les niveaux micro et meso/macro qui le marquent plus ou moins de son empreinte. Cette dialectique entre l'individu et son environnement est fondamentale pour comprendre les transformations des comportements, néanmoins elle peut conduire à des visions de mécanismes causaux d'influences réciproques qui restent très abstraits, écueil qui peut être évité en considérant les systèmes relationnels impliqués, en premier lieu la famille.

Le projet fécond est alors conçu en termes de relation à l'enfant (à l'enfant à venir) inscrite dans la diversité des situations caractéristique du paysage suisse. C'est ainsi que les changements récents sont certes marqués par une continuité avec les dynamiques antérieures comme le postulent Lesthaeghe et Neels (2002). Néanmoins, nos résultats corroborent notre thèse de départ selon laquelle trois dimensions, au moins, sont à prendre en compte pour analyser la diversité spatiale[14]. Les transformations en cours apparaissent comme un mélange de survivances et de nouveautés, situées au carrefour de références culturelles multiples et ancrées dans les inégalités du poids des contraintes du quotidien. Les spécificités de la Suisse ne sont alors pas de simples signes de persistance d'un traditionalisme marqué, mais devraient plutôt être considérées dans la mouvance de superposition de références diverses qui caractérise la postmodernité (Lüscher 1998).

14 Trois postulats proposés dans le chapitre 1.2, cadre spatial.

Nous proposons donc de discuter de la place de l'enfant dans les projets maternels en Suisse en termes de système relationnel entre l'individu et la collectivité et de passage de références simples à des références multiples (figure 7.1).

La construction du projet parental s'inscrit dans le tissu complexe qui forme la trame relationnelle liant la mère ou le père à son/sa partenaire et aux autres (la famille étendue, la communauté, les institutions). Inséré dans un tissu lâche et souple ou, au contraire, plus serré et rigide, selon les synergies qui existent entre la relation individuelle à l'enfant, la relation de couple et les relations sociales, le projet d'enfant sera plus individuel ou plus collectif. Cette distinction entre projet individuel et projet collectif implique aussi un degré variable d'initiative propre, d'autonomie du sujet, dans la construction d'un projet original qui s'écarte de la norme dominante. On retrouve, d'une certaine façon, la distinction de Bassand et Kellerhals (1975) entre les familles endo-déterminées (déterminées par les valeurs) et les familles exo-déterminées (résultat d'une action de l'individu).

C'est ainsi que l'on peut penser que, parmi les femmes qui, en Suisse, témoignent de comportements qui les rattachent à ce que nous avons appelé la culture familialiste, le projet d'enfant est plus l'expression de la mise en œuvre de valeurs partagées par le groupe d'appartenance que d'une construction individuelle, le projet d'enfant est dominé par les relations avec les autres. Au contraire, parmi les femmes qui restent sans enfant, c'est l'action de l'individu qui domine. Nous avons vu que, dans ce type de comportements, le projet professionnel prend une importance centrale (statut maître), mais que l'on ne peut cependant pas conclure que, pour la majorité d'entre elles, ces femmes ne souhaitent pas d'enfant. La relation au futur enfant apparaît néanmoins de type individuel, n'étant, le plus généralement, pas ancrée dans une relation stable de couple. Le projet d'enfant des femmes aux biographies séquentielles peut aussi être qualifié d'individuel dans le sens où elles réalisent un double projet familial et professionnel. Néanmoins, ces femmes ne semblent pas remettre en question la répartition traditionnelle des rôles au sein du couple. La relation à l'enfant est donc tributaire de relations de couple, elles-mêmes l'expression de normes traditionnelles. Nous posons en revanche l'hypothèse que les nouvelles formes de conciliation de la vie professionnelle et familiale et la transformation de la signification du couple seraient plutôt l'expression de l'émergence de nouvelles valeurs collectives que de projets individuels. Dans ce cas, la relation à l'enfant fait partie d'un nouveau type d'insertion du projet de maternité dans la société.

Au-delà de cette distinction entre une relation à l'enfant relevant d'un projet plus collectif ou plus individuel, les femmes aux comportements familialistes et séquentiels ont comme point commun de ne pas remettre en question la relation à l'enfant. Elles se rattachent à une référence relativement bien circonscrite, alors que celles qui adoptent des comportements émergents et celles qui, aujourd'hui, restent sans enfants, s'inscrivent dans un cadre plus complexe. Dans les milieux plus traditionnels, la référence est simple et le projet, qu'il soit plus ancré dans le collectif ou plutôt dans les aspirations individuelles (ou de couple), a des contours précis et sa mise en œuvre en est le reflet relativement fidèle. En revanche, les références multiples introduisent une dimension de flou dans le projet et/ou sa réalisation. C'est ainsi que, si, en soi, l'infécondité n'est pas un phénomène nouveau, sa signification est nouvelle. Si, historiquement, des régions comme les vallées alpines ont connu des périodes de très fort taux de célibat, il était associé à des contraintes économiques et/ou de systèmes d'héritage. Actuellement, l'infécondité apparaît certes aussi liée à la nuptialité et n'est probablement que rarement un choix délibéré. Elle n'est cependant pas l'expression de problèmes économiques, mais d'autres contraintes à la racine d'une incompatibilité entre différents types d'aspirations.

Figure 7.1. La relation à l'enfant: acteurs du projet fécond et cadre de référence

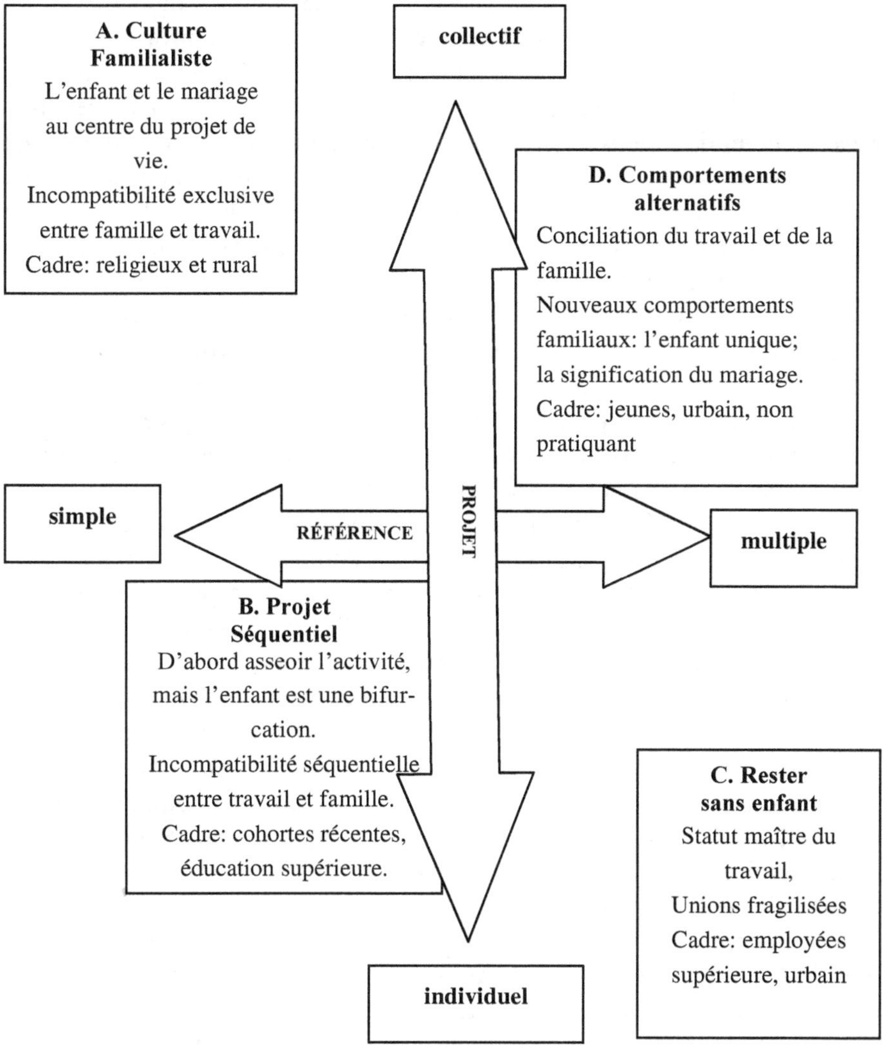

3.2 *Ambivalence et potentiel de changement*

Cette double polarité entre projet individuel ou collectif et entre référence simple ou multiple propose une autre lecture des notions de choix individuel et de comportements innovants. Même collectif, le projet est mis en oeuvre par des individus; individuel, il est le fait d'un acteur, mais d'un acteur social qui doit négocier sa marge de manœuvre. Pour reprendre le raisonnement de Smelser (1998), l'individu ne jouit pas de la «liberté» qui permet un choix rationnel; il est dans une situation de dépendance qui rend ses sentiments ambivalents. Positionnement flou entre les attentes normatives et les intentions personnelles, l'ambivalence relie les structures sociales et les actions individuelles[15]. La notion d'ambivalence, telle que développée récemment en sociologie (Lüscher 2000, 2004; Connidis et McMullin 2002), propose donc une clé de lecture pertinente de la diversité des processus familiaux. Le degré d'ambivalence exprime l'intensité de la tension entre le projet individuel et l'image collective. Il est donc fonction de l'espace d'opportunité qui s'offre à l'individu et qui circonscrit le champ possible du conflit de rôle entre les aspirations individuelles et le projet collectif. La résolution du conflit est liée à la capacité d'innovation de l'individu et aux moyens qu'il a pour diffuser le changement et le faire reconnaître et accepter. En d'autres termes, l'espace d'opportunité dont jouit une personne ouvre un potentiel d'innovation que l'individu ne pourra exploiter que s'il a les ressources – intellectuelles, sociales et matérielles – qui lui donnent la capacité de changement, cette liberté qui est la définition du développement selon Amartya Sen (1999). Il y a reproduction et non innovation en absence d'alternatives, mais aussi si l'ambivalence ne peut pas être dépassée. Comme le souligne Smelser (1998)[16], la résolution de l'ambivalence implique de suivre une stratégie intermédiaire, innovante, qui dépasse les options de fuite ou d'acceptation de la position dominante.

En matière de projet familial, il est évident que c'est pour les femmes que l'ambivalence est la plus forte, sentiments ambigus entre, d'une part, des modes de vie nouveaux (participation au marché du travail, relations plus égalitaires au sein du couple) et, d'autre part, des attentes normatives

15 Ou la double notion de l'identité exprimant l'interaction entre la composante subjective et institutionnelle (Lüscher in press, évoquant les travaux de M. Mead).

16 En s'inspirant de l'ouvrage d'Hirschman (1970): Exit, Voice et Loyalty.

et des structures sociales fondées sur une répartition traditionnelle des tâches. Et c'est à la femme de résoudre les tensions qui en découlent comme en témoignent les réponses données dans l'enquête suisse sur la famille au sujet des obstacles à la réalisation du projet d'enfant. Les femmes mentionnent en effet en premier la difficulté de conciliation entre les tâches familiales et l'activité professionnelle. Le fait que les hommes ne considèrent pas le conflit famille – travail comme un problème majeur montre bien que le système leur convient et qu'ils n'ont pas de raison de le faire changer. Ainsi par leur capacité de trouver au quotidien des moyens de concilier leurs divers rôles, les femmes sont au centre de la transformation des comportements, mais ce sont aussi elles qui ont d'autres aspirations et négocient de nouvelles normes alors que les hommes restent plus traditionnels dans leurs opinions et attitudes.

Le changement des normes familiales passe essentiellement par les femmes, mais il est évident que le potentiel de changement est bien différent selon la situation de chacune. Comme le soulignent aussi Connidis and McMullin (2002), c'est donc selon un double mécanisme que l'institution familiale peut renforcer les inégalités. Les arrangements familiaux bénéficient plus ou moins à ses membres et impliquent souvent une inégalité de répartition des ressources. Les individus qui bénéficient des arrangements familiaux résistent au changement, alors que ceux pour lesquels l'ambivalence est forte sont portés à vouloir instaurer de nouvelles normes. Toutefois, ces personnes n'ont souvent pas les capacités de faire changer les comportements. C'est bien sûr ce qui est observé dans les sociétés où la fécondité reste élevée, dans lesquelles les femmes n'ont pas l'espace de liberté qui leur ferait aspirer à d'autres valeurs que celles de la maternité ou n'ont pas les moyens de faire valoir leur souhait de planification des naissances face à un mari opposé au changement. On constate chez nous aussi, certes de façon édulcorée, que les différents types de comportements familiaux sont porteurs de plus ou moins d'ambivalence et donc de potentiel d'innovation. Les outils de négociation dont dispose l'individu pour être moteur du changement varient aussi. Selon cet éclairage, on peut alors émettre quelques hypothèses sur les évolutions en cours et le potentiel de changement dans les différents secteurs de la population.

3.2.1 Peu de changements à attendre dans les niches de culture familialiste

Dans les comportements dits familialistes, l'ambivalence est faible et les moyens individuels de négociation minimes. Parmi ces individus, caractérisés rappelons-le, avant tout, par leur pratique religieuse, le potentiel de changement des valeurs est particulièrement limité à la fois par l'adhésion des individus à la norme communautaire et l'absence de réelles opportunités pour développer des alternatives. On peut alors émettre l'hypothèse que ce type de comportement est lié au futur de la pratique religieuse. Actuellement, elle apparaît en forte décroissance, tant dans l'augmentation du nombre de personnes se déclarant sans religion que dans celles qui la déclarent sans la pratiquer. Le nombre de personnes sans appartenance religieuse atteint 11% lors du recensement 2000, alors qu'il n'était que de 1% au recensement 1970, 7,4% en 1990, 8,6% parmi les personnes interrogées en 1994/95 dans l'enquête famille. Parmi celles-ci, dans les cohortes les plus jeunes, moins de la moitié se déclare pratiquante. Entre les générations les plus âgées (nées entre 1940 et 1945) et les plus jeunes (1970-75), la proportion de femmes pratiquant régulièrement a passé de 20% à 13% La question est alors de savoir si la diminution va se poursuivre ou si l'on atteint un plancher minimum, avec le maintien d'îlots religieux, ou même si l'on va vers le phénomène d'amplification des particularismes suggéré par Lesthaeghe et Neels (2002).

L'avenir des grandes familles dépend aussi de l'existence d'un cadre permettant de réaliser le projet familial. Dans quelles mesures, les femmes des couches les moins favorisées qui, par obligation, concilient travail extérieur et famille, pourront continuer à réaliser leur projet familial étendu? Le monde rural, malgré la diffusion de modes de vie de plus en plus urbains, pourra-t-il rester le cadre qui permet la grande famille? On peut donc penser que, certes, la culture familialiste ne va pas disparaître, mais que, de plus en plus, elle va se limiter dans des niches particulières de religiosité marquée et d'espaces accueillant où les enfants trouvent leur place dans les projets de vie des femmes et dans l'organisation du quotidien, comme en témoigne le paysage suisse à cet égard en 2000 (figure 7.2).

Figure 7.2. La géographie de la culture familialiste en 2000.
Femmes de 45-64/65-79 ans ayant trois enfants et plus

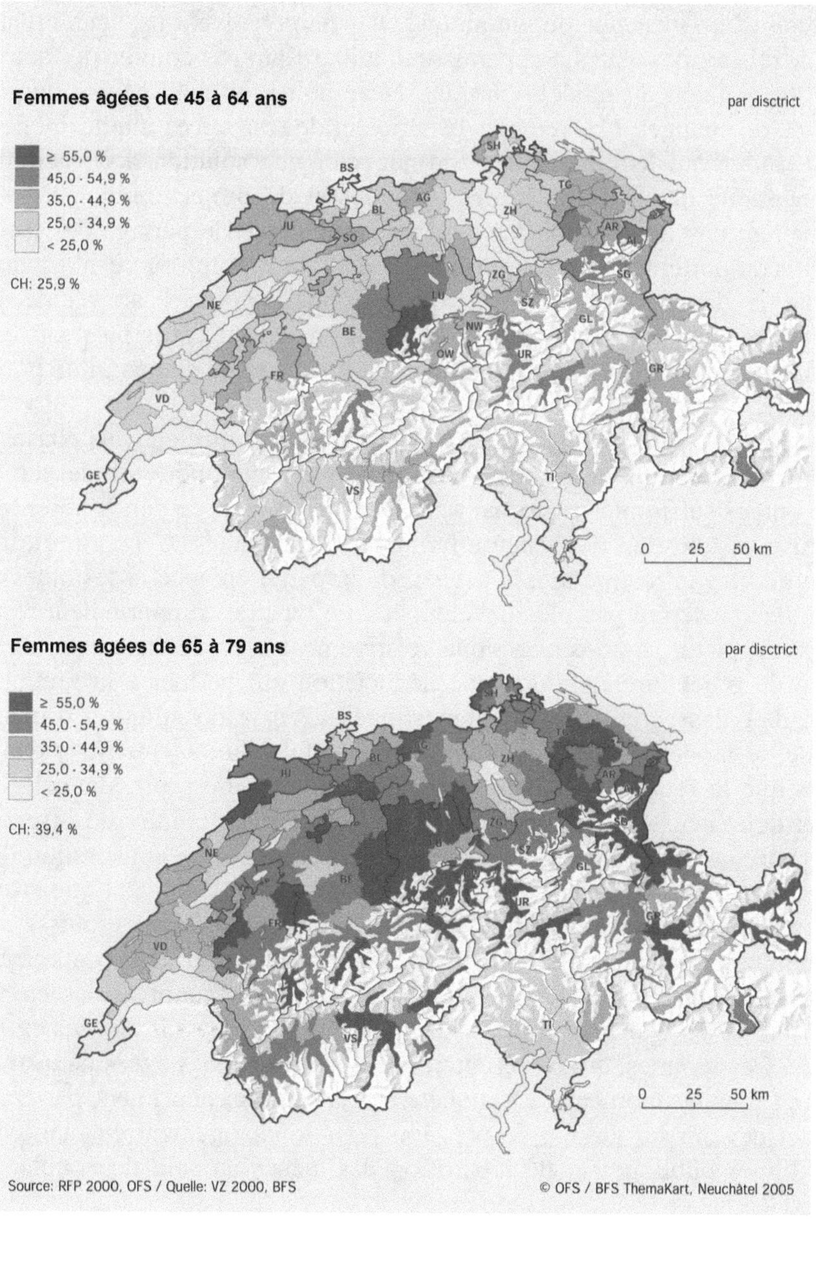

3.2.2 *Le projet séquentiel. Limites d'un pis-aller de conciliation entre travail et famille qui ne remet pas en cause les valeurs familiales*

Pour les femmes au comportement familial séquentiel, il ne semble guère y avoir d'ambivalence ou, du moins, elles ne perçoivent pas leur situation en de tels termes. Elles n'apparaissent aujourd'hui pas comme des actrices du changement du modèle familial. Néanmoins, on peut penser que cela risque de changer. Ces femmes bénéficient de ressources intellectuelles et matérielles qui leur permettent de négocier une solution de conciliation séquentielle des activités professionnelles et du projet familial. Elles ne remettent pas en question les normes familiales et le partage des tâches. Leur comportement reste traditionnel, dans la mesure où ce n'est qu'en début de vie adulte que l'activité professionnelle prime. L'arrivée de l'enfant la relègue au second plan et le retour en activité est le plus souvent à temps partiel, dans un emploi permettant une certaine disponibilité pour la famille.

Le maintien, à l'avenir, de la trajectoire d'existence en trois phases repose, par conséquent, sur deux conditions. Elle implique d'une part des ressources suffisantes pour maîtriser le projet et, d'autre part, l'absence de remise en question des valeurs familiales dominantes. Cela signifie que, tant que les infrastructures d'accueil de la petite enfance et les aides aux familles ne seront pas plus développées, ce type de comportement restera lié à un statut socio-économique relativement élevé. D'autre part, si ce type de trajectoire implique une négociation qui permet à la femme de concilier des activités extra domestiques avec la constitution d'une famille, le modèle reste néanmoins fondamentalement asymétrique dans le sens que la femme ne fait pas une véritable carrière professionnelle. On peut donc penser que, puisque l'on a à faire à des femmes de niveau de formation élevé, l'aspiration à une conciliation entre la constitution de la famille et la réalisation d'une carrière professionnelle ne peut que croître. La réalisation du double projet implique alors que la femme puisse jouir d'aide pour les soins aux enfants, de la part du conjoint et/ou de l'Etat. Si le système d'aide aux familles ne s'améliore pas, l'ambivalence entre la carrière et des valeurs familiales asymétriques va devenir de plus en plus forte. Ces femmes, qui représentaient un quart de celles âgées de quarante ans et plus au moment de l'enquête sur la famille, pourraient par conséquent devenir un groupe de pression pour le changement en matière de politiques publiques et de répartition des tâches au sein du couple. Les politiques semblent actuellement amorcer un virage avec une préoccupation croissante des instances publiques pour les questions familiales (DFI 2004). En revanche, toutes les données montrent que les transformations dans la répartition des tâches entre femmes et hommes ne sont que minimes[17] et on peut penser qu'elles n'évolueront guère tant que le monde de l'emploi restera dissocié des préoccupations familiales.

3.2.3 *L'infécondité: une ambivalence fondamentale entre le projet individuel et les structures du travail et du couple, difficile à surmonter dans l'immédiat*

Parmi les femmes qui restent sans enfant, la carrière professionnelle prime apparemment sur le projet familial. On a l'impression que les valeurs dominantes dans ce groupe de femmes sont centrées sur la réalisation du projet professionnel. Cela ne signifie pas pour autant qu'il n'y a pas ambivalence entre la carrière et des aspirations individuelles de conciliation d'un projet familial avec l'activité. Les femmes de ce groupe jouissent de ressources intellectuelles et matérielles élevées; contrairement à ce qui a été longtemps le cas, l'infécondité n'est aujourd'hui pas la conséquence d'obstacles économiques. L'analyse des données de l'enquête suisse sur la famille nous amène à penser que l'on a à faire à des contraintes d'ordre structurel, d'incompatibilité entre le fonctionnement du marché du travail et l'investissement dans une relation conjugale stable. Alors que des carrières dans des professions indépendantes ne semblent pas incompatibles avec la constitution de la famille, certains emplois salariés exigent apparemment un engagement qui met en péril le projet conjugal. Réciproquement, le fonctionnement actuel du couple intègre difficilement une carrière féminine exigeante.

Certes, une meilleure répartition des tâches domestiques entre hommes et femmes et des appuis institutionnels pour le soin des enfants, pourraient rendre la conciliation entre travail et famille plus facile. On constate en effet que l'infécondité est moindre en Suisse latine, région dans laquelle les infrastructures d'accueil de la petite enfance sont un peu plus dévelop-

17 Les enquêtes sur l'emploi du temps arrivent au même constat dans l'ensemble des pays occidentaux (voir travaux conférence annuelle 2004 de l'Association internationale pour la recherche sur l'emploi du temps – http://petra1.istat.it/timeuse/index8.htm – en particulier Craig sur l'Australie, Gray pour la Grande-Bretagne et Stratton *et al.* pour les Etats-Unis et le Danemark).

pées. Mais au-delà des problèmes de la gestion du quotidien, on a l'impression que, pour ce groupe de femmes, l'incompatibilité est plus profonde, ancrée dans le fonctionnement de la société qui caractérise particulièrement le contexte urbain (voir figure 7.3).

Figure 7.3. La géographie de l'infécondité en 2000.
Femmes de 45-64/65-79 ans sans enfant

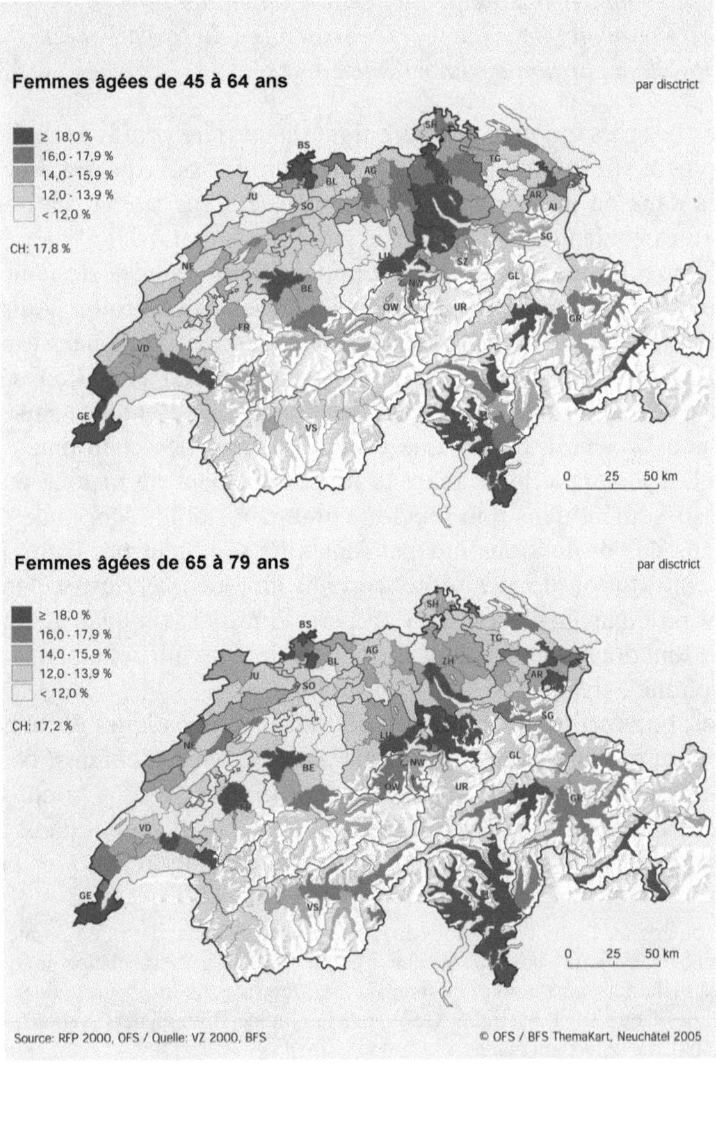

C'est la reconnaissance, au travail comme au sein du couple, qu'il ne suffit pas d'ouvrir aux femmes les filières d'études supérieurs et les postes à responsabilité pour qu'elles puissent faire carrière, mais que l'équité entre les sexes implique de prendre en compte les interrelations entre les rôles productifs et reproductifs. Le monde du travail doit considérer les individus, femmes et hommes, comme des travailleurs qui ont des besoins familiaux. Les relations de couple doivent pouvoir gérer la double carrière. Les femmes de ce groupe devraient être des moteurs du changement à cet égard. Néanmoins, pour l'instant, elles sont nombreuses à, finalement, rester sans enfant et la conjoncture ne semble guère favorable au changement. On a plutôt l'impression que le monde du travail prend de moins en moins en compte les besoins des individus et que l'institution conjugale, fragilisée par les mutations sociales, se cherche et n'est pas prête à trouver de nouvelles articulations avec la carrière professionnelle féminine[18]. Par conséquent, on peut penser que, dans l'immédiat, l'infécondité ne va pas diminuer.

3.2.4 *Les comportements alternatifs*

a) Ambivalence croissante entre famille et travail: moteur du changement... à deux vitesses

Le modèle de la trajectoire professionnelle en trois phases – à savoir l'interruption de l'activité au moment de la venue du premier enfant et la reprise lorsque les enfants ont grandi – semble perdre de son importance au bénéfice de parcours sans interruption. Dans le contexte actuel de situation économique peu favorable et de nouvelles aspirations des jeunes femmes, l'ambivalence croissante entre l'investissement attendu par la société dans le rôle de mère et la conciliation entre les tâches familiales et les fonctions professionnelles est certainement un puissant moteur du changement, mais aussi de creusement des inégalités. C'est en fait deux effets diamétralement opposés que cette ambivalence croissante semble engendrer. D'une part, on constate que, en revenu équivalent, ce sont les familles de trois enfants et plus qui se situent en bas de l'échelle (DFI

18 Dans la ligne du récent travail de Kellerhals *et al.* (2004) relatif à la résolution des conflits selon le mode de fonctionnement du couple, il serait pertinent d'examiner la diversité des situations à cet égard.

2004); on peut donc penser que la mise en œuvre d'un projet de grandes familles va être de plus en plus difficile dans les couches plus défavorisées. Par conséquent, chez nous aussi, on devrait avoir des cas de malthusianisme de la pauvreté, c'est-à-dire, de femmes pour lesquelles des raisons économiques contraignent à avoir moins d'enfants que souhaité. En revanche, les femmes disposant de ressources intellectuelles et matérielles élevées souhaiteront de plus en plus pouvoir réaliser leur projet familial sans renoncer à leur activité extra familiale et, comme nous l'avons mentionné ci-dessus, contribueront à faire pression sur les politiques publiques à défaut de modifier radicalement les structures de la société.

b) Nouvelles formes familiales: Le couple à l'épreuve du monde du travail

Comme indiqué ci-dessus, l'enfant unique apparaît en Suisse plutôt comme le résultat de contraintes qui empêchent les femmes de réaliser un autre projet familial que, véritablement, un nouveau type de comportement. Il s'agit avant tout de femmes disposant de ressources limitées. Cette situation pourrait aussi se développer quelque peu comme une alternative à l'infécondité lorsque la carrière professionnelle est trop exigeante. L'évolution des familles à enfant unique dépend donc de la conjoncture économique et de la rigidité du monde du travail, mais les données de l'enquête famille ne donnent pas l'impression qu'il s'agit là d'un nouveau modèle qui va se diffuser de façon importante.

La question clé du comportement familial est certainement la transformation des relations de couple. Le mariage ne représente plus une bifurcation dans la vie de la jeune femme, mais la mise en couple, le plus souvent officialisée par le mariage, reste l'événement fondateur de la réalisation du projet familial. Il est difficile de dire si l'importance du mariage n'est que la conséquence d'un cadre législatif qui rend la cohabitation non formalisée et, encore plus, les naissances hors mariage peu propices. Est-ce que le mariage conserve un sens en soi ou n'est-il qu'un passage obligé? L'accroissement des maternités hors mariage est-il l'indice de l'émergence d'un nouveau mode de vie?

Sans enquêtes plus approfondies sur ce sujet, il n'est pas possible de véritablement conclure sur la signification du mariage. Néanmoins, des réponses données aux diverses questions à ce sujet dans l'enquête famille, émerge une image très intéressante qui témoigne d'un attachement à l'institution du mariage, mais pas forcément comme le cadre obligatoire des naissances. Seule une personne sur dix considère que le mariage est une institution périmée, proportion qui varie peu entre les cohortes. En revanche, six personnes sur dix peuvent imaginer avoir un enfant hors mariage[19], un quart en dehors d'une union stable et près de la moitié peuvent comprendre qu'une femme veuille avoir et élever un enfant seule; pour 80% des individus, le fait d'être non marié n'est pas une raison pour accepter une interruption de grossesse. A l'exception de ce dernier point de vue, dont la diminution dans les cohortes les plus jeunes témoigne d'une acceptation croissante des interruptions de grossesse, on ne dénote pas des opinions plus ouvertes dans les plus jeunes générations, c'est au contraire parmi leurs aînées, nées dans les années 1950 et 1960, que la parentalité apparaît le moins liée au mariage.

Au-delà de l'évolution complexe de la signification du mariage, ce qui est évident dans notre analyse c'est l'ancrage de la parentalité dans une relation de couple. D'une part, la mise en couple reste un événement fondateur qui ne suit pas le retard de calendrier des autres étapes de la réalisation du projet familial; d'autre part, la stabilité des unions est au centre du projet d'enfant. La répartition des rôles entre femmes et hommes et le partage des tâches au quotidien sont les facteurs clé de l'ambivalence à laquelle les femmes sont confrontées. On peut penser que la fragilisation des unions reflète aussi la difficulté des femmes à concilier un projet individuel aux aspirations multiples avec les attentes d'un cadre normatif familial traditionnel auquel, généralement, l'homme adhère plus qu'elles. De meilleures structures d'accueil des enfants faciliteront la gestion du quotidien, mais ne vont pas résoudre la question de fond qui est le fait que ce sont les femmes qui vivent l'ambivalence. Il est certes un peu simplificateur de supposer que les hommes ne ressentent pas aussi un conflit entre leurs projets familiaux et les contraintes du travail et il serait nécessaire de mener une recherche approfondie à cet égard. Mais il est évident que ce ne sont pas eux qui remettent en question le modèle dominant et que ce sont rarement eux qui doivent choisir entre le travail et la famille. Les valeurs familiales restent prédominantes dans la société, mais le projet familial doit s'adapter à un monde du travail qui est de plus en plus rigide. La petite famille tardive est la réponse la plus répandue. Sans des changements structurels, la capacité d'adaptation du projet familial arrive à ses limites.

19 Réponse à la question: «Pourriez-vous imaginer d'avoir un enfant sans être mariéE, mais en vivant en couple?».

Bien souvent, les femmes n'ont d'autres solutions que de renoncer (du moins partiellement) à leur projet professionnel ou à leur projet familial.

Un contexte économique privilégié permet souvent de mieux gérer le quotidien, mais l'ambivalence se retrouve apparemment dans tous les milieux. Les données de l'enquête famille montrent, par exemple, que le recours à l'avortement, indicateur pertinent de l'ambivalence dans un contexte d'accès généralisé à la contraception, est accru chez les femmes jeunes, célibataires et en milieu urbain, ceci indépendamment du niveau de formation. L'axe économique semble donc insuffisant pour expliquer l'articulation entre famille et travail. On relève aussi l'absence d'évolution temporelle (pas d'effet de cohorte) de l'influence de la maternité sur l'activité professionnelle. C'est le type d'activité qui apparaît comme central, événement fondateur qui va influencer le parcours de vie familiale. Se greffe le manque d'infrastructure d'accueil pour les enfants comme un élément supplémentaire qui multiplie les disparités liées aux ressources des femmes tant en matière financière qu'en termes de réseaux familiaux.

Ainsi, la Suisse se caractérise certes par les trois dimensions énoncées en introduction sous forme de postulats, mais celles-ci s'articulent de façon complexe. Les résultats de notre analyse nous conduisent à penser que les contraintes au quotidien, en tant que «facteur limitant», représente la dimension principale de la diversité des situations. La mosaïque suisse reflète alors la façon dont les obstacles à la réalisation du projet d'enfant s'inscrivent dans les contextes locaux forgés par des dynamiques de réinterprétation des comportements anciens au carrefour de diverses influences culturelles.

Annexe

Méthodes d'analyse des biographies

Jean-Marie LE GOFF

Ainsi que plusieurs fois soulignés dans cet ouvrage, l'enquête suisse sur la famille comporte un volet biographique dans lequel les individus ont été interrogés sur leur parcours de vie entre l'âge de 15 ans et le moment de l'enquête (19 à 49 ans). Les domaines biographiques abordés sont les unions, la constitution de la descendance, la mobilité intercommunale, la formation et les activités professionnelles. Pour exploiter ces données, nous sommes partis d'un postulat de base, à savoir que ce type de données permet d'approcher les parcours de vie sous la forme de processus dans lesquels les différentes inscriptions dans chaque domaine biographique interagissent les unes avec les autres. Nous nous sommes alors refusés d'appréhender les données rétrospectives à la manière d'une enquête transversale dans laquelle serait seulement ajoutée la dimension du temps (ou du passé des individus). Nous avons plutôt considéré que le temps était la composante essentielle des processus que nous souhaitions analyser. Ce postulat de base nous a amené à utiliser les méthodes statistiques d'analyse des biographies.

L'analyse des biographies, libre traduction de *Event History Analysis*, se situe à bien des égards dans le prolongement des méthodes classiques de l'analyse démographique longitudinale. De manière analogue à l'étude de la mortalité par le moyen de la construction de *«tables de survie»*, ces méthodes visent à étudier la distribution des événements et transitions du parcours de vie au cours du temps. Elles visent toutefois aussi à analyser le rôle joué par différents facteurs sur la distribution de ces événements au cours du temps. Ces facteurs peuvent, en premier lieu se rapporter au contexte (local, institutionnel, disponibilité de certaines ressources) dans lesquels se déroulent les existences. En second lieu, les facteurs peuvent se rapporter aux caractéristiques possédées par les individus, par exemple, les appartenances et les insertions sociales.

Bien que ces méthodes aient été développées pour leur grande part dans les sciences médicales ainsi que dans les sciences de l'ingénieur, elles connaissent une diffusion importante ainsi que quelques développements spécifiques depuis le milieu des années quatre-vingt dans l'ensemble des sciences sociales et humaines, notamment en démographie, sociologie et économie (Courgeau et Lelièvre 1989, Blossfeld *et al.* 2002, Lancaster 1990).

Les méthodes d'analyse des biographies s'appuient sur une notion probabiliste, *«le risque»*, qui, malheureusement, est une notion peu aisée à présenter de façon «littéraire». En outre, ces méthodes reposent sur une formalisation mathématique parfois complexe. Nous prendrons le parti dans cette courte présentation consacrée à ces méthodes de présenter les notions les plus importantes de l'analyse des biographies. Un premier point présente ainsi de manière succinctes les différents notions probabilistes de l'analyse des biographies. Le deuxième point est plus spécifiquement consacré à la mise en œuvre des différentes méthodes de l'analyse des biographies.

1. Notions probabilistes de l'analyse des biographies

Pour présenter les diverses notions de l'analyse des biographies, nous nous appuierons sur l'exemple de l'analyse de l'occurrence de la première maternité selon l'âge des femmes interrogées dans le cadre de l'enquête suisse sur la famille. T représente pour chacune des femmes prises en compte la durée écoulée entre l'âge de 15 ans et la naissance du premier enfant. T est donc une variable aléatoire. Il est important de souligner que les femmes qui ne connaissent pas de première maternité durant la période d'observation sont prises en compte dans l'analyse. La durée T prise en compte pour ces femmes est alors la quantité de temps qui s'écoule entre l'âge de 15 ans et la fin de la période d'observation (date de l'enquête). Cette durée est alors dite *censurée à droite* (Courgeau et Lelièvre 1989). Le temps étant considéré continu, t représente l'instant auquel se situe l'observateur. Ce temps t est mesuré à partir d'une horloge ou d'un chronomètre dans lequel l'instant initial, symbolisé par t_0, est l'âge de 15 ans et l'unité de temps prise en compte est l'âge.

1.1 *Fonction de séjour*

Dans l'analyse démographique classique (Pressat 1983), un indicateur souvent utilisé pour décrire un événement tel que la première maternité est celui de la proportion cumulée des individus ayant connu l'événement à chaque âge. La proportion complémentaire à 1 de cette proportion cumulée (1-part des femmes ayant mis au monde un enfant à l'âge x) correspond à la probabilité de ne pas avoir encore mis au monde un enfant. La distribution de cette probabilité en fonction de l'âge va décrire la *fonction de séjour S(t)* dans la situation de femme sans enfant. La fonction de séjour dans une situation[1] est couramment utilisée dans les méthodes d'analyse des biographies. Cette fonction se formalise de la manière suivante:

$$S(t) = P(T \geq t) \qquad 0 < t < \infty$$

En l'absence de données censurées, $S(t)$ représente à l'instant t le rapport du nombre de femmes qui n'ont pas encore connu une première maternité à l'effectif total des femmes qui étaient présentes au début de l'observation t_0. Cette proportion est un indicateur de stock. $S(t_0) = 1$ et $S(t)$ est décroissante au cours du temps, au fur et à mesure que les femmes connaissent une maternité.

1.2 *Fonction de risques*

Contrairement à la fonction de séjour, le *risque* est un indicateur de flux dont l'évaluation à chaque instant décrit l'évolution des rythmes d'occurrence des premières maternités au cours du temps. Le risque a une forte analogie avec le *«quotient»*, ce dernier étant une notion couramment utilisée dans l'analyse démographique classique. Un quotient désigne la probabilité de connaître un événement pendant un intervalle de temps $[t, t + 1[$, *sachant que* les individus n'avaient pas déjà connu cet événement avant

1 Dans le cas de l'analyse de la mortalité, on parlera de *fonction de survie*.

cet intervalle de temps. Le quotient, calculé pour chaque intervalle de temps $[t, t+1[$, est donc une probabilité conditionnelle:

$$h(t,t+1) = P(T < t+1 / T \geq t)$$

En l'absence de durées censurées, cette probabilité conditionnelle est estimée en rapportant le nombre de femmes qui connaissent leur première maternité durant l'intervalle de temps considéré au nombre de femmes qui n'ont pas encore connu cet événement au début de cet intervalle. Il est important de souligner que les grandeurs obtenues dans l'estimation de ces quotients dépendent de l'unité de temps prise en compte. Ainsi, si cette unité de temps est le mois, des quotients mensuels seront nettement moins élevés que des quotients annuels. Si l'unité de temps devient la journée l'estimation de quotients quotidiens aboutit à des valeurs quasiment nulles. Il en va différemment si le nombre de maternités constatées au cours d'une journée est ramené à ce qu'il serait tout au long d'une année sous l'hypothèse d'un quotient quotidien constant (Pressat 1983). Dans ce cas:

$$h(j) = P(T < j+1 / T \geq j) \times 365$$

Où j symbolise ici le jour pris en compte.

A la différence de $h(t, t+1)$, $h(j)$ n'est pas une probabilité mais une densité de probabilité: sa valeur peut être supérieure à un. Le risque est l'équivalent de la grandeur $h(j)$ à ceci près que l'on se situe en temps continu, c'est-à-dire, en considérant un intervalle de temps Δt qui est très petit. Le risque d'occurrence de l'événement, conditionnellement au séjour jusqu'à t, se formalise alors de la façon suivante:

$$h(t) = \lim_{\Delta t \to 0} \frac{P(t \leq T < t + \Delta t / T \geq t)}{\Delta t}$$

Le risque $h(t)$ mesure le nombre moyen attendu d'événements au cours d'une unité de temps alors que l'inverse de $h(t)$ mesure la durée moyenne s'écoulant avant l'occurrence d'un événement (Courgeau et Lelièvre

1989). Le risque est parfois appelé probabilité instantanée, mais ce terme est inexact car il s'agit d'une densité de probabilité conditionnelle et non d'une probabilité proprement dite. Le terme de *quotient instantané* est parfois utilisé en tant que synonyme du risque, en raison de sa similarité avec le quotient. Le terme de *taux instantané* est aussi parfois utilisé. Un terme employé dans le cas spécifique de l'analyse de la mortalité est celui de *force de mortalité* (Pressat 1979). Un autre terme utilisé est celui d'*intensité.* Ce terme vient cependant se confondre avec la signification qu'il a dans l'analyse démographique classique à savoir, par exemple dans le cas de la fécondité tous rangs de naissance confondus, la descendance finale (Pressat 1979). Signalons par ailleurs que le terme anglo-saxon le plus souvent employé est celui de *«hazard»*, la fonction de risque étant alors désignée par *«hazard function»*. Les différentes méthodes d'estimation de *h(t)* s'appuient sur l'idée qu'à chaque instant *t*, la population prise en compte, c'est-à-dire, la population présente à l'instant initial moins les individus qui ont connu l'événement ou qui sont sortis d'observation avant *t*, est dite *«soumise au risque»* de connaître l'événement (Lelièvre & Bringé 1998).

2. Mise en œuvre de l'analyse des biographies

Il existe différentes méthodes d'estimation des risques et du rôle joué par les différentes caractéristiques individuelles sur ces risques. Avant de présenter les principes de ces différentes méthodes, il est important de souligner que l'approche biographique nécessite un examen précis de la population prise en compte dans l'analyse (Bocquier 1996). La définition de cette population se révèle difficile dans le cas des enquêtes rétrospectives. Cette question se pose, par exemple, à propos des personnes immigrées dont une partie de leur existence s'est déroulée en dehors du territoire couvert par l'enquête. Ainsi, les données de l'enquête sur la famille retracent, non seulement les biographies des personnes nées en Suisse, mais aussi celles de personnes nées dans un autre pays et qui sont arrivées en Suisse au cours de la période d'observation couverte par l'enquête. Prendre en compte ces personnes dès leur naissance n'est pas possible puisque le questionnement porte sur la fécondité en Suisse. Par ailleurs, prendre en compte ces personnes à partir de leur entrée en Suisse peut parfois poser problème si le design d'enquête implique un processus de sélection des personnes enquêtées[2]. En conséquence, les analyses biographiques sont souvent effectuées à partir d'une population dont l'ensemble des membres est présent à l'instant initial.

Ainsi que nous l'avons déjà mentionné, les méthodes d'analyse des biographies sont le plus souvent utilisées en fonction de deux types d'objectifs. En premier lieu, il s'agit d'observer la durée dans un état ou dans une situation et l'occurrence d'un événement qui vient marquer la fin de cette situation. L'intérêt port ainsi sur la distribution de cet événement au cours du temps pour une population donnée et, cela à partir de l'estimation des notions probabilistes que nous venons de présenter. Sont alors le plus souvent utilisées des méthodes d'estimation des risques qui sont dites *non-paramétriques*. En second lieu, il s'agit d'analyser les différences interindividuelles (par exemple, le niveau de diplôme) ou les différences contextuelles (la région), sur le processus étudié. L'évaluation du rôle joué par ces différentes caractéristiques est, en règle générale, réalisée au moyen de méthodes de régression dites *semi-paramétriques* ou *paramétriques*.

Les méthodes *non-paramétriques* ne font d'hypothèses ni sur la forme de la distribution des risques au cours du temps[3] ni sur le rôle joué par les différentes caractéristiques sur ces risques. Deux méthodes d'estimation non-paramétriques sont couramment utilisées. La première, dite de *Kaplan-Meier*, est utilisée lorsque l'unité de temps considérée est courte (intervalle mensuel) et qu'il y a peu d'événements qui surviennent simultanément durant un intervalle de temps (Blossfeld et Rohwer 2002). Le

2 Dans le cas de l'enquête sur la famille, il peut y avoir un phénomène de sélection des immigrés en ce sens que, s'agissant d'une enquête rétrospective, les personnes immigrées arrivées avant la crise économique de 1975 ne seront pas représentatives de l'ensemble des personnes immigrées d'avant 1975. En effet, cette crise ayant eu pour conséquence le départ d'une part importante des étrangers qui avaient perdu leur emploi, ceux qui sont restés (et qui ont donc été susceptibles d'êtres interrogés 20 ans plus tard) sont ceux qui n'avaient pas perdu leur emploi, peut-être parce qu'ils travaillaient dans une branche d'activité non-touchée par la crise ou dans un emploi demandant une qualification particulière, etc.

3 L'absence d'hypothèse sur la distribution du risque au cours du temps signifie que le risque de connaître l'événement à un moment donné est indépendant des risques obtenus estimés aux moments antérieurs.

risque associé à cet intervalle de temps est estimé en faisant le rapport du nombre d'individus qui connaissent l'événement durant cet intervalle de temps au nombre d'individus qui n'avaient pas encore connu l'événement au début de cet intervalle. Si l'unité de temps est grande (année) ou si de nombreux individus connaissent l'événement à chaque intervalle de temps, sont alors plutôt préférées les *méthodes actuarielles* d'estimation des risques, ou *méthodes de la table de survie* (Courgeau et Lelièvre 1989). Les estimations des risques selon cette deuxième méthode reposent sur l'hypothèse que les transitions d'une situation à une autre se distribuent uniformément le long de l'intervalle de temps considéré: le risque est alors considéré constant tout au long de cet intervalle[4].

Il est à noter que, quelle que soit la méthode utilisée, la distribution des échéances au cours du temps est souvent décrite à partir de l'examen de la distribution du *risque cumulé H(t)* au cours du temps plutôt que par l'évolution du risque *h(t)*: le risque cumulé *H(t)* représente la somme à l'instant t des risques *h(t)* entre t_0 et *t*.

$$H(t) = \int_{t_0}^{t} h(t) \approx \sum_{t_0}^{t} h(t)$$

Par ailleurs, il existe un lien entre le risque cumulé et la fonction de séjour *S(t)*:

$$H(t) = -\log S(t)$$

Formellement, *H(t)* représente à chaque instant *t* l'estimation du nombre d'échéances (nombre de premières maternités) qui seraient statistiquement survenues à un individu si celui-ci était constamment soumis au risque de connaître cet événement. Les représentations graphiques de *H(t)* en fonction de *t* permettent de décrire l'évolution générale des risques au cours du temps. En effet, l'interprétation de graphiques de *h(t)* en fonction du temps est délicate, des variations aléatoires affectant souvent la distribution du risque, surtout en fin de période lorsque la population soumise au risque est composée de peu d'individus. Les représentations graphiques de *H(t)* présentent l'avantage de lisser ces effets aléatoires. La lecture de ces

4 Pour une présentation détaillée de ces méthodes et leur usage avec SPSS®, voir Forney et Le Goff (2004).

graphiques doit se focaliser sur l'évolution de la pente des courbes obtenues plutôt que sur les grandeurs estimées à chaque instant. Ainsi une courbe d'allure convexe signifie que le risque va dans le sens d'une diminution au cours du temps alors qu'une pente d'allure concave signifie un risque croissant. De même, une pente linéaire indique un risque constant.

Quelle que soit la méthode utilisée, l'estimation des risques est accompagnée de celle de leur variance. L'estimation de ces dernières offre alors la possibilité d'effectuer des tests statistiques visant à comparer les distributions des risques pour différentes sous-populations (Courgeau et Lelièvre 1989). Les méthodes non-paramétriques présentent néanmoins un inconvénient lorsque l'on veut subdiviser la population mère en fonction de plusieurs caractéristiques. En effet, de la même manière que dans le cas de tableaux croisés à plusieurs dimensions, l'on se retrouve très vite confronté à de petits effectifs. C'est la raison pour laquelle les méthodes non-paramétriques sont le plus souvent utilisées à des fins exploratoires.

Dans cet ouvrage, le rôle joué par l'ensemble des caractéristiques sur l'occurrence de l'événement étudié a été estimé dans le cas de l'analyse de l'avortement (chapitre 5) au moyen des méthodes *semi-paramétriques* et, dans le cas de l'analyse de la fécondité selon le rang (chapitre 2) ou en interaction avec les interruptions d'activité professionnelle, au moyen des méthodes paramétriques. Les méthodes semi-paramétriques, couramment aussi appelés *modèles de Cox* reposent sur l'hypothèse dite du *risque proportionnel* (Courgeau et Lelièvre 1989). Cette hypothèse signifie que les individus auxquels est associée une caractéristique donnée ont, quel que soit le moment considéré, un risque $h(t)$ qui est multiplié par une constante en comparaison avec le risque $h_0(t)$ des individus qui ne présentent pas cette caractéristique:

$$h(t)=h_0(t)*cste$$

L'objet de l'analyse est ainsi d'estimer cette constante. Plus exactement, c'est le logarithme de cette constante qui est estimé à partir de la méthode dite de l'estimation du maximum d'une vraisemblance partielle:

$$log[h(t)]= log[h_0(t)]+ \beta,$$

où ß est le paramètre à estimer.

Plusieurs caractéristiques (niveau de diplôme, religion, etc.) peuvent être prises en compte ensemble. Comme pour toutes méthodes de régression, le rôle joué par chacune des caractéristiques sur le logarithme du risque est alors estimé *toutes choses égales par ailleurs*, c'est-à-dire ici, conditionnellement aux autres variables en présence:

$$log[h(t, z)] = log[h_0(t)] + z\beta$$

où $z = (z_1, z_2, \ldots, z_i, \ldots)$: z_i est égal à 0 ou 1, indiquant si les individus possèdent la caractéristique i ou non. ß est un vecteur colonne de paramètres. Il est à noter que, théoriquement, z_i peut aussi être une caractéristique quantitative. Par ailleurs:

$$\beta = \begin{pmatrix} \beta_1 \\ \beta_2 \\ \ldots \\ \ldots \\ \beta_i \end{pmatrix}$$

L'estimation des différents paramètres β_i nécessite donc au préalable que soit défini un groupe d'individus de référence, c'est-à-dire, l'ensemble des individus pour qui z=0. Les estimations semi-paramétriques permettent ainsi l'introduction de caractéristiques qui peuvent se transformer au cours du temps (par exemple, le statut matrimonial).

Dans ce cas:

$$log[h(t, z_t)] = log[h_0(t)] + z_t\beta$$

où l'indice t indique ici la dépendance au temps des variables explicatives z prises en compte.

La possibilité de prendre en compte des caractéristiques dépendantes du temps dans les méthodes semi-paramétriques est sans doute ce qui fait leur puissance. Les *méthodes paramétriques* permettent également cette possibilité. L'idée sous-jacente à ces méthodes est non seulement de modéliser le rôle joué par une caractéristique, le plus souvent avec l'hypothèse du risque proportionnel, mais aussi de modéliser la distribution du risque au cours du temps pour les individus de référence.

Dans une première génération de modèles paramétriques, cette distribution était modélisée sur l'ensemble de la période considérée. Par exemple, une fonction de *Gompertz,* dans lequel le logarithme du risque est une fonction linéaire du temps, ou une fonction de *Weibull,* dans lequel le logarithme du risque est une fonction linéaire du logarithme du temps, permet de modéliser un risque toujours croissant ou toujours décroissant. De même, un risque croissant puis décroissant peut être modélisé par une fonction *logistique* ou *log-logistique.* Cette première génération de méthodes paramétriques, en imposant une distribution du risque dont les paramètres restent invariants sur l'ensemble de la période d'observation, s'est avérée cependant peu adéquate à l'analyse des événements du parcours de vie. Une deuxième génération, plus souple d'utilisation, s'appuie sur un découpage de la période d'observation en plusieurs intervalles de temps. Les anglo-saxons utilisent le terme de *piecewise hazard models* pour désigner ce type de modélisation, qui peut être traduit par modèle de *risque par segment.* Pour chacun de ces intervalles sont estimés les paramètres d'une distribution connue, le plus souvent simple. On peut ainsi considérer que le risque est constant dans chaque intervalle de temps, mais diffère entre chaque intervalle, on parle alors de *piecewise constant hazard model* (Blossfeld & Rohwer 2002). Dans le cas présent, nous avons été particulièrement intéressé par les *piecewise linear hazard models,* ou *modèle de Gompertz généralisé,* ces modèles pouvant être estimés à partir du *package* spécialisé aML® (Lillard et Panis 2003). Dans ce modèle, il s'agit de considérer que dans chaque intervalle de temps, le logarithme du risque suit une fonction linéaire du temps. En d'autres termes, la modélisation consiste à estimer des pentes (croissantes ou décroissantes) pour chacun des intervalles de temps, permettant ainsi de modéliser les évolutions du risques au cours du temps.

L'intérêt de aML® est qu'il permet de modéliser l'effet de différentes horloges (durée depuis l'instant initial, âge, temps historique, etc.) selon le même principe d'estimation de risques par un modèle de Gompertz généralisé. Bien entendu, il permet aussi d'estimer le rôle joué par les caractéristiques individuelles, ces dernières pouvant être dépendantes du temps, avec l'hypothèse de proportionnalités des risques.

3. Conclusion

Le traitement de données longitudinales à partir des méthodes d'analyse des biographies permet une approche dynamique des parcours de vie, la perspective privilégiée correspondant à suivre les individus au cours du temps. La démarche consiste à appréhender les biographies «en train de se dérouler». Ce type de méthode repose sur une distinction du passé ou du présent des individus et de leur futur, en ce sens que les événements passés et présents sont factuels alors que les événements futurs sont des possibilités. Ces possibilités se réalisent, ou se matérialisent, d'une part en fonction du passé des individus, et d'autre part en fonction des opportunités offertes par les contextes et les circonstances du moment.

Notre travail de recherche ayant commencé dès 1996, celui-ci a progressé en prenant en compte les avancées méthodologiques de l'analyse des biographies. Ainsi, si nous avons au départ privilégié l'usage des méthodes semi-paramétriques, la diffusion des modèles *piecewise* au sein de la communauté des chercheurs nous a amené à appliquer ce type de modélisation et à en apprécier les apports. Il reste néanmoins que pour des raisons de temps, nous n'avons pas systématiquement repris des analyses initialement réalisées à partir de modèles semi-paramétriques, raison pour laquelle les estimations présentées dans cet ouvrage reposent sur des méthodes différentes.

Bibliographie

ADEBAYO, A., 1990, «Male attitudes toward abortion: an analysis of urban survey data». *Social Indicators Research*, 22, pp. 213-228.

ALLEN, P. & BALARO, G., 1994, «Nouvelles perspectives dans la modélisation». *Intégrer population et développement*. Chaire Quételet 1990, Louvain-la-Neuve, Institut de démographie UCL, CIDEP, CEPED.

ALLISON, P. D., 1984, *Event History Analysis: Regression for Longitudinal Event Data*. Newbury Park: Sage.

–, 1995, *Survival Analysis Using the SAS® System*. Cary: SAS Campus Drive.

ANDERSSON, G., 2002, «Fertility developments in Norway and Sweden since the 1960s». *Demographic Research* [Online] 6/4.
Available http://www.demographic-research.org/.

ARIÈS, P., 1960, *L'enfant et la vie familiale sous l'ancien régime*. Paris: Plon.

–, 1977, «Le devenir de la famille: les voies de l'histoire», in A. BERGE (ed.), *Etre parent aujourd'hui*. Toulouse: Privat, pp. 13-21.

ARNEY, W. & TRESCHER, W., 1976, «Trends in attitudes toward abortion, 1972-1975». *Family Planning Perspectives*, 8(3), pp. 117-124.

ASDAC, 1991, *Interruption de Grossesse en Suisse: Lois, Pratiques et Prévention*. Deuxième édition, Lausanne.

BACCAINI, B., 1995, «Le contraste géographique des comportements de contraceptions». *Population*, 50(2), pp. 291-330.

BADINTER, E., 1980, *L'amour en plus. Histoire de l'amour maternel au XVIIe-XXe siècles*. Paris: Flammarion.

BAJOS, N., FERRAND, M. et l'équipe GINE, 2002, *De la contraception à l'avortement: sociologie des grossesses non prévues*. Paris: Inserm.

BALASSONE, M., 1989, «Risk of contraceptive discontinuation among adolescents». *Journal of Adolescent Health Care*, 19, pp. 527-533.

BARRÈRE-MAURISSON, M. A., DAUNE-RICHARD, A.-M. & LETABLIER., M.-T., 1987, «Le travail à temps partiel plus développé au Royaume-Uni qu'en France». *Economie et statistiques*, 220, pp. 47-56.

BASSAND, M. & KELLERHALS, J., 1975, *Familles urbaines et fécondité*. Genève: Georg Libr. de l'Univ.

BARONI, C., 1972, *Mieux que la pilule*. Nyon: Ed. Lynx, coll. L'homme sans masque.

BAUER, T., STRUB, S. & STUTZ, H., 2004, *Familien, Geld und Politik. Von den Anforderungen an eine kohärente Familienpolitik zu einem familienpolitischen Dreisäulenmodell für die Schweiz*. Zürich/Chur: Verlag Rüegger.

BECKER, G., 1960, «An Economic Analysis of Fertility». *National Bureau of Economic Research*, pp. 209-260.

BECKER, G., 1981, *A treatise on the family*. MA: Harvard University Press.

BELLAH, R. N., MADSEN, R., SULLIVAN, W. M., SWIDLER, A. & TIPTON, S. M., 1985, *Habits of the Heart. Individualism and Commitment in American Life*. Berkley: University of California Press.

BENIN, M. H., 1985, «Determinants of opposition to abortion: an analysis of the hard and soft scales». *Sociological Perspectives*, 28(2), pp. 199-216.

BERNHARDT, E., 1993, «Fertility and employment». *European Sociological Review*, 9(1), pp. 25-42.

BETTARINI, S. & D'ANDREA, A., 1996, «Induced abortion in Italy: Levels, trends and characteristics». *Family Planning Perspectives*, 28(6), pp. 267-271 + 277.

BETTIO, F. & VILLA, P., 1998, «A Mediterranean Perspective on the Breakdown of the Relationship between Participation and Fertility». *Cambridge Journal of Economics*, 22, pp. 137-171.

BILLARI, F. C. & WILSON, C., 2001, «Convergence towards diversity? Cohort dynamics in the transition to adulthood in contemporary Western Europe». *Max Planck Institute for Demographic Research, Rostock, Germany, Working Paper* #2001-039. Available http://www.demogr.mpg.de/

BLAYO, C., 1985, «Condition de la femme et fécondité. L'expérience des pays développés». *Genus*, XLI(1-2), pp. 181-187.

–, 1995, «L'évolution du recours à l'avortement en France depuis 1976». *Population*, 50(3), pp. 779-810.

BLEDSOE, C., HILL, A. G., D'ALESSANDRO, U. & LANGEROCK, P., 1994, «Constructing Natural Fertility: The Use of Western Contraceptive Technologies in Rural Gambia». *Population and Development Review*, 20(1), pp. 81-114.

BLOSSFELD, H.-P., DROBNIC, S. & ROHWER, G., 1995, Employment Patterns: A Crossroad Between Class and Gender. A Long-Term Longitudinal Study of Spouses' Careers in West Germany (document de travail).

BLOSSFELD, H.-P, HAMERLE, A. & MAYER, K. U., 1995, *Event History Analysis*. Hillsdale, NJ: Erlbaum.

BLOSSFELD, H.-P. & MILLS, M., 2001, «A Causal Approach to Interrelated Family events: A cross-national comparison of Cohabitation, Nonmarital Conception, and Marriage». *Canadian Studies in Population*, 28(2), pp. 409-437.

BLOSSFELD, H.-P. & ROHWER, G., 2002, *Techniques of Event History Modelling. New Approaches to Causal Analysis* (2nd ed.), New Jersey: Lawrence Erlbaum Associates.

BOCQUIER, P., 1996, *L'analyse des enquêtes biographiques à l'aide du logiciel Stata*. Paris: CEPED.

BONGAARTS, J., 1991, «The KAP-gap and the unmet need for contraception». *Population and Development Review*, 17(2), pp. 293-314.

–, 2002, «The end of the fertility transition in the developed world». *Population and Development Review*, 28(3), pp. 419-443.

BONGAARTS, J. & FEENEY, G., 1998, «On the quantum and tempo of fertility». *Population and Development Review*, 24(2), pp. 271-291.

BONGAARTS, J. & POTTER R. G., 1983, *Fertility, Biology and Behavior. Analysis of the proximate determinants*. New York: Academic Press.

BONGAARTS, J. & WATKINS, S. C., 1996, «Social interaction and contemporary fertility transitions». *Population and Development Review*, 22(4), pp. 639-682.

BORKOWSKY, A., KAESTLI, E., LEY, K. & STRECKSTEINS, U., 1985, *Zwei Welten – Ein Leben: Berichte und Anregungen für Frauen zwischen Familie und Beruf*. Zürich: Unionsverlag.

BOURDELAIS, P. & GOURDON, V., (in press), «Demographic categories revisited», in C. SAUVAIN-DUGERDIL, H. LERIDON & N. MASCIE-TAYLOR (eds), *The bio-cultural meanings of age. Human clock and scale of social organization.* Series «Population, Family and Society», Bern: Peter Lang.

BOURDIEU, P., 1974, «Avenir de classes et causalité du probable». *Revue française de sociologie*, 15(1), pp. 3-42.

BOURMEAU, A., 2000, «La stérilisation masculine volontaire à but contraceptif. Expérience du Centre de planification et d'éducation familiale de l'hôpital Saint-Jacques à Nantes (1975-1997)», in A. GIAMI & H. LERIDON, *Les enjeux de la stérilisation.* Paris, INED-INSERM, coll. Questions en santé publique, pp. 183-211.

BOZON, M., 1990a, «Les femmes et l'écart d'âge entre conjoints: une domination consentie. I. Types d'union et attentes en matière d'écart d'âge». *Population*, 2, pp. 327-360.

–, 1990b, «Les femmes et l'écart d'âge entre conjoints: une domination consentie. I. Modes d'entrée dans la vie adulte et représentations du conjoint». *Population*, 3, pp. 565-602.

BRIEN, M. J., LILLARD, L. A. & WAITE, L. J., 1999, «Interrelated family-building behaviours: Cohabitation, marriage, and non marital conception». *Demography*, 36(4), pp. 535-551.

BROWN, S. & EISENBERG, L. (eds), 1995, *The best Intentions: Unintended Pregnancies and the Well-being of Children and Families.* Institute of Medicine, Washington DC: National Academy Press.

BUCHMAN, M., 1989, *The script of Life in Modern Society. Entry into Adulthood in a Changing World.* Chicago: University of Chicago Press.

BULATAO, R. A., 1982, «The transition in the value of children and the fertility transition», in C. HÖHN & R. MACKENSEN (eds), *Determinants of Fertility Trends: Theories Re-examined.* Liège, Belgium: Ordina Editions, pp. 95-122.

BULATAO, R. & CASTERLINE, J. (eds), 2001, «Global Fertility Transition». *Population and Development Review*, Supplement to vol. 27, New York: Population Council.

BUMPASS, L. L., RINDFUSS, R. R. & JANOSIK, R. B., 1978, «Age and marital status at first birth and the pace of subsequent fertility». *Demography*, 15(1), pp. 75-86.

BYRNE, D., 1983, «Sex without contraception», in D. BYRNE & W. FISHER (eds), *Adolescents, Sex, and Contraception.* Hillsdale, NJ: Lawrence Erlbaum Associates, pp. 3-31.

CALDWELL, J. C, 1976, «Towards a Restatement of Demographic Theory». *Population and Development Review*, 2(3-4), pp. 321-366.

–, 1982, *Theory of fertility decline.* London: Academic Press.

CALOT, G., 1998, *Deux siècles de démographie suisse, Album graphique de la période 1860-2050.* Berne: OFS-ODE.

CAVALLI, A. & GALLAND, O. (éds), 1993, *L'allongement de la jeunesse.* Arles: Actes Sud.

CHESNAIS, J. C., 1986, *La transition démographique. Etapes, formes, implications économiques.* Cahier n° 113, Paris: INED/PUF.

CLIQUET, R., DEVEN F., CORIJN, M., CALLENS, M. & LODEWIJCKX, E., 1991, *Conceptual and analytical framework of the 1991 Fertility and Family Survey in Flanders (NEGOV).* Brussels: CBGS-Werkdocment n° 82.

COALE, A. J, 1973, «The Demographic Transition Reconsidered». *IUSSP-Proceedings of the International Population Conference 1973*. Liège: Eds. Ordina.

COALE, A. J. & WATKINS, S. C., 1986, *The decline of Fertility in Europe*. Princeton, NJ: Princeton University Press.

COGSWELL, B. & SUSSMAN, M., 1979, «Family and Fertility: The Effects of Heterogeneous Experience», in W. L. BURR, R. HILL, F. I. NYE & I. L. RYSS (eds), *Contemporary Theories about the Family: Research based theories*. New York: Free Press, pp. 180-202.

COENEN-HUTHER, J., 1994, *La mémoire familiale: un travail de reconstruction du passé*. Paris: L'Harmattan, Logiques Sociales (traduction en allemand en cours, à paraître aux Editions de l'Université de Constance).

–, 1996, «Les ménages des personnes âgées», in R. K. LÜSCHER, R. THIERBACH, J. COENEN-HUTHER & M.-F. GOY (eds), *Ménages et familles: pluralité des formes de vie*. Berne: OFS, pp. 177-230.

COENEN-HUTHER, J., KELLERHALS, J. & VON ALLMEN, M., 1994, *Les réseaux de solidarité dans la famille*. Lausanne: Réalités Sociales.

COMMAILLE, J., 1993, *Les stratégies des femmes: travail, famille et politique*. Paris: La Découverte.

COMMISSION FÉDÉRALE POUR LES QUESTIONS FÉMININES, 1998, *Femmes, Pouvoir, Histoire. Evénements de l'histoire des femmes et de l'égalité des sexes en Suisse de 1848 à 1998*. Berne.

CONNIDIS, I. A. & MC MULLIN, J. A., 2002, «Sociological ambivalence and family ties». *Journal of Marriage and Family*, 64(3), pp. 558-567.

CONSEIL DE L'EUROPE, 1998, *Evolution démographique récente en Europe*. Strasbourg.

COOK, E., JELEN, T. & WILCOX, C., 1992, *Between two absolutes public opinion and the politics of abortion*. Boulder: Westview Press.

–, 1993a, «Generational differences in attitudes toward abortion». *American Politics Quarterly*, 21, pp. 31-53.

–, 1993b, «Catholicism and abortion attitudes in the American states: a contextual analysis». *Journal for the Scientific Study of Religion*, 32(3), pp. 223-230.

–, 1993c, «Measuring public attitudes on abortion: Methodological and substantive considerations». *Family Planning Perspectives*, 25, pp. 188-121 + 145.

CORIJN, M. & KLIJZING, E. (eds), 2001, *Transitions to adulthood in Europe*. Dordrecht: Kluwer Academic Publishers.

CORNAZ, D., 1991, *Interruption de Grossesse: Problématique de 2 400 Cas d'IG Pratiquées dans le Service de Gynécologie-Obstétrique du CHUV*. Thèse, Université de Lausanne, Faculté de Médecine.

COSTA, F., JESSOR, R. & DONOVAN J., 1987, «Psychosocial correlates and antecedents of abortion: An exploratory study». *Population and Environment*, 9(1), pp. 3-22.

COURGEAU, D., 1987, «Constitution de la famille et urbanisation». *Population*, 42(1), pp. 57-81.

COURGEAU, D. & LELIÈVRE, E., 1989, *Analyse démographique des biographies*. Paris: INED.

–, 1993, «Nouvelles perspectives de l'analyse biographique». *Cahiers québécois de démographie*, 22(1), pp. 23-44.

–, 1996, «Changement de paradigme en démographie». *Population*, 51(3), pp. 645-654.

CRAIG, L., 2004, An equal load? Time diary evidence on the «second shift» and shared parenting, International Association of Time Use Research, 2004 Conference, Rom.

CSONKA, Y., 1997, *Fonder une famille, devenir parent*. Démos, 1.

CSONKA, Y. & NOTH, J., 1995, *Enquête sur la famille en Suisse*. Démos, 2.

DASGUPTA, P., 2000, «Population and resources: an exploration of reproductive and environmental externalities». *Population and Development Review*, 26(4), pp. 643-690.

DAUNE-RICHARD, A.-M., 1999, «La notion de référentiel appliquée à la garde des jeunes enfants. Une comparaison France-Suède». *Recherches et Prévisions*, 56, pp. 33-46. Paris: CNAF.

DAFFLON, B., 2003, *La politique familiale en Suisse. Enjeux et défis*. Lausanne: Réalités sociales.

DAVID, H., 1992, «Abortion in Europe, 1920-91: A public health perspective». *Studies in Family Planning*, 23(1), pp. 1-22.

DAVIS, K. & BLAKE, J., 1956, «Social structure and fertility: an analytic framework». *Economic development and cultural change*, 4, pp. 211-235.

DE BRUIJN, B. J, 1999, *Foundations of demographic theory: choice, process, context*. Amsterdam: Thela/Thesis, NethurD publications, PhD thesis.

DELGADO, M. & CASTRO, M. T., 1999, *Fertility and Family Surveys in Countries of the ECE Region. Standard Country Report. Spain, Geneva*. United Nations Economic Commission for Europe, United Nations Population Fund, Economics Studies n° 10i.

DEVILLE, J.-C., 1977, «Activité féminine et fécondité». *Economie et Statistiques*, 93, pp. 51-58.

DFI (Département fédéral de l'intérieur), 2004, Rapport sur les familles. Structures nécessaires pour une politique familiale qui réponde aux besoins. Berne.

DISERENS, M.-E. & BRIANT, H., 1996, *Production et reproduction: la femme entre conjoint, enfants et activité professionnelle*. Berne: OFS.

DONDÉNAZ, M., 1985, *Interruptions de grossesse en Suisse: Pratique et prévention*. Lausanne: Réalités Sociales.

DONDÉNAZ, M., GUTZWILLER, F., REY, A. M. & STAMM, H., 1996, «Schwangerschaftsabbruch in der Schweiz 1991-1994». *Schweiz Ärztezeitung (Berne)*, 77, pp. 99-105.

DONDÉNAZ, M., GLOOR, P.-A., HAGMANN, H.-M., HURNI, M., STAMM, H. & STUCKI, D., 1989, «L'interruption de grossesse en Suisse: Chiffres de 1982 à 1986». *Médecine et Hygiène*, 47, pp. 1069-1074.

–, 1992, «L'interruption de grossesse en Suisse: Période 1987-1990». *Médecine et Hygiène*, 50, pp. 926-934.

DOURLEN-ROLLIER, A.-M., 2000, «Contexte juridique de la stérilisation volontaire en France et dans les pays développés», in A. GIAMI & H. LERIDON, *Les enjeux de la stérilisation*. Paris: INED-INSERM, coll. Questions en santé publique, pp. 145-158.

EASTERLIN, R. A., 1976, «The conflict between aspirations and resources». *Population and Development Review*, 2(3-4), pp. 417-425.

EASTERLIN, R. A., 1980, *Birth and Fortune. The impact of numbers on personal welfare*. New York: Basic Books.

EASTERLIN, R. A., SCHAEFFER, C. M. & MACUNOVICH, D. J., 1993, «Will the Baby Boomers be Less Well Off than their Parents? Income, Wealth, and Family

Circumstances over the Life Cycle in the United States». *Population and Development Review*, 19(3), pp. 497-522.

EMEREK, R., 1998, «Atypical Working Time», in E. DREW, R. EMEREK & E. MAHON (eds), *Women, work and the family in Europe*. London-New York: Routledge, pp. 131-139.

FALIK, M., 1983, *Ideology and abortion policy politics*. New York: Praeger.

FAWCETT, J. T., 1973, *Psychological Perspectives on Population*. New York: Basic Books.

FORREST, J., 1993, «Timing of reproductive life stages». *Obstetrics and Genecology*, 82(1), pp. 105-111.

FREJKA, T. & CALOT, G., 2001, «Cohort reproductive patterns in the Nordic countries». *Demographic Research* [Online] 5/5.
Available http://www.demographic-research.org/.

FRIEDMAN, D., HECHTER, M. & KANAZAWA, S., «A theory of the value of children». *Demography*, 31(3), pp. 375-401.

FUX, B. & BAUMGARTNER, A. D., 1998, *Wandel von familialen Lebensformen: Lebensverläufe-Lebensentwürfe (Schlussbericht)*. Zürich: Soziologisches Institut.

GABADINHO, A. & WANNER, P., 1999a, *Fertility and Family Surveys in Countries of the ECE Region. Standard Country Report. Switzerland, Geneva*. United Nations Economic Commission for Europe, United Nations Population Fund, Economics Studies n°10m.

–, 1999b, *Standard Country Report Switzerland. Fertility and Family Surveys in countries of the ECE region*. New York and Geneva, UNECE / UNFPA.

GAILLARD, U. & MAHAIM, A., 1983, *Retards de règles. Attitudes devant le contrôle des naissances et l'avortement en Suisse du début du siècle aux années vingt*. Lausanne: Editions d'en bas.

GARBACZ, C., 1990, «Abortion demand». *Population Research and Policy Review*, 9(2), pp. 151-160.

GÉRARD, H. & LORIAUX, M., 1984, La maîtrise de la fécondité et son évolution actuelle en Belgique. *L'enfant*, n°2, pp. 5-26.

GIDDENS, A., 1976, *New rules of sociological method: a positive critique of interpretative sociologies*. London: Hutchinson.

GLOOR, P.-A., HAGMANN, H.-M., HURNI, M., STAMM, H. & STUCKI, D., 1982, «L'interruption de grossesse en Suisse: Quelques chiffres et une évolution». *Praxis*, 71, pp. 225-229.

–, 1984, «L'interruption de grossesse en Suisse. Situation d'après les données de 1979 à 1981 et évolution». *Médecine et Hygiène*, 42, pp. 1144-1150.

GOLDSCHEIDER, C., 1982, «Societal Change and Demographic Transitions». *Population et structure sociale*, Département de démographie, Université catholique de Louvain (UCL), pp. 83-103.

GRANDBERG, D. & GRANDBERG, B., 1985, «Social bases of support and opposition to legalized abortion», in P. SACHDEV (ed.), *Perspectives on Abortion*. Metuchen, NJ: Scarecrow Press, pp. 191-204.

GRAV, A., 2004, Towards a time economy of parenting. International Association of Time Use Research, 2004 Conference, Rom.

GRAVEN, P., 1975, «L'interruption de grossesse en droit pénal suisse», L'avortement, colloque interdisciplinaire, Genève, 29-30 novembre 1974, Médecine et Hygiène, Genève.

GROB, D., 1990, *Etude Epidémiologique de 1302 Cas d'Interruptions de Grossesse Pratiquées dans un Hôpital de Zone de 1978 à 1988*. Thèse, Université de Lausanne, Faculté de Médecine.

HAGMANN, H.-M., 1975, «Avortement et démographie», L'avortement, Colloque Interdisciplinaire, Genève, 29-30 Novembre 1974, Médecine et Hygiène, Genève.

HANTRAIS, L. & LETABLIER, M.-T., 1996, *Familles, travail et politiques familiales en Europe*. Paris: PUF/Cahiers du Centre d'Etudes de l'Emploi, n° 35.

HATCHER, R., TRUSSELL, J., STEWARD, G., KOWDAL, D., GUEST, F., CATES, W. & POLICAR, M., 1994, *Contraceptive Technology*. 16e edition, New York: Irvington Publishers Inc.

HEAD-KÖNIG, A.-L., 1996, «Eheversprechen, Illegitimität und Eheschliessung im Glarnerland vom 17. bis 19. Jahrhundert: obrigkeitliche Verordnungen in ländliches Brauchtum». *Jahrbuch des Historisches Vereins des Kantons Glarus*, 76, pp. 147-168.

–, 1998, «La population de la Suisse», in J.-P. BARDET & J. DUPAQUIER (éds), *Histoire des populations de l'Europe II*. Paris: Fayard, pp. 454-461.

HEINRICH, L., 1993, «Contraceptive self-efficacy in college women». *Journal of Adolescent Health*, 14, pp. 269-276.

HENRY, L., 1961, «La fécondité naturelle. Observation – théorie – résultats». *Population*, 4, pp. 625-639.

HENSHAW, S., 1990, «Induced abortion: A world review». *Family Planning Perspectives*, 22(2), pp. 76-89.

HENSHAW, S. & SILVERMAN, J., 1988, «The characteristics and prior contraceptive use of U.S. abortion patients». *Family Planning Perspectives*, 20(4), pp. 158-168.

HENSHAW, S. & VAN VORT, J., 1994, «Abortion services in the United States, 1991 and 1992». *Family Planning Perspectives*, 26(3), pp. 100-106 + 112.

HIRSCHMAN, A. O., 1970, *Exit, Voice, and Loyalty: Responses to Decline in Firms, Organizations, and States*. Cambridge: Harvard University Press.

HOEM, B., 2000, «Entry into motherhood in Sweden: the influence of economic factors on the rise and fall in fertility 1986-1997». *Demographic Research* [Online] 2/4, 28 pages. Available http://www.demographic-research.org/.

HOEM, B. & HOEM, J., 1988, «The Swedish family. Aspects of contemporary developments». *Journal of Family Issues*, 9(3), pp. 394-424.

HOEM, J. M., 1993, «Classical Demographic Methods of Analysis and Modern Event-history Techniques». *International Population Conference*, Montreal: IUSSP, vol. 3, pp. 281-291.

HOFFMAN, L. W. & MANIS, J. D., 1979, «The value of children in the United States: A new approach to the study of fertility». *Marriage and the Family*, 41(3), pp. 583-596.

HÖHN, C. & MACKENSEN R. (eds), 1982, *Determinants of Fertility Trends: Theories Re-examined*. Liège: Ordina Editions.

HUININK, J., 2001, *The macro-micro-link in demography explanations of demographic changes*. Paper presented at the Euresco Conference «The Second Demographic Transition in Europe», www.demogr.mpg.de/papers/workshops/010623_paper08.pdf.

HURNI, M., 1981, *Interruption de Grossesse – Grossesse-Non-désirée: 15 ans après*. Thèse à la Faculté de Médecine, Université de Lausanne.

HURSTEL, F., 1997, *La déchirure paternelle*. Paris: PUF.

INGLEHART, R., 1990, *Culture shift in advanced industrial society*. Princeton: Princeton University Press.

JACQUARD, A., 1986, *L'héritage de la liberté. De l'animalité à l'humanitude*. Paris: Seuil.

JELEN, T., 1988, «Changes in the attitudinal correlations of opposition to abortion, 1977-1985». *Journal for the Scientific Study of Religion*, 27(2), pp. 211-228.

JENSON, J. & SINEAU, M., 1998, *Qui doit garder le jeune enfant? Modes d'accueil et travail des mères dans l'Europe en crise*. Paris: Librairie Générale de Droit et de Jurisprudence (LGDJ).

JOBIN, C. & BÜHLMANN, J., 1996, *Vers l'égalité? La situation des femmes et des hommes en Suisse. Deuxième rapport statistique*. Berne: OFS.

JONES, E. & FORREST, J., 1992, «Contraceptive failure rates based on the 1988 NSFG». *Family Planning Perspectives*, 24(1), pp. 12-19.

JONES, E., FORREST, J., HENSHAW, S., SILVERMAN, J. & TORRES, A., 1986, *Teenage Pregnancy in Industrialized Countries*. New Haven: Yale University Press.

JOYE, D. & SCHULER M., 1995, *La structure sociale de la Suisse. Catégories socio-professionnelles*. Berne: OFS.

KELLERHALS, J., 1985, «Dimensions contemporaines du désir d'enfants, aspects sociologiques». *La revue de pédiatrie*, XXI, n° 6, pp. 265-272.

–, 1997, «Identité, personne, sujet: la formation de l'identité dans les familles contemporaines», in R. STEICHEN & P. SERVAIS (éds), *Identification et identités dans les familles*. Louvain-La-Neuve: Academia-Bruylant, pp. 59-77.

–, 1998, «The family and the construction of the adult identity», in K. MATTHIJS (ed.), *The family: contemporary perspectives and challenges*. Leuven University Press.

KELLERHALLS, J. & PASINI, W., 1976, *Le Sens de l'Avortement: Etude Psycho-Sociologique*. Genève: Georg Librairie de l'Université.

KELLERHALS, J., PERRIN, J.-F., STEINAUER, G., VONECHE, L. & WIRTH, G., 1982, *Mariages au quotidien. Inégalités sociales, tensions culturelles et organisation familiale*. Lausanne: Pierre-Marcel Favre.

KELLERHALS, J., TROUTOT, P. Y. & LAZEGA, E., 1993, *Microsociologie de la famille*. Paris: PUF, Coll. Que sais-je?, n° 2148, 2e édition.

KELLERHALS, J., WIDMER, E. & LEVY, R., 2004, *Mesure et démesure du couple. Cohésion, crises et résilience dans la vie des couples*. Paris: Payot.

KEMPENEERS, M., 1991, «La discontinuité professionnelle des femmes au Canada: permanence et changements». *Population*, 1, pp. 9-28.

–, 1992, *Le travail au féminin. Analyse démographique de la discontinuité professionnelle des femmes au Canada*. Montréal: Les Presses de l'Université de Montréal.

KEMPENEERS, M. & LELIÈVRE, E., 1991a, «Analyse biographique du travail féminin». *Revue Européenne de Démographie*, 7, pp. 377-400.

–, 1991b, *Famille et Emploi dans l'Europe des Douze*. Eurobaromètre 34, Modes de vie dans la Communauté européenne. Rapport spécial, 174 pages.

KIERNAN, K., 1999, «Childbearing outside marriage in Western Europe». *Population Trends*, 98, pp. 11-20.

KIRK, D., 1996, «Demographic Transition Theory». *Population Studies*, 50, pp. 361-387.

KLAUE, K., SPENCER, B. & la coll. de BALTHASAR, H., 2002, *Santé sexuelle et reproductive en Suisse. Raisons de santé 85*. Lausanne: Institut universitaire de médecine sociale et préventive.

KOHLER, H.-P., BILLARI, F. & ORTEGA, J. A., 2001, «Towards a theory of lowest low fertility». *Max Planck Institute for Demographic Research, Germany, Working Paper* #2001-032. Available http://www.demogr.mpg.de/.

–, 2002, «The emergence of lowest low fertility in Europe during the 1990s». *Population and Development Review,* 28(4), pp. 641-680.

KOHLER, H.-P. & ORTEGA, J. A., 2002, «Tempo-adjusted period parity progression measures, fertility postponement and completed cohort fertility». *Demographic Research* [Online] 6/6, 56 pages. Available http://www.demographic-research.org/.

KOHLER, H.-P., SKYTTHE, A. & CHRISTENSEN, K., 2001, «The age at first birth and completed fertility reconsidered: Findings from a sample of identical twins». *Max Planck Institute for Demographic Research, Germany, Working Paper* #2001-006. Available http://www.demogr.mpg.de/.

KRÜGER, H. & LEVY, R., 2001, «Linking life courses, work and the family: Theorizing a not so visible nexus between women and men». *The Canadian Journal of Sociology,* 26(2), pp. 145-166.

KÜHNE, F., 1984, *Kontrazeption in der Schweiz*, Hedingen: Franz Kühne ed.

LACROIX, X., 1999, «Contraception et religions», in E.-E. BEAULIEU, F. HÉRITIER & H. LERIDON, *Contraception: contraintes ou liberté*. Paris: Odile Jacob, pp. 163-182.

LANCASTER, T., 1990, *The Econometric Analysis of Transition Data*. Cambridge: Cambridge University Press.

LANDRY, A., 1934, *La révolution démographique. Etudes et essais sur les problèmes de la population*. Paris: Sirey.

LANOY, A.-M., GLOOR, P.-A. & HERAIEF, E., 1975, «350 demandes d'interruption de grossesses: Les antécédents immédiats (24 mois)». *Revue Suisse de Médecine (Praxis)*, 64(10), pp. 295-298.

LEETE, R., 1999, *Dynamics of values in fertility change. International Studies in Demography*. IUSSP, Oxford: Oxford University Press.

LE GOFF, J.-M., 1994, *Pratique de l'analyse démographique des biographies. Utilisation des procédures Lifetest, Lifereg et Phreg de SAS*. Caen: Institut du Longitudinal, CNRS. Document d'appui pour l'atelier informatique de l'école d'été *Approches et méthodes longitudinales en sciences sociales.*

–, 2002, «Cohabiting unions in France and West-Germany: Transitions to first birth and first marriage». *Demographic Research*, 7(18), pp. 591-624.

LE GOFF, J.-M. & Forney, Y., 2004, *Modélisation des événements et transitions du parcours de vie. Event History Analysis. Mise en œuvre avec SPSS.*
Site Internet: http://www2.unil.ch/pavie/documentation/introduction.htm

LELIÈVRE, E. & BRINGÉ, A., 1998, *Manuel pratique pour l'analyse statistique des biographies: présentation des modèles de durée et utilisation des logiciels SAS, TDA, STATA*. Paris: INED-PUF.

LERIDON, H., 1995, *Les enfants du désir*. Paris: Hachette-Littératures.

–, 2002, «Causes et traitements de la stérilité», in G. CASELLI, J. VALLIN & G. WUNSCH (éds), *Démographie: analyse et synthèse. II. Les déterminants de la fécondité*, chap. 13. Paris: INED-PUF, pp. 251-264.

LERIDON, H. & MENKEN, J. (eds), 1979, *Natural fertility. Patterns and determinants of natural fertility: Proceedings of a seminar on natural fertility*. IUSSP, Liège: Ordina.

LESTHAEGHE, R., 1977, *The decline of Belgian fertility 1800-1970*. Princeton, NJ: Princeton University Press.

–, 1983, «A Century of Demographic and Cultural Change in Western Europe. An Exploration of Underlying Dimensions». *Population and Development Review*, 9(3), pp. 411-435.

–, 1995a, «La deuxième transition démographique dans les pays occidentaux: une interprétation». *Transitions démographiques et sociétés*. Chaire Quételet 1992, Institut de démographie, UCL, Académia/L'Harmattan, pp. 133-189.

–, 1995b, «The second demographic transition in western countries: an interpretation», in K. OPPENHEIM MASON & A.-M. JENSEN (eds), *Gender and family change in industrialized countries, International studies in demography*. Oxford: Clarendon Press, pp. 17-62.

–, 1998, «On theory development: application to the study of family formation». *Population and Development Review*, 24(1), pp. 1-14.

LESTHAEGHE, R. & MEEKERS, D., 1986, «Value changes and the dimensions of familialism in the European Community». *European Journal of Population*, 2(3-4), pp. 225-268.

LESTHAEGHE, R. & MOORS, G., 1994, «Expliquer la diversité des formes familiales et domestiques: théories économiques ou dimensions culturelles». *Population*, 6, pp. 1503-1526.

–, 1995, «Living arrangements and parenthood: do values matter?», in R. DE MOOR (ed.), *Values in Western Societies*. Tilburg: Tilburg University Press.

LESTHAEGHE, R. & NEELS, K., 2002, «From the first to the second demographic transition: an interpretation of the spatial continuity of demographic innovation in France, Belgium and Switzerland». *European Journal of Population,* 18(4), pp. 225-260.

LESTHAEGHE, R. & VAN DE KAA, D., 1986, «Twee demografische transities?», in R. LESTHAEGE & D. VAN DE KAA (eds), *Bevolking: groei en krimp*. Deventer: Van Loghum Slaterus, pp. 9-24.

LESTHAEGHE, R. & WILLEMS, P., 1999, «Is low fertility a temporary phenomenon in the European Union?». *Population and Development Review*, 25(2), 211-229.

LEU, R., BURRI, S. & PRIESTER, T., 1997, *Lebensqualität und Armut in der Schweiz*. Bern: Haupt.

LEVY, R., JOYE, D., GUYE, O. & KAUFMANN, V., 1997, *Tous égaux? de la stratification aux représentations*. Zurich: Seismo.

LIEBER, M., 1997, *La responsabilité féminine. A propos de la gestion sociale de la reproduction*. Mémoire de DEA de sociologie du Pouvoir, Université de Paris 7 – Denis Diderot.

LIEFBROER, A. C., 1999, «From youth to adulthood: Understanding changing patterns of family formation from a life course perspective», in L. VAN WISSEN & P. A.

DYKSTRA (eds), *Population Issues. An Interdisciplinary Focus.* NY: Kluwer Academic / Plenum Publishers.

LILLARD, L. A. & PANIS CONSTANTIJ, W. A., 2003, *aML version 2. User's Guide and Reference Manual.* Los Angeles: Econware.

LINDSTROM, D., 1998, «The role of contraceptive supply and demand in Mexican fertility decline: evidence from a micro demographic study». *Population Studies*, n° 52, pp. 255-274.

LOCHER, J., 1988, «Schweiz», in A. ESER et H.-G. KOCH (eds), *Schwangerschaftsabbruch im Internationaler Vergleich.* Teil 1: Europa, Baden-Baden: Nomos Verlagsgesellschaft.

LOSH-HESSELBART, S., 1987, «Development of gender roles», in M. B. SUSSMAN & S. K. Steinmetz (eds), *Handbook of marriage and the family.* New York: Plenum Press, chap. 20, pp. 535-563.

LUKER, K., 1975, *Taking Chances: Abortion and the Decision not to Contracept.* Berkeley/Los Angeles, CA: University of California Press.

–, 1984, *Abortion and the Politics of Motherhood.* Berkeley/Los Angeles, CA: University of California Press.

LÜSCHER, K., 1998, «Postmodern societies – Postmodern families?», in K. MATTHIJS (ed.), *The Family. Contemporary Perspectives and Challenges.* Festschrift in Honor of Wilfried Dumon, Leuven: University Press, pp. 181-194.

–, 2000, «Ambivalence: a key concept for the study of intergenerational relations». *Family issues between gender and generations. European observatory on family matters*, pp. 11-25.

–, 2004, *La politique familiale, pourquoi? Arguments et thèses.* Berne, Commission fédérale pour les questions familiales.

–, (in press), «Looking at ambivalences: A ‹new-old› approach for the study of intergenerational relations and the life course», in P. GHISLETTA, J.-M. LE GOFF, R. LEVY, D. SPINI & E. WIDMER (eds), *Towards an Interdisciplinary Perspective on the Life Course.* Elsevier: Advances in Life Course Research.

MAC CUTCHEON, A., 1987, «Sexual morality, pro-life values and attitudes toward abortion». *Sociological Methods and Research*, 16(2), pp. 256-275.

MAC KINNEY, K., SPRECHER, S. & DELAMATER, J., 1984, «Self images and contraceptive behavior». *Basic Applied Social Psychology*, 5, pp. 37-57.

MAC LAREN, A., 1996, *Histoire de la contraception.* Paris: Noêsis.

MAGNIN, C., 1998, «Der Alleinernährer und der Arbeitskräftemangel in den fünfziger Jahren». *Familienfragen*, 1/98, pp. 64-67.

MANTING, D., 1996, «The changing meaning of cohabitation and marriage». *European Sociological Review*, 12(1), pp. 53-65.

MARINI, M. M. & HODSDON, P. J., 1981, «Effects of the timing of marriage and first birth on the spacing of subsequent births». *Demography*, 18(4), pp. 529-548.

MARSHALL, V. (to be published in 2006), «Agency, Events and Structure at the End of the Life Course», in P. GHISLETTA, J.-M. LE GOFF, R. LEVY, D. SPINI & E. WIDMER (eds), *Towards an Interdisciplinary Perspective on the Life Course*, Elsevier: Advances in Life Course Research.

MATOS, R., 2001, *Population & Développement: lexique multilingue de termes démographiques.* DDC, Berne.

MATTHEWS, S., RIBAR, D. & WILHELM, M., 1997, «The effects of economic conditions and access to reproductive health services on state abortion rates and birthrates». *Family Planning Perspectives*, 29(2), pp. 52-60.

MEAD, M., 1978, *Culture and Commitments*. Garden City, New York: Anchor Press.

MEDOFF, M., 1997, «A pooled time-series analysis of abortion demand». *Population Research and Policy Review,* 16(6), pp. 597-605.

MEIER, K., HAIDER-MARKEL, D., STANISLAWSKI, A. & MC FARLANE, D., 1996, «The impact of state-level restrictions on abortion». *Demography*, 33(3), pp. 307-312.

MILETI, W. & BARNETT L., 1972, «Nine demographic factors and their relations to attitudes toward abortion legalization». *Social Biology*, 19, pp. 43-50.

MILLER, B. C., 1987, «Marriage, Family, and Fertility», in M. B. SUSSMANN & S. K. STEINMETZ, *Handbook of Marriage and the Family*. New York/London: Plenum Press, pp. 565-596.

MILLER, C., 1988, «A review of maternity care programs in Western Europe». *Perspectives on Prevention*, 2, pp. 31-38.

MILLER, W., 1986, «Why some women fail to use their contraceptive method: A psychological investigation». *Family Planning Perspectives*, 18(1), pp. 27-32.

–, 1992, «Personality traits and developmental experiences as antecedents of childbearing motivation». *Demography*, 29(2), pp. 265-285.

–, 1994, «The relationship between childbearing motivations and attitudes toward abortion among married men and women». *Family Planning Perspectives*, 26, pp. 165-168.

MOREAU, C., BAJOS, N., BOUYER, J. et le groupe COCON, 2004, «De la confusion de langage à l'oubli: la sous déclaration des IVG dans une enquête en population générale». *Population*, 59 (3), pp. 503-508.

MOREL, M.-F., 1991, «L'entrée dans la parentalité. Approche historique», in F. SINGLY (éd.), *La famille: l'état des savoirs*. Paris: La Découverte, pp. 115-123.

MORGAN, P. S. & RINDFUSS, R. R., 1999, «Re-examining the link of early childbearing to marriage and to subsequent fertility». *Demography*, 36(1), 59-75.

MURPHY, M., 1993, «The contraceptive Pill and Women's Employment as factors in Fertility Change in Britain 1963-1980: A Challenge to the Conventional View». *Population Studies*, 47(2), pp. 221-243.

NARRING, F., MICHAUD, P.-A., WYDLER, H., DAVATZ, F. & VILLARET, M., 1997, *Sexualité des adolescents et sida: processus et négociations autour des relations sexuelles et du choix de la contraception*. Lausanne: IUMSP.

NEEL, E., JAY, S. & LITT I., 1985, «The relationship of self-concept and autonomy to oral contraceptive compliance among adolescent females». *Journal of Adolescent Health Care*, 6, pp. 445-447.

NETTING, R., 1981, *Balancing on an Alp. Ecological change and continuity in a Swiss mountain community*. Cambridge: Cambridge University Press.

NOTESTEIN, F., 1945, «Population: the long view», in T. SCHULTZ (ed.), *Food for the world*. Chicago: University of Chicago Press, pp. 36-57.

NOTH, J., 1996, *Concilier la vie professionnelle et la vie familiale*. OFS-DEMOS, bulletin d'information démographique, n° 3/4.

OFS, 1990, *Recensement fédéral de la population*. Berne.

–, 1993, *Un profil de la Suisse*. Berne, coll. Recensement de la population 1990.

–, 1994, *Les niveaux géographiques de la Suisse: recensement fédéral de la population 1990*. Berne.
–, 1998, *L'enquête suisse sur la famille 1994/95. Présentation, résultats commentés et tableaux*. Berne.
–, 2002, *Annuaire statistique de la Suisse*. Neuchâtel.
–, 2003, *Portrait démographique de la Suisse*. Neuchâtel.
–, 2004, *Statistique du mouvement naturel de la population. Résultats définitifs 2003*. Neuchâtel.
OSTNER, I., 2001, «Cohabitation in Germany. Rules, Reality and Public Discourses». *International Journal of Law, Policy and the Family*, 15(1), pp. 88-101.
PAVILLON, M., 1989, *Les immobilisées: les femmes suisses durant la Seconde Guerre mondiale: essai historique*. Lausanne: Ed. d'En Bas.
PERRENOUD, A., 1988, «Espacement et arrêt dans le contrôle des naissances». *Annales de démographie historique 1988*, pp. 59-78.
–, 1991, «La transition démographique: la théorie et les faits». *Historiens et populations. Liber amicorum Etienne Hélin*. Louvain-la-Neuve: Académia.
–, 1993, *Histoire démographique et histoire sociale*. 30e anniversaire de la SDH. Paris.
PETCHESKY, R. P., 1984, *Abortion and Woman's Choice: The State, Sexuality, and Reproductive Freedom*. New York: Longman.
PILLEMER, K. & LÜSCHER, K. (eds), 2004, *Intergenerational ambivalences. New perspectives on parent-child relations in later life. Contemporary perspectives in family research*. Oxford: Elsevier Science.
PIN, S., GUILLEY, E., LALIVE D'EPINAY, C. & VASCOTTON KARKIN, B., 2001, «La dynamique de la vie familiale et amicale durant la grande vieillesse». *Gérontologie et société*, 98, pp. 85-101.
POLLACK, R. A. & WATKINS, S. C, 1993, «Cultural and economic approaches to fertility». *Population and Development Review*, 19(3), pp. 467-496.
POWELL-GRINER, E. & TRENT, K. (1987), «Sociodemographic determinants of abortion in the United States». *Demography*, 24(4), pp. 553-561.
PRESSAT, R., 1979, *Dictionnaire de démographie*. Paris: PUF.
–, 1983, *L'analyse démographique. Concepts. Méthodes. Résultats*. Paris: PUF (4e édition).
PRESTON, S., 1986, «Changing values and falling birth rates». *Population and Development Review*, Supplement to vol. 12, pp. 176-195.
PRIESTER, T., 1997, *Population et société en mutation. Rapport sur la situation démographique en Suisse*. Berne: OFS.
RAEMY, N., 1997, «Le marché du travail en Suisse romande». *SAKE-NEWS*, n° 4.
RAINEY, D., STEVENS-SIMON, C. & KAPLAN, D., 1993, «Self-perception of infertility among female adolescents». *American Journal of Diseases of Children*, 147, pp. 1053-1056.
RALLU, J.-L. & TOULEMON, L., 1993, «Les mesures de la fécondité transversales. I-Constructions des différents indices». *Population* 48(1), pp. 7-26, «II-Applications à la France de 1946 à 1989». *Population* 48(2), pp. 369-404, «Réponses aux commentaires». *Population*, 48(2), pp. 405-442.

RICHARD-DE PAOLIS, P., 1999, «Les politiques familiales: l'impasse», in B. DESPLAND & J.-P. FRAGNIÈRE (éds), *Politiques familiales. L'impasse*. Lausanne: Editions EESP, pp. 11-14.

RICHARD-DE-PAOLIS, P., TROUTOT, P.-Y., GABEREL, P.-E., KAISER, C., MEYER, G., PAVILLARD, S., PECORINI, M. & SPACK, A., 1995, *Petite enfance en Suisse romande: enquête sur les institutions, les politiques et les pratiques de la prime éducation*. Lausanne: Réalités sociales.

RINDFUSS, R. R. & BREWSTER, K. L., 1996, «Childrearing and Fertility» in CASTERLINE, J. B., LEE, R. D. & FOOTE, K. A. (eds), *Fertility in the United States: New Patterns, New Theories*. Population Council, New York, pp. 258-289.

RINDFUSS, R. R., BREWSTER, K. L. & KAVEE, A. L., 1999, «Women, work and children: behavioural and ideational change in the United States», in R. LEETE (ed.), *Dynamics of values in fertility change*. Oxford: Clarendon Press, England, pp. 148-175.

ROMITO, P., 1990, *La naissance du premier enfant: étude psycho-sociale de l'expérience de la maternité et de la dépression post-partum*. Neuchâtel, Paris: Delachaux et Niestlé.

ROSS, J., 1989, «Contraception: short-term vs. long-term failure rates». *Family Planning Perspectives*, 21(6), pp. 275-277.

ROSSIER, C., 1999, «Interruptions de grossesses: Comportements et attitudes» in C. SAUVAIN-DUGERDIL, J.-M. LE GOFF, J. COENEN-HUTHER, C. ROSSIER & L. CHARTON, *Parentalité et parcours de vie: Analyse des données du micro-recensement famille*. Rapport scientifique pour le FNRS, requête n° 1214-43130.95.

–, 2002, *Measure and meaning of induced abortion in rural Burkina Faso*. Dissertation for the PhD, Demography, UC: Berkeley.

–, 2003, «Estimating Induced Abortion Rates: A Review», *Studies in Family Planning* 34(2), pp. 87-102.

ROUSSEL, L., 1989, *La famille incertaine*. Paris: Odile Jacob.

–, 1993, «Fécondité et famille». *Actes de la Conférence européenne sur la population*, Commission économique des Nations Unies pour l'Europe, Conseil de l'Europe, Fonds des Nations Unies pour la population, Vol. 1, pp. 39-120.

ROUX, P., 1999, *Couple et égalité. Un ménage impossible*. Lausanne: Réalités sociales.

SANTOW, G., 1993, «Coitus interruptus in the twentieth century». *Population and Development Review*, 19(4), pp. 767-792.

SAUREL-CUBIZOLLES, M.-J., LELONG, N., ROMITO, P. & ESCRIBÀ-AGÜIR, V., 1997, «La reprise du travail après la naissance en France, Italie et Espagne». *Recherches et Prévisions*. CNAF, septembre, 49, pp. 33-40.

SAUVAIN-DUGERDIL, C., 1995, Les âges de la vie féconde à Bagnes au XIXe siècle. Symposium «Life Cycle». Torino, IUAES Inter-Congress on biodemography and human evolution, Non publié.

–, 1996, «The reproduction cycle and population dynamics: the case of the Bagnes Valley (Valais, Switzerland) in the XIXth century». *International Journal of Anthropology*, 11(2-4), pp. 167-183.

SAUVAIN-DUGERDIL, C., LE GOFF, J.-M, COENEN-HUTHER, J., ROSSIER C. & CHARTON, L., 1998, *Parentalité et parcours de vie: Analyse des données du micro-recensement famille*. Rapport scientifique pour le FNRS, requête n° 1214-43130.95.

SAUVAIN-DUGERDIL C., LERIDON H. & MASCIE-TAYLOR N. (eds) (in press), *The bio-cultural meanings of age. Human clock and scale of social organization.* Series «Population, Family and Society», Bern: Peter Lang.

SAWYER, R. & BECK, K., 1988, «Predicting pregnancy and contraceptive usage among college women», *Health Education*, 19(2), pp. 42-47.

SCHOEN, R., KIM, Y. J., NATHANSON, C. A., FIELDS, J. & ASTONE, N. M., 1997, «Why do Americans want children?». *Population and Development Review*, 23(2), pp. 333-358.

SCHULER, M. & JOYE, D., 1995, «D'un recensement à l'autre: la dynamique spatiale en Suisse», in O. BLANC, F. HÖPFLINGER, D. JOYE & M. SCHULER (éds), *La population en Suisse: structre et dynamique spatiale*. Berne: OFS, pp. 110-172.

SCHULTZ, T. W. (ed.), 1974, *Economics of the family: marriage, children and human capital.* Chicago: University of Chicago Press.

SCHULZE, H.-J. and TYRELL, H., 2002, «What Happened to the European Family in the 1980s? The Polarization Between the family and other Forms of Private Life», in F.-X. KAUFMANN & K.-P. KUIJSTEN (eds), *Family Life and Family Policies in Europe.* Vol. 2: Problems in Comparative Perspective, Oxford: Oxford University Press, pp. 69-119.

SEN, A., 1999, *Development as freedom*. New York: Alfred Knopf.

SEN, G. & SNOW, R. C., 1994, *Power and decision. The social control of reproduction.* Harvard University, Center for Population and Development Studies, Cambridge: Massachusetts. Distributed by Harvard University Press.

SHELTON, J., BRANN, E. & SCHULZ, K., 1976, «Abortion utilization: Does travel distance matter?». *Family Planning Perspectives*, 8(6), pp. 260-262.

SIMON, H. A., 1987, «Rationality in psychology and economics», in R. M. HOGARTH & M. W. REDER (eds), *Rational Choice. The contrast between economics and psychology*. Chicago: the University of Chicago Press, pp. 25-40.

SINGH, K. & LEAHY, P., 1978, «Contextual and ideological dimensions of attitudes toward discretionary abortion». *Demography*, 15, pp. 381-388.

SINGLY, DE F., 1996a, *Le soi, le couple et la famille*. Paris: Nathan, Coll. Essais & Recherches.

–, 1996b, *Sociologie de la famille contemporaine*. Paris: Nathan.

SKJELDESTAD, E. & BORGAN, J.-K., 1994, «Trends in induced abortion during the 12 years since legalization in Norway». *Family Planning Perspectives*, 26(2), pp. 73-76.

SMELSER, N. J., 1998, «The rational and the ambivalent in the social sciences». *Sociological Review*, 63(1), pp. 1-16.

SO-BARAZETTI, B., GLARDON, M.-J., PALASTHY, E., SCHMID, M., SCHWERY C. G. & ZEMP, E., 1996, *Ressources en santé sexuelle accessibles partout. Bestandesaufnahme und Bedarfserhebung bei Familienplannungsstellen und Aids-Hilfen in der Schweiz*. Savigny: SVFS/ASPFES.

SPENCER, B., 1999, «La femme sans sexualité et l'homme irresponsable». *Actes de la recherche en sciences sociales*, 128, pp. 29-32.

SPIRA, A., 1999, «Contraception et protection contre les MST: peut-il exister une solution unique» in E.-E. BEAULIEU, F. HÉRITIER & H. LERIDON, *Contraception: contraintes ou liberté*. Paris: Editions Odile Jacob, pp. 257-277.

STRATTON, L., BONKE, J., DEDING, M. & LAUSTEN, M., 2004, «The distribution of housework and the persistence of household partnerships». International Association of Time Use Research, 2004 Conference, Rom.

STROHMEIER, K.-P., 1993, «Pluralisierung and Polarisierung der Lebensformen in Deutschland». *Aus Politik und Zeitgeschichte*, B17, pp. 11-22.

STUCKI, D., 1979, «Evolution des indications à l'interruption de la grossesse ces dix dernières années en Suisse». *Revue Médicale Suisse Romande*, 99, pp. 857-871.

STUDER, B., 1997, «Genre, travail et histoire ouvrière», in B. STUDER & F. WALLOTTON, *Histoire sociale et mouvement ouvrier 1848-1998*. Lausanne: Editions d'En bas.

STYCOS, J.-M. & WELLER, R. H., 1967, «Female Working Roles and Fertility». *Demography*, 4, pp. 210-217.

TAMNEY, J., JOHNSON, S. & BURTON R., 1992, «The abortion controversy: conflicting beliefs and values in American society». *Journal for the Scientific Study of Religion*, 31, pp. 32-46.

THERY, I., 1997, «Le contrat d'union sociale en question». *Esprit*, octobre, pp. 159-187.

–, 1998, *Couple, filiation et parenté aujourd'hui. Le droit face aux mutations de la famille et de la vie privée*. Rapport à la ministre de l'emploi et de la solidarité et au Garde des sceaux, ministre de la justice, Paris: Odile Jacob.

THOM, R., 1984, *Paraboles et catastrophes*. Paris: Flammarion.

THOMSIN, L., LE GOFF, J.-M. & SAUVAIN-DUGERDIL, C., 2004, «Genre et étape du passage à la vie adulte en Suisse». *Espace, Population et Sociétés*, 1, pp. 81-96.

TODD, E., 1990, *L'invention de l'Europe*. Paris: Seuil, collection l'histoire immédiate.

TORRES, A. & FORREST, J., 1988, «Why do women have abortions?». *Family Planning Perspectives*, 20(4), pp. 169-176.

TOULEMON, L., 2002, *La fécondité est stable en France, à un niveau correspondant à la stabilité de long terme*. Rapport remis au Haut conseil de la population et de la famille le 12 juin 2002, à paraître dans la collection des rapports au HCPF.

TOULEMON, L. & LERIDON, H., 1992, «Maîtrise de la fécondité et appartenance sociale: contraception, grossesses accidentelles et avortements». *Population*, 47(1), pp. 1-45.

TRUSSEL, J. & MENKEN, J., 1978, «Early childbearing and subsequent fertility». *Family Planning Perspectives*, 10(4), pp. 209-218.

TSUI, A., DE SILVA, S. & MARINSHAW, R., 1991, «Pregnancy avoidance and coital behavior». *Demography*, 28(1), pp. 101-117.

VALLIN, J.,1995, *La population mondiale*. Paris: La Découverte.

VAN DE KAA, D. J., 1987, «Europe Second Demographic Transition». *Population Bulletin*, 42(1), pp. 1-59.

–, 1996, «Anchored Narratives: The Story and findings of half a century of research into the determinants of fertility». *Population Studies*, 50(3), pp. 389-433.

VAN IMHOFF, E., 2001, «On the impossibility of inferring cohort fertility measures from period fertility measures». *Demographic Research* [Online] 5/2. Available http://www.demographic-research.org/.

VÉRON, J., 1988, «Activité féminine et structures familiales. Quelle dépendance?». *Population*, 43(1), pp. 103-120.

–, 2004, Le concept de système en démographie. Jeu et enjeux de l'interdépendance. Thèse de doctorat en démographie, Université Paris V, Faculté des sciences humaines et sociales.

VIAZZO, P. P., 1989, *Upland communities. Environment, population and social structure in the Alps since the sixteenth century*. Cambridge Studies in population, economy and society in past time, Vol. 8, Cambridge: Cambridge University Press.

VIELLE, P., 2001, *La sécurité sociale et le coût indirect des responsabilités familiales. Une approche de genre*. Bruxelles: Bruylant.

VUILLE, M., 1998, *Accouchement et douleur. Une étude sociologique*. Lausanne: Editions Antipodes.

VUILLE, A., 2000a, *L'enquête suisse sur la population active (ESPA) 1991-1999. Les femmes sont toujours nombreuses à concilier activité professionnelle et famille*. Communiqué de presse, Neuchâtel: OFS.

–, 2000b, «Maternité, mariage et divorce dans les années 1990: quelles conséquences sur la vie professionnelle des femmes? ». *SAKE-NEWS*, n° 4, Neuchâtel: OFS.

WANNER, P., 1996, «La fécondité des femmes de nationalité étrangère en Suisse depuis 1981». *Démos*, 96/2.

–, 1997, *Indicateurs démographiques cantonaux. L'évolution démographique récente dans les cantons*. Berne: OFS.

WANNER, P., PENG, F. & COTTER, S., 1997, «Changements spatio-temporels de la fécondité en Suisse depuis 1981. Quelques pistes pour l'explication de l'évolution de la fécondité». *Revue suisse de sociologie*, 23(3), pp. 491-506.

WATKINS, S. C., 1991, *From Provinces into Nations. Demographic integration in Western Europe 1870-1960*. Princeton, NJ: Princeton University Press.

WELCH, M., LEEGE, D. & CAVENDISH, J., 1995, «Attitudes toward abortion among U.S. Catholics: another case of symbolic politics?». *Social Science Quarterly*, 76(1), pp. 142-156.

WESTOFF, C., 1988, «Unintended pregnancy in America and abroad». *Family Planning Perspectives*, 20(6), pp. 254-261.

WESTOFF, C. F., 1991, «The Return to Replacement Fertility: A Magnetic Force?», in W. LUTZ (ed.), *Future Demographic Trends in Europe and North America: What can we assume today?*. London: Academic Press, pp. 257-270.

WESTOFF, C. F. & RYDER, N. B., 1977, *The Contraceptive Revolution*. Princeton, NJ: Princeton University Press.

WHELPTON, P. W., 1949, «Cohort analysis of fertility». *American Sociological Review*, 14, pp. 735-749.

WILCOX, C., 1992, «Race, religion, region and abortion attitudes». *Sociological Analysis*, 53(1), pp. 97-105.

WOODRUM, E. & DAVISON, B., 1992, «Re-examination of religious influences on abortion attitudes». *Review of Religious Research*, 33(3), pp. 229-243.

WULFF, H., 1995, «Introducing youth culture in its own right», in V. AMIT-TALAI & H. WULFF (eds), *Youth cultures a cross-cultural perspective*. London: Routledge, pp. 1-18.

ZABIN, L., ASTONE, N. & EMERSON, M., 1993, «Do adolescent want babies? The relationship between attitudes and behaviour». *Journal of Research on Adolescence*, 3(1), pp. 67-86.

ZABIN, L., STARK, H. & EMERSON, M., 1991, «Reasons for delay in contraceptive clinic utilization: Adolescent clinic and non clinic populations compared». *Journal of Adolescent Health*, 12(3), pp. 225-232.

ZEMP, E., 1996, *Women's Health Profile Switzerland*. Basel, Institute for Social and Preventive Medicine (ISPM).

ZEMP, E. & KESSLER, P., 2000, «La santé des femmes», in R. CALMONTE & C. KOLLER (éds), *Enquête suisse sur la santé. Santé et comportements vis-à-vis de la santé en Suisse 1997*. Neuchâtel: OFS.

Population, Family, and Society
Population, Famille et Société

Edited by / Edité par
Michel Oris

Cette collection a pour ambition d'accueillir et de promouvoir le dialogue entre les démographes et les spécialistes de la famille, dialogue qui renouvelle profondément tant l'histoire sociale que la sociologie contemporaine. Animée par un réseau international qui s'appuie sur le *Laboratoire de Démographie et d'Etudes Familiales* de l'Université de Genève, la collection est largement ouverte et veut refléter les dynamiques de recherche les plus récentes. Elle privilégie les perspectives comparatives, internationales, ainsi que les approches interdisciplinaires, celles qui mêlent les apports de l'histoire, de l'économie, de la statistique, de la sociologie, de la géographie, de la démographie, de l'anthropologie culturelle, etc. L'innovation méthodologique, dans les domaines du qualitatif aussi bien que du quantitatif, qui permet de refonder les problématiques et d'articuler de nouvelles questions, est particulièrement saluée. La collection accueille aussi bien des contributions individuelles que collectives. Dans le premier groupe se rangent les monographies ou travaux de synthèse issus du milieu scientifique suisse et international, en ce compris les meilleures thèses de doctorat. Le second groupe réunit des recueils d'articles organisés autour d'un thème qui émerge dans le débat scientifique, et qui requiert le croisement de regards venus de multiples horizons disciplinaires et/ou géographiques.

La collection accueille des ouvrages en langue française, anglaise et allemande.

Vol. 1 Frans van Poppel, Michel Oris & James Lee (eds). *The Road to Independence. Leaving Home in Western and Eastern Societies, 16th–20th centuries.* 2004. ISBN 3-906770-61-3 / US-ISBN 0-8204-5949-6

Vol. 2 Guy Brunet, Michel Oris & Alain Bideau (éds). *Les minorités. Une démographie culturelle et politique, XVIIIe-XXe siècles / Minorities. A Cultural and Political Demography, 18th–20th centuries.* 2004. ISBN 3-03910-220-6 / US-ISBN 0-8204-6874-6

Vol. 3 Erwin Zimmermann & Robin Tillmann (éds/Hrsg.). *Vivre en Suisse 1999-2000. Une année dans la vie des ménages et familles en Suisse / Leben in der Schweiz 1999–2000. Ein Jahr im Leben der Schweizer Familien und Haushalte.* 2004. ISBN 3-03910-370-9

Vol. 4 Jean-Marie Le Goff, Claudine Sauvain-Dugerdil, Clémentine Rossier & Josette Coenen-Huther. *Maternité et parcours de vie. L'enfant a-t-il toujours une place dans les projets des femmes en Suisse?* 2005. ISBN 3-03910-666-X

FSC
www.fsc.org
MIX
Papier | Fördert gute Waldnutzung
FSC® C083411

Kolibri 360 GmbH
Ferdinand-Jühlke-Straße 7
99095 Erfurt, Deutschland
produktsicherheit@kolibri360.de

Druck:
CPI Druckdienstleistungen GmbH
im Auftrag der
Kolibri 360 GmbH
Ferdinand-Jühlke-Str. 7
99095 Erfurt